国家卫生和计划生育委员会"十二五"规划教材

全国中等卫生职业教育教材

供农村医学专业用

五官科疾病防治

主　　编　王增源　高　翔

副 主 编　任　冬　朱文憬

编　　者（按姓氏笔画排序）

王增源（云南省大理卫生学校）

朱文憬（江西省赣州卫生学校）

任　冬（河南省周口职业技术学院）

刘柳芳（广东省湛江卫生学校）

杨子桐（四川省南充卫生学校）

张　迪（云南省大理卫生学校）

范景敏（广西玉林市卫生学校）

徐　歆（山东省潍坊护理职业学院）

高　翔（河南理工大学）

陶克陶胡（内蒙古锡林郭勒职业学院）

梁丽萍（贵州省毕节医学高等专科学校）

编写秘书　张　迪

人民卫生出版社

图书在版编目(CIP)数据

五官科疾病防治/王增源,高翔主编.—北京:人民
卫生出版社,2015
　ISBN 978-7-117-20801-7

　Ⅰ.①五…　Ⅱ.①王…②高…　Ⅲ.①五官科学-疾
病-防治-中等专业学校-教材　Ⅳ.①R76

　中国版本图书馆 CIP 数据核字(2015)第 117599 号

| 人卫社官网 | www.pmph.com | 出版物查询,在线购书 |
| 人卫医学网 | www.ipmph.com | 医学考试辅导,医学数
据库服务,医学教育资
源,大众健康资讯 |

五官科疾病防治

主　　编:王增源　高　翔
出版发行:人民卫生出版社(中继线 010-59780011)
地　　址:北京市朝阳区潘家园南里 19 号
邮　　编:100021
E - mail:pmph @ pmph.com
购书热线:010-59787592　010-59787584　010-65264830
印　　刷:北京汇林印务有限公司
经　　销:新华书店
开　　本:787×1092　1/16　　印张:14
字　　数:349 千字
版　　次:2015 年 7 月第 1 版　2021 年 3 月第 1 版第 9 次印刷
标准书号:ISBN 978-7-117-20801-7/R·20802
定　　价:34.00 元

打击盗版举报电话:010-59787491　**E -mail**:WQ @ pmph.com
(凡属印装质量问题请与本社市场营销中心联系退换)

出版说明

为全面贯彻党的十八大和十八届三中、四中全会精神，依据《国务院关于加快发展现代职业教育的决定》要求，更好地服务于现代卫生职业教育快速发展的需要，适应卫生事业改革发展对医药卫生职业人才的需求，贯彻《医药卫生中长期人才发展规划(2011—2020年)》《现代职业教育体系建设规划(2014—2020年)》文件精神，人民卫生出版社在教育部、国家卫生和计划生育委员会的领导和支持下，按照教育部颁布的《中等职业学校专业教学标准(试行)》医药卫生类(第一辑)(简称《标准》)，由全国卫生职业教育教学指导委员会(简称卫生行指委)直接指导，经过广泛的调研论证，成立了中等卫生职业教育各专业教育教材建设评审委员会，启动了全国中等卫生职业教育第三轮规划教材修订工作。

本轮规划教材修订的原则：①明确人才培养目标。按照《标准》要求，本轮规划教材坚持立德树人，培养职业素养与专业知识、专业技能并重，德智体美全面发展的技能型卫生专门人才。②强化教材体系建设。紧扣《标准》，各专业设置公共基础课(含公共选修课)、专业技能课(含专业核心课、专业方向课、专业选修课)；同时，结合专业岗位与执业资格考试需要，充实完善课程与教材体系，使之更加符合现代职业教育体系发展的需要。在此基础上，组织制订了各专业课程教学大纲并附于教材中，方便教学参考。③贯彻现代职教理念。体现"以就业为导向，以能力为本位，以发展技能为核心"的职教理念。理论知识强调"必需、够用"；突出技能培养，提倡"做中学、学中做"的理实一体化思想，在教材中编入实训(实验)指导。④重视传统融合创新。人民卫生出版社医药卫生规划教材经过长时间的实践与积累，其中的优良传统在本轮修订中得到了很好的传承。在广泛调研的基础上，再版教材与新编教材在整体上实现了高度融合与衔接。在教材编写中，产教融合、校企合作理念得到了充分贯彻。⑤突出行业规划特性。本轮修订紧紧依靠卫生行指委和各专业教育教材建设评审委员会，充分发挥行业机构与专家对教材的宏观规划与评审把关作用，体现了国家卫生计生委规划教材一贯的标准性、权威性、规范性。⑥提升服务教学能力。本轮教材修订，在主教材中设置了一系列服务教学的拓展模块；此外，教材立体化建设水平进一步提高，根据专业需要开发了配套教材、网络增值服务等，大量与课程相关的内容围绕教材形成便捷的在线数字化教学资源包，为教师提供教学素材支撑，为学生提供学习资源服务，教材的教学服务能力明显增强。

人民卫生出版社作为国家规划教材出版基地，获得了教育部中等职业教育专业技能课教材选题立项24个专业的立项选题资格。本轮首批启动了护理、助产、农村医学、药剂、制药技术专业教材修订，其他中职相关专业教材也将根据《标准》颁布情况陆续启动修订。

农村医学专业编写说明

　　2010 年，教育部公布《中等职业学校专业目录（2010 年修订）》，新设农村医学专业，目的是培养适合农村基层医疗卫生机构的实践能力较强的技能型医学专门人才，从事常见病、多发病的医疗服务、公共卫生服务、健康管理及康复指导等工作。人民卫生出版社积极落实教育部、国家卫生和计划生育委员会相关要求，推进《标准》实施，在卫生行指委指导下，进行了认真细致的调研论证工作，规划并启动了教材的编写工作。

　　本轮农村医学专业规划教材与《标准》课程结构对应，设置公共基础课（含公共选修课）、专业技能课（含专业核心课、专业选修课）教材。专业核心课教材与《标准》一致共 11 种；考虑到学生参加执业助理医师资格考试及农村基层医疗卫生工作需要，专业选修课教材在《标准》建议的基础上增设为 13 种；教材中，《外科疾病防治》含皮肤病内容，《妇产科疾病防治》含优生优育内容，《公共卫生学基础》含地方病防治内容，《传染病防治》含性传播疾病内容。

　　本轮教材编写力求贯彻以学生为中心、贴近岗位需求、服务教学的创新教材编写理念，教材中设置了"学习目标""病例/案例""知识链接""考点提示""本章小结""目标测试""实训/实验指导"等模块。"学习目标""考点提示""目标测试"相互呼应衔接，着力专业知识掌握，提高执考应试能力。尤其是"病例/案例""实训/实验指导"模块，通过真实案例激发学生的学习兴趣、探究兴趣和职业兴趣，满足了"真学、真做、掌握真本领""早临床、多临床、反复临床"的新时期卫生职业教育人才培养新要求。

　　本系列教材将于 2015 年 7 月前全部出版。

护理专业

序号	教材名称	版次	主编		课程类别	配套教材
1	解剖学基础 *	3	任 晖	袁耀华	专业核心课	√
2	生理学基础 *	3	朱艳平	卢爱青	专业核心课	
3	药物学基础 *	3	姚 宏	黄 刚	专业核心课	√
4	护理学基础 *	3	李 玲	蒙雅萍	专业核心课	√
5	健康评估 *	2	张淑爱	李学松	专业核心课	√
6	内科护理 *	3	林梅英	朱启华	专业核心课	√
7	外科护理 *	3	李 勇	俞宝明	专业核心课	√
8	妇产科护理 *	3	刘文娜	闫瑞霞	专业核心课	√
9	儿科护理 *	3	高 凤	张宝琴	专业核心课	√
10	老年护理 *	3	张小燕	王春先	老年护理方向	√
11	老年保健	1	刘 伟		老年护理方向	
12	急救护理技术	3	王为民	来和平	急救护理方向	√
13	重症监护技术	2	刘旭平		急救护理方向	
14	社区护理	3	姜瑞涛	徐国辉	社区护理方向	√
15	健康教育	1	靳 平		社区护理方向	

助产专业

序号	教材名称	版次	主编		课程类别	配套教材
1	解剖学基础 *	3	代加平	安月勇	专业核心课	√
2	生理学基础 *	3	张正红	杨汎雯	专业核心课	√
3	药物学基础 *	3	张 庆	田卫东	专业核心课	√
4	基础护理 *	3	贾丽萍	宫春梓	专业核心课	√
5	健康评估 *	2	张 展	迟玉香	专业核心课	√
6	母婴护理 *	1	郭玉兰	谭奕华	专业核心课	√
7	儿童护理 *	1	董春兰	刘 俐	专业核心课	√
8	成人护理（上册）—内外科护理 *	1	李俊华	曹文元	专业核心课	√
9	成人护理（下册）—妇科护理 *	1	林 珊	郭艳春	专业核心课	√
10	产科学基础 *	3	翟向红	吴晓琴	专业核心课	√
11	助产技术 *	1	闫金凤	韦秀宜	专业核心课	√
12	母婴保健	3	颜丽青		母婴保健方向	√
13	遗传与优生	3	邓鼎森	于全勇	母婴保健方向	

护理、助产专业共用

序号	教材名称	版次	主编		课程类别	配套教材
1	病理学基础	3	张军荣	杨怀宝	专业技能课	√
2	病原生物与免疫学基础	3	吕瑞芳	张晓红	专业技能课	√
3	生物化学基础	3	艾旭光	王春梅	专业技能课	
4	心理与精神护理	3	沈丽华		专业技能课	
5	护理技术综合实训	2	黄惠清	高晓梅	专业技能课	√
6	护理礼仪	3	耿 洁	吴 彬	专业技能课	
7	人际沟通	3	张志钢	刘冬梅	专业技能课	
8	中医护理	3	封银曼	马秋平	专业技能课	
9	五官科护理	3	张秀梅	王增源	专业技能课	√
10	营养与膳食	3	王忠福		专业技能课	
11	护士人文修养	1	王 燕		专业技能课	
12	护理伦理	1	钟会亮		专业技能课	
13	卫生法律法规	3	许练光		专业技能课	
14	护理管理基础	1	朱爱军		专业技能课	

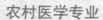

农村医学专业

序号	教材名称	版次	主编	课程类别	配套教材
1	解剖学基础 *	1	王怀生　李一忠	专业核心课	
2	生理学基础 *	1	黄莉军　郭明广	专业核心课	
3	药理学基础 *	1	符秀华　覃隶莲	专业核心课	
4	诊断学基础 *	1	夏惠丽　朱建宁	专业核心课	
5	内科疾病防治 *	1	傅一明　闫立安	专业核心课	
6	外科疾病防治 *	1	刘庆国　周雅清	专业核心课	
7	妇产科疾病防治 *	1	黎　梅　周惠珍	专业核心课	
8	儿科疾病防治 *	1	黄力毅　李　卓	专业核心课	
9	公共卫生学基础 *	1	戚　林　王永军	专业核心课	
10	急救医学基础 *	1	魏　蕊　魏　瑛	专业核心课	
11	康复医学基础 *	1	盛幼珍　张　瑾	专业核心课	
12	病原生物与免疫学基础	1	钟禹霖　胡国平	专业技能课	
13	病理学基础	1	贺平则　黄光明	专业技能课	
14	中医药学基础	1	孙治安　李　兵	专业技能课	
15	针灸推拿技术	1	伍利民	专业技能课	
16	常用护理技术	1	马树平　陈清波	专业技能课	
17	农村常用医疗实践技能实训	1	王景舟	专业技能课	
18	精神病学基础	1	汪永君	专业技能课	
19	实用卫生法规	1	菅辉勇　李利斯	专业技能课	
20	五官科疾病防治	1	王增源　高　翔	专业技能课	
21	医学心理学基础	1	白　杨　田仁礼	专业技能课	
22	生物化学基础	1	张文利	专业技能课	
23	医学伦理学基础	1	刘伟玲　斯钦巴图	专业技能课	
24	传染病防治	1	杨　霖　曹文元	专业技能课	

药剂、制药技术专业

序号	教材名称	版次	主编	课程类别	配套教材
1	基础化学 *	1	石宝珉　宋守正	专业核心课	
2	微生物基础 *	1	熊群英　张晓红	专业核心课	
3	实用医学基础 *	1	曲永松	专业核心课	
4	药事法规 *	1	王蕾	专业核心课	
5	药物分析技术 *	1	戴君武　王军	专业核心课	
6	药物制剂技术 *	1	解玉岭	专业技能课	
7	药物化学 *	1	谢癸亮	专业技能课	
8	会计基础	1	赖玉玲	专业技能课	
9	临床医学概要	1	孟月丽　曹文元	专业技能课	
10	人体解剖生理学基础	1	黄莉军　张楚	专业技能课	
11	天然药物学基础	1	郑小吉	专业技能课	
12	天然药物化学基础	1	刘诗泆　欧绍淑	专业技能课	
13	药品储存与养护技术	1	宫淑秋	专业技能课	
14	中医药基础	1	谭红　李培富	专业核心课	
15	药店零售与服务技术	1	石少婷	专业技能课	
16	医药市场营销技术	1	王顺庆	专业技能课	
17	药品调剂技术	1	区门秀	专业技能课	
18	医院药学概要	1	刘素兰	专业技能课	
19	医药商品基础	1	詹晓如	专业核心课	
20	药理学	1	张庆　陈达林	专业技能课	

注：1. * 为"十二五"职业教育国家规划教材。
　　2. 全套教材配有网络增值服务。

前　言

农村医学专业是培养与我国社会主义新农村建设要求相适应,德智体美等方面全面发展,具有医疗、预防、保健、康复、健康教育和计划生育技术指导综合职业能力,并能通过临床执业助理医师考试,毕业后在农村的村卫生室及边远贫困地区的乡镇卫生院从事疾病诊疗、预防保健、健康教育和计划生育指导的高素质、技能型中初级医务人员。

实现上述培养目标,对解决边远贫困地区人民群众缺医少药的落后面貌,促进卫生资源均衡发展,实现小康社会具有重要意义。为此,人民卫生出版社组织编写了这套全国中等卫生职业教育农村医学专业"十二五"规划教材,整套教材在编写过程中要求按照农村医学岗位的能力要求,强化理论实践一体化,突出"做中学、做中教"的职业教育特色,提倡项目教学、案例教学、任务教学、角色扮演、情境教学等方法,坚持"贴近学生、贴近岗位、贴近社会"的基本原则,以学生认知规律为导向,以培养目标为依据,体现"实用为本,够用为度"的特点,编写中注重对基础知识、基本理论、基本技能的阐述,构建思想性、科学性、先进性、启发性和适用性相结合的农村医学专业教材体系。

《五官科疾病防治》就是根据上述思想和理念来编写的,在教材正文中适当插入案例分析、考点链接、知识链接,以唤起学生的问题意识以及对临床助理医师资格考试的关注,帮助学生开阔视野、激活思维,提高学生分析问题、解决问题的能力。同时,考虑到本专业学生年龄小、基础知识相对不足的特点,在表达上力求深入浅出、变难为易、化繁为简,重视图表的应用,增强可读性,强调教材的"适用性"与"实用性"。

三年制农村医学专业《五官科疾病防治》总学时为 32 学时,是专业选修课,但考虑到有的学校农村医学专业可能设为 4 年制,而且本学科包含了眼科学、耳鼻咽喉科学及口腔科学三个学科的内容,随着时代的发展,五官科学在整个学科体系中的重要性越来越显现,为此,在教学学时安排上可根据各学校的具体情况而定,课后目标测试均为单项最佳选择题。

本教材适用于中等卫生职业教育农村医学专业使用,也可作为乡村医生、基层医生培训五官科学教材。

本教材在编写过程中,得到了云南省大理卫生学校的大力支持。各参编老师做了大量工作,在此一并表示诚挚的谢意。

由于编者水平有限,编写时间较短,本教材难免有不足和错漏之处,恳请广大读者给予批评指正。

王增源　高　翔

2015 年 4 月

目 录

第一篇 眼 科 学

第二篇　耳鼻咽喉科学

第三篇　口腔科学

>>> 第一篇 眼 科 学

第一章　眼的应用解剖与生理

 学习目标

1. 掌握　眼球各部分的解剖组织结构及生理功能。
2. 熟悉　眼附属器的解剖组织结构及生理功能。
3. 了解　视路的概念、结构及临床应用。
4. 通过对眼表结构、眼球模型的观察以及动物眼球解剖,加深对眼的应用解剖与生理的进一步认识。

　　眼是视觉器官,是人体最重要的感觉器官。视功能正常的人约 90% 的外界信息是通过视觉器官获得的,视觉器官由眼球、视路和眼附属器 3 部分组成。眼球接受外界信息并将其转为神经冲动,通过视路向大脑枕叶视觉中枢传递,最后完成视觉功能。附属器则起保护、运动眼球等辅助作用。为了保证良好的视觉质量及防治各种眼病,必须首先学好眼的解剖结构及生理功能。

第一节　眼　　球

　　眼球是视觉器官的主体部分,近似球形。成人的眼球前后径平均为 24mm,垂直径和水平径略小。眼球位于眼眶前部,借筋膜、韧带与眶壁联系,周围有脂肪等组织衬垫,以减少眼球的震动。眼球向前方平视时,眼球突出于外侧眶缘约 12～14mm。由于眼球外侧部分暴露在眼眶外,故易受外伤。

　　眼球由眼球壁和眼内容物两部分组成(图 1-1)。

一、眼球壁

眼球壁分为 3 层。外层为纤维膜,中层为葡萄膜,内层为视网膜。

(一)纤维膜

　　由坚韧致密的纤维组织构成。前部 1/6 为透明的角膜,后部 5/6 为瓷白色不透明的巩膜,两者移行区为角巩膜缘。外层组织坚韧,有维持眼球形状和保护眼内组织的功能。

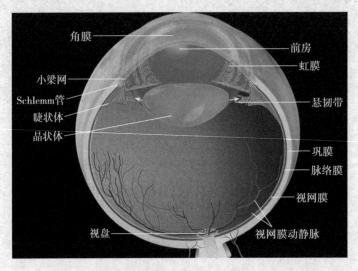

图 1-1 眼球立体剖面示意图

1. 角膜 位于眼球前部中央,稍向前凸。从侧面看呈前凸后凹的透明组织,成人角膜横径约 11.5mm,垂直径约 10.5mm。略呈横椭圆形,角膜中央厚约 0.5mm,周边约 1mm。

角膜组织学上由前向后分为五层(图 1-2),分别为:①上皮细胞层:再生能力强,损伤后再生较快,且不留瘢痕;②前弹力层:对机械性损伤的抵抗力较强,损伤后不能再生;③基质层:占角膜厚度的 90%,损伤后不能再生,由瘢痕组织代替;④后弹力层:对化学物质如细菌毒素的抵抗力较强,富有弹性,损伤后可再生;⑤内皮细胞层:为单层六角形扁平细胞镶嵌连接成蜂窝状,损伤后不能再生,缺损区主要依靠邻近的内皮细胞扩展和移行来覆盖,具有角

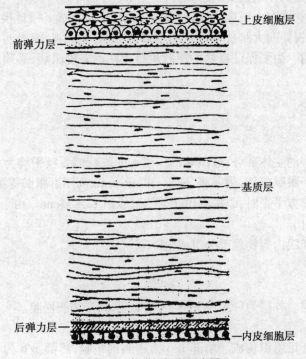

图 1-2 角膜组织学示意图

膜-房水屏障作用,能防止房水渗入角膜组织。

角膜的特点:①无血管:是角膜透明的解剖基础,同时也使角膜修复和抵抗能力减弱。②神经末梢丰富、感觉敏锐:起到很好的自身防御保护作用,但病变时易引起角膜刺激症状。③透明、屈光:角膜像前凸后凹的透镜,屈光力约为43D,约占整个眼屈光系统屈光力的70%,在屈光方面具有重要地位。

2. 巩膜　主要由致密而相互交错的胶原纤维和弹力纤维构成,质地坚韧,呈瓷白色。其外面为眼球筋膜包绕,里面紧贴睫状体和脉络膜。巩膜厚度各处不同,眼外肌附着处最薄,视神经周围最厚。后极部内侧约2.5mm处是巩膜筛板,是视神经纤维和视网膜中央动、静脉通过的部位,该处巩膜薄弱,当眼压长期升高时可形成特殊的凹陷,称"青光眼杯"。

3. 角巩膜缘　是角膜和巩膜的移行区。临床上表现为宽约1mm的灰白色半透明区域,是前房角及房水引流系统的所在部位,前房角内可见到小梁网和Schlemm管,是房水排出的主要通道。组织学上是角膜缘干细胞所在之处,此处比较薄弱。角巩膜缘在临床上是施行内眼手术的重要标志,也是眼球钝挫伤致眼球破裂的常见部位,其深层睫状血管网扩张称睫状充血。

(二)葡萄膜

又称血管膜或色素膜。由丰富的血管网和色素构成,具有营养和遮光作用。由前向后分为虹膜、睫状体和脉络膜3部分。临床上分为前葡萄膜和后葡萄膜。

1. 前葡萄膜　包括虹膜和睫状体。

(1)虹膜:位于角膜之后晶状体之前,呈圆盘状,自睫状体伸展到晶状体前面,将眼球前部腔隙分隔成前房和后房。表面有凹凸不平的皱褶称虹膜纹理,人类眼睛的虹膜纹理与手指纹一样,是独一无二的。虹膜中央2.5~4mm大小的圆孔,称瞳孔。虹膜内有呈环形排列的瞳孔括约肌和放射状排列的瞳孔开大肌,分别受副交感神经和交感神经支配,这两种平滑肌协调运动可随外界光线的强弱调节瞳孔的大小,控制进入眼内的光量,保证视网膜成像清晰。虹膜内有丰富的色素上皮,但颜色因种族而异,中国人多呈棕褐色。光照使瞳孔缩小,称为瞳孔对光反射。

(2)睫状体:位于虹膜和脉络膜之间的环状组织,其矢状面略呈三角形。其前1/3较肥厚称睫状冠,表面有睫状突,睫状突的无色素上皮细胞可产生房水。后2/3薄而扁平称为睫状体扁平部,是玻璃体手术的切口部位,与脉络膜连接处呈锯齿状,称锯齿缘。睫状体的睫状肌中的环形肌受副交感神经支配,其收缩和舒张可以松弛和拉紧悬韧带,改变晶状体的屈光度,进行眼的调节。

2. 后葡萄膜　又称为脉络膜,前部起自睫状体的锯齿缘,后部止于视盘周围,和巩膜之间有一潜在间隙称为脉络膜上腔。脉络膜有丰富的血管和色素细胞,具有营养眼内组织和遮光作用,基质中的淋巴细胞、浆细胞等参与免疫功能。

(三)视网膜

视网膜是一层薄而透明的神经组织,前起锯齿缘,后止于视乳头,外与脉络膜紧贴,内与玻璃体相邻。由外层色素上皮层和内层神经感觉层所构成,二者之间有一潜在间隙,临床上视网膜脱离即由此处分离。

视网膜后极部中央有一无血管的凹陷区称为黄斑。中央有一小凹,称为黄斑中心凹,是视网膜上视觉最敏锐的部位。中心凹处可见反光点,称中心凹反射。黄斑鼻侧约3mm处,有一大小约1.5mm×1.75mm、略呈竖椭圆形盘状结构,称为视乳头,又称视盘,是视网膜上视觉神经纤维汇集组成视神经,穿出眼球的部位。此处没有感光细胞,在视野检查中形成生理盲点。视盘中央有小凹陷区,称为视杯或杯凹。视盘上有视网膜中央动、静脉通过,并分支走行在视网膜上(图1-3)。

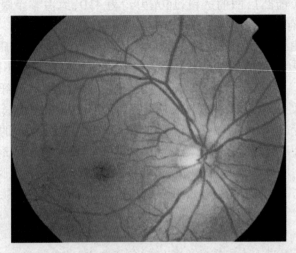

图 1-3　正常眼底后极部

视网膜神经感觉层分布有两种感光细胞:视锥细胞和视杆细胞:①视锥细胞:感受强光(明视觉)和色觉,主要集中在黄斑区,主中心视力。②视杆细胞:感受弱光(暗视觉)和无色视觉,主暗觉和视野(周边视力)。在中心凹处只有视锥细胞,离开黄斑区后视杆细胞逐渐增多。

视网膜血管为终末型血管,是人体唯一可以直接观察到的活体血管,其结构与心脑血管相似,故临床上通过观察眼底血管形态,可以估计心脑血管功能。

二、眼内容物

包括房水、晶状体和玻璃体,是三种透明的屈光介质,与角膜共同构成眼的屈光系统。

1. 房水　房水由睫状突无色素上皮细胞分泌产生,是充满眼前、后房的透明液体,总量为 0.15～0.30ml。房水循环的主要途径为:先进入后房,越过瞳孔进入前房,通过前房角,小梁网和 Schlemm 管进入血液循环(图1-4)。其次是从房角的睫状带经由葡萄膜巩膜途径引流和通过虹膜表面隐窝吸收,还有少量经玻璃体和视网膜排出。房水的分泌与排出保持相对的平衡,当房水分泌过多或排出障碍时,可产生眼压增高的现象,引发青光眼。房水具有营养眼内组织、带走代谢产物、维持眼内压和保持眼部结构完整性、光学透明性的作用。

2. 晶状体　形似双凸透镜的透明体,借悬韧带与睫状体相连,固定于虹膜之后,玻璃体之前,晶状体由晶状体囊、晶状体皮质、晶体核及晶状体悬韧带四部分组成。晶状体纤维不断生成并将原先的纤维挤向中心,逐渐硬化而形成晶状体核,晶状体核外较新的纤维称为晶状体皮质。晶状体富有弹性,是重要的屈光间质,参与眼的屈光调节作用。人至老年时,晶状体弹性降低,调节力减退,出现视近物困难,称老视。当晶状体囊受损或代谢发生变化时,晶状体将发生混浊形成白内障。

3. 玻璃体　为充满眼球后空腔内的无色透明胶质体,占眼球容积的 4/5,约 4.5ml。玻璃体的主要成分为水,约占 99%,其余为透明质酸、胶原纤维、微量蛋白质及无机盐等,无血

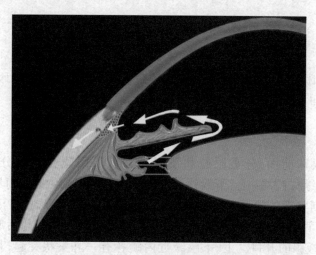

图1-4 房水循环示意图

管,代谢缓慢。除屈光作用、屏障功能外,还能维持眼球形态,对视网膜和眼球壁有支撑作用。

第二节 视 路

视路是指视觉信息从视网膜光感受器到大脑枕叶视觉中枢的神经传导路径。包括视神经、视交叉、视束、外侧膝状体、视放射及枕叶视觉中枢。视路中各段神经纤维的分布、走向和投射的部位不同,所以,不同部位的病变,表现出不同的特征性视野损害,这有助于中枢神经系统病变的定位诊断。如视交叉处将鼻侧的纤维交叉至对侧,颞侧的纤维不交叉,视交叉损害时,即出现特征性的双眼颞侧偏盲(图1-5)。视神经鞘膜间隙与颅内同名间隙相通,当颅内压升高时,常发生视乳头水肿。

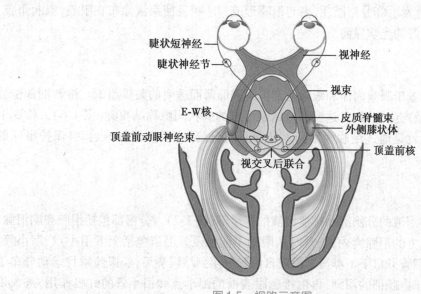

图1-5 视路示意图

5

第三节 眼附属器

眼附属器包括眼睑、结膜、泪器、眼外肌和眼眶。其中眼外肌起转动眼球、扩大视野的作用,其余均起保护和支持作用。

一、眼睑

眼睑覆盖于眼球前面,分上眼睑和下眼睑,上、下眼睑相连处分别称内眦、外眦。上、下眼睑的游离缘称睑缘,上、下睑缘间的裂隙称睑裂。睑缘分前唇和后唇,前唇钝圆,有 2~3 行排列整齐的睫毛,毛囊周围有皮脂腺及变态汗腺,开口于毛囊。后唇与眼球表面紧密接触。两唇间有一条灰线是皮肤和黏膜交界处。灰线与后唇之间有一排针尖大小的细孔,为睑板腺的开口。上、下睑缘近内眦各有一乳头状突起,其上有一小孔称泪小点。

眼睑由外向内分为 5 层。

1. 皮肤层 是人体最薄的皮肤之一,易形成皱褶,其血液供应丰富。

2. 皮下组织层 组织疏松,利于运动。肾病和局部炎症时容易出现水肿;外伤时容易发生积气及淤血。

3. 肌层 包括眼轮匝肌、提上睑肌和 Müller 肌(睑板肌)。眼轮匝肌与睑裂平行呈环形,由面神经支配,收缩时眼睑闭合。提上睑肌由动眼神经支配,收缩时提起上睑,开启睑裂。当面神经受损时,眼睑闭合不良和泪溢;动眼神经麻痹时,出现上睑下垂。Müller 肌受交感神经支配,使睑裂开大。

4. 睑板层 由致密的结缔组织形成。睑板内有与睑缘呈垂直方向排列的睑板腺,开口于睑缘,分泌脂质类物质,对眼表面起润滑作用。

5. 睑结膜层 位于眼睑内表面,是一层与睑板紧密相连的黏膜。

眼睑具有以下生理功能:①当眼受到有害刺激时立即闭眼保护眼球。②睡眠时闭眼减少刺激,防止泪液蒸发。③分泌脂质,参与泪膜形成。④瞬目使泪液涂布在眼表,湿润角膜,在角膜表面形成良好的光学界面。

二、结膜

结膜是一层覆盖于眼睑内面和眼球前部巩膜表面薄而透明的黏膜组织。按解剖部位分为睑结膜、球结膜及穹隆结膜,由这三部分结膜形成的囊状间隙称结膜囊(图 1-6)。临床上滴眼药水或涂眼膏就是通过结膜囊给药。结膜具有分泌黏液、协助眼球运动、保护眼球的功能。

三、泪器

泪器包括分泌泪液的分泌部和排泄泪液的排泄部(图 1-7)。分泌部包括泪腺和副泪腺,泪腺位于眼眶外上方的泪腺窝内,正常时从眼睑不能触及。泪道包括上下泪小点、泪小管、泪囊、鼻泪管。鼻泪管开口于下鼻道。泪液自泪腺分泌到结膜囊后,经眼睑瞬目运动分布于眼球表面,并汇聚于内眦部的泪湖,再由接触眼表面的泪小点和泪小管的虹吸作用,进入泪囊、鼻泪管到鼻腔,经黏膜吸收。

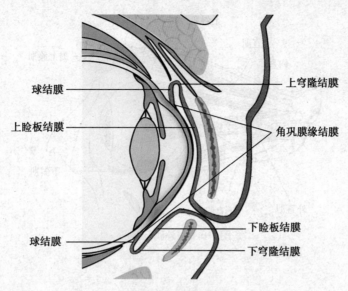

图 1-6　结膜示意图

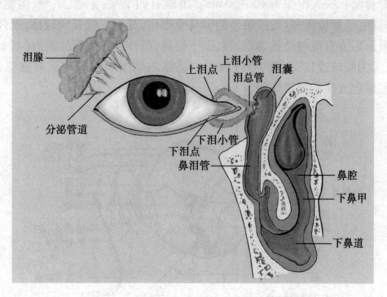

图 1-7　泪器示意图

泪液为弱碱性透明液体,含有少量无机盐、蛋白质、溶菌酶和免疫球蛋白,对角膜及眼球表面起湿润、清洁、杀菌、营养等作用。

四、眼外肌

眼外肌是运动眼球的肌肉,包括四条直肌:上直肌、下直肌、内直肌和外直肌;两条斜肌:上斜肌和下斜肌(图1-8)。上斜肌由滑车神经支配,外直肌由展神经支配,其余均由动眼神经支配。双眼的眼外肌在上述三对脑神经支配下,相互配合与协调,保持正常的眼位与复杂精细的眼球运动。当眼外肌受损或上述三对脑神经有病变时,可以出现眼位偏斜、复视和立体视功能障碍等。

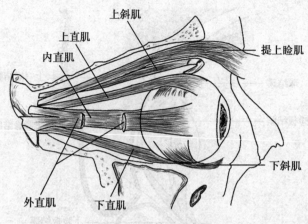

图 1-8　眼外肌示意图

五、眼眶

　　眼眶由额骨、蝶骨、筛骨、腭骨、泪骨、上颌骨和颧骨 7 块骨构成。近似为开口向前,尖向后的四边锥形骨窝。成人眶深为 40~50mm。眼眶有四个壁:上壁、下壁、内侧壁和外侧壁。眼眶外侧壁较厚,但其位置靠后,故眼外侧容易受损伤,其他三壁骨质较薄,受外力作用后易发生骨折。眼眶后方有视神经孔、眶上裂、眶下裂等,是神经和血管的通道(图 1-9)。眼眶的生理功能是:①为眼球提供可靠的骨性保护。②眶内软组织对眼球具有软垫样保护作用。③眶筋膜对眼球起支撑和固定作用。

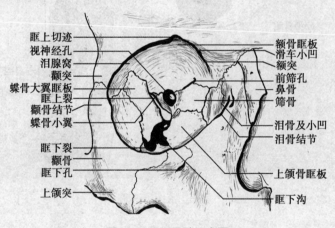

图 1-9　眼眶骨壁示意图

本章小结

　　"没有解剖学就没有医学",同样,没有眼的解剖就没有眼科临床,所以,要学好眼科学就必须首先要学好眼的解剖,可以这样理解:有什么样的结构就会有什么样的生理功能,需要什么样的生理功能就会有什么样的结构,也就是说解剖和生理是密切联系的,眼球和机体一样是一个有机的整体。所以,要学好这一章关键要理解基础上记忆,记忆基础上理解,联系眼科检查和临床。

目标测试

A 型题

1. 眼球近似球形,其前后径平均为
    A. 21mm   B. 32mm   C. 24mm
    D. 22mm   E. 28mm

2. 角膜分层中可以再生的是
    A. 上皮细胞层   B. 前弹力层   C. 后弹力层
    D. 基质层   E. 内皮细胞层

3. 下列说法错误的是
    A. 眼是视觉器官,包括眼球、视路、和附属器 3 个部分
    B. 视路是自视网膜神经节细胞开始到大脑枕叶视觉中枢的神经径路
    C. 视路包括:视神经、视杆细胞、视束、视放射和枕叶纹状区 5 部分
    D. 眼附属器有保护作用
    E. 眼球接收视信息,经过处理转为神经冲动,由视路向视皮质传递

4. 眼球结构中起遮光作用的是
    A. 角膜   B. 巩膜   C. 葡萄膜
    D. 视网膜   E. 巩膜和葡萄膜

5. 角膜组织结构中为一层扁平的六角形细胞的是
    A. 上皮细胞层   B. 前弹力层   C. 后弹力层
    D. 基质层   E. 内皮细胞层

6. 滑车神经支配的是
    A. 外直肌   B. 上斜肌   C. 上直肌
    D. 下直肌   E. 内直肌

7. 展神经支配的是
    A. 外直肌   B. 上斜肌   C. 上直肌
    D. 下直肌   E. 内直肌

8. 下列哪项可造成双颞侧偏盲
    A. 视交叉以上病变   B. 视交叉病变   C. 黄斑病变
    D. 青光眼   E. 视盘病变

9. 下列哪一项颅骨不是骨性眼眶的组成部分
    A. 颧骨   B. 蝶骨   C. 腭骨
    D. 泪骨   E. 鼻骨

10. 屈光系统不包括下列哪一项
    A. 晶状体   B. 角膜   C. 房水
    D. 虹膜   E. 玻璃体

（张 迪）

9

第二章 眼科常用检查

学习目标

1. 掌握 视功能检查的方法,重点是远视力、近视力的检查。
2. 熟悉 眼部检查方法,尤其是眼睑、泪器、结膜、眼球前段的检查。
3. 了解 眼科特殊检查
4. 熟练掌握眼科常用检查设备的使用方法。
5. 能在带教老师指导下,学会眼科常用检查的规范记录。

眼科检查是眼病诊断、病情评价的重要依据,包括视功能检查,眼部检查及眼科特殊检查。眼科检查首先要了解病史,然后循序进行,由表及里、先右后左、先健后患、由简入繁、防止遗漏、准确记载。同时,要注意到眼部疾患和全身性疾病的密切关系。

病例

患者,女,17 岁,学生,因"双眼进行性视力下降 2 年"来门诊就诊,2 年前视力正常,无眼痛等不适。
请问:1. 患者应做哪些检查?
2. 此患者可能患了什么眼疾?

第一节 视功能检查

视功能检查包括视觉心理物理学检查(视力、视野、色觉、暗适应、立体视觉、对比敏感度)及视觉电生理检查两大类,前者是主观检查,后者是客观检查。

一、视力

视力(visual acuity)是指眼辨别物体形状和大小的能力,分为中心视力与周边视力,周边视力又称视野。中心视力分为远、近视力,反映黄斑中心凹的视功能,又称视敏度。临床上一般将中心视力≥1.0 定为正常视力,正常标准视力为 1.0。世界卫生组织(WHO)的标准规定,一个人较好眼的最佳矫正视力<0.05 时为盲,较好眼的最佳矫正视力<0.3

考点提示

视功能检查的内容、正常值及检查方法

10

但≥0.05时为低视力。

（一）远视力检查

目前我国常用的视力表有国际标准视力表和我国学者缪天荣教授采用数学原理设计的对数视力表（图2-1）。

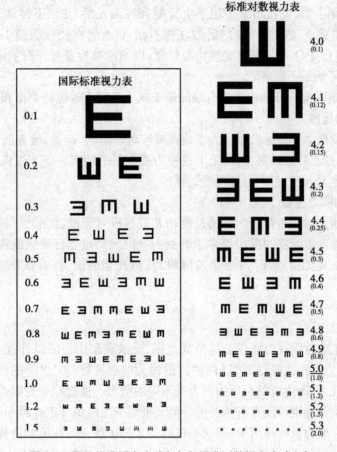

图2-1 国际标准视力表（左）和标准对数视力表（右）

国际标准视力表和对数视力表检查距离为5m，在房间空间不足时，可将视力表置于被检者的后上方，于视力表的对面2.5m处放一平面镜，注视镜内所反映的视力表。视力表高度为视力表的1.0行视标与被检眼等高。必须单眼检查，用手掌或遮眼板遮盖另一眼，但不要压迫眼球。常规先检查右眼，后检查左眼；先检查健眼再检查患眼；如戴镜应先查裸眼视力，后检查戴镜视力。嘱被检者5秒钟内辨认出视标缺口方向，由上往下逐行检查，找出被检者的最佳辨认行。

远视力检查的方法及结果记录：

1. 在5m处分别找出被检者右眼、左眼最佳辨认行，该行视力为被检查眼的远视力。记录时注意书写眼别：通常右眼用"OD"表示，左眼用"OS"表示，双眼用"OU"表示。若患者右眼能辨认视力表上0.6的视力，则记录为"OD:0.6"。若患者0.6行视标有1个不能辨认，则记录为0.6^{-1}；若患者0.6行视标仅有1个能辨认，则记录为0.5^{+1}。

2. 若在5m处不能辨别视力表上最大视标，则嘱被检者逐渐向视力表走近，直到辨清最

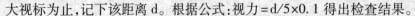

大视标为止,记下该距离 d。根据公式:视力＝d/5×0.1 得出检查结果。

3. 若移到视力表前 1m 处仍不能辨别最大视标,则行指数检查。检查时保持一定指间距离,手高度与被检者视平线等高,检查距离从 1m 开始,逐渐移近,直到能正确辨认手指数为止,并记下该距离,如"指数/40cm"。

4. 若在 5cm 处仍不能辨清手指,则检查手动,记下能辨别手动的距离,如"手动/30cm"。

5. 若不能辨别手动,则在暗室中用手电筒检查有无光感,并记下辨认光感的距离。有光感者应行光定位检查。嘱被检者向前方注视不动,检查者在受检眼前 1m 处,上、下、左、右、左上、左下、右上、右下及正前方变换光源位置,以确定被检者对光源的定位能力,用"＋"表示能确定,用"－"表示不能确定。

6. 若患者配戴眼镜应分别检查左右眼的矫正视力并记下戴镜的类型和度数。

（二）近视力检查

近视力即阅读视力。将标准近视力表放在被检者眼前 30cm 处,检查能否看清 1.0 行视标,不能辨认则移近或移远近视力表,记下近视力表距眼的距离。标准近视力为 1.0/30cm。若需移近能看清多为近视,否则为远视或老视。

（三）婴幼儿视力检查

检查应与婴幼儿行为相符合。可通过婴幼儿被检眼对光源、食品、玩具的注视程度、追随运动情况及交替遮盖眼部的反应等来了解视力状况。如遮盖盲眼或低视力眼,患儿对移开的光源、食物、玩具无追随反应;而遮盖健眼时,患儿会哭闹,且有试图避开遮盖的拒绝表现。

二、视野

视野是眼向正前方固视时所见到的空间范围,反映黄斑中心凹以外视网膜感光细胞的功能,又称周边视力。距注视点 30°以内的范围称为中心视野,30°以外的范围称周边视野。中心视野与中心视力、周边视野与周边视力是不同的概念。视野检查对眼疾病、视路病和视觉中枢疾病的定位和鉴别诊断有着重要的价值。世界卫生组织规定视野小于 10°者,即使视力正常也属于盲。周边视野很重要,因它不仅能使人辨认周围的环境和物体方位,并可辨认物体的移动速度,没有周边视野就看不清中心视野以外的人和物,视野对人的工作生活有较大影响。

1. 周边视野检查法 有对比法和弧形视野计法两类。

（1）对比法:找一个视野正常的人与被检者对视而坐,眼位等高,相距 0.5m。先检查右眼,被检者右眼与视野正常者左眼相对注视,并各自遮盖另一只眼,检查左眼则相反。检查者以手指或棉签作视标,置于二人等距离处,从周边向中央缓慢移动,如两者在各方向能同时看到视标,则被检者视野为正常。否则为异常。此法为粗筛检查。

（2）弧形视野计法:被检者坐在弧形视野计前,头位直立,固视正前方视野计上的白色固定视标,检测者用直径 3mm 的白色移动视标,沿弧形视野计弧弓由周边向中心缓慢移动,直到第一眼看清视标,记下该刻度标于图上,以后每 30°测量一次,共 12 径线,用平滑曲线连接各径线在图上的标记点,即为该眼的周边视野,然后与正常视野图比较可知所测视野是否正常。成人正常白色视标的视野范围约:上方 55°,鼻侧 60°,下方 70°,颞侧 90°。视标颜色不同,正常视野范围不同,按白、蓝、红、绿颜色视野范围依次递减约 10°。用此法检测视野应注意检测中被检者眼应固视正前方不动,否则结果不准确,同时也需防止交叉感染。

2. 中心视野检查 常用平面视野计法检查。在暗室中被检者距黑色视野屏 1m,先遮盖一眼,另一眼固视黑色屏中心的注视点,用直径 3mm 的白色视标在黑色视野屏上移动,检查中心视野有无异常。正常情况下,可检测出位于注视点外侧约 15.5°,水平线下约 1.5°的生理盲点,其横径 5.5°、垂直径 7.5°,呈椭圆形,其他无异常暗点。

3. 其他视野检查法

(1)Goldmann 视野计检查法:可进行动态和静态视野检查,其视标大小、亮度可以调节,检测结果较精确。

(2)自动视野计法:由电脑控制,自动检出视野结果,使视野检查实现了标准化、自动化。

(3)Amsler 方格表法:主要用于检查 10°范围以内的中心视野,对黄斑部病变检查简便而有价值。

三、色觉

色觉是指视网膜黄斑区锥细胞分辨颜色的能力。若视锥细胞光敏色素缺陷,则辨色力异常,即色觉障碍。临床上将色觉障碍分为色弱和色盲两种类型。色弱是指眼辨别颜色能力的降低;色盲是指眼不能辨别颜色,常见红色绿色弱(盲)。绝大多数先天性色觉障碍为性连锁隐性遗传性疾病;后天性色觉障碍见于某些视网膜视神经疾病。色觉检查以色盲本测验最常用。色觉检查为升学、就业、服兵役前的常规检查,也可作为青光眼、视神经病变等早期诊断的辅助检查,还可用于白内障术前测定锥细胞功能了解手术预后。

四、暗适应

暗适应是指当人们从明亮处进入暗处,随着视网膜对光敏感度的增高,从开始一无所见到后来能逐渐看清暗处物体的过程。暗适应检查主要是用于评估视网膜视杆细胞的功能,可用于诊断和观察各种夜盲性疾病。检查方法有对比法、暗适应计法,其中对比法最为简便。对比法由被检者与正常者同时进入暗室,分别记录在暗室内停留多长时间才能辨别周围的物体,如被检者的时间明显延长即表示其暗适应能力差。

五、立体视觉

立体视觉(stereoscopic vision)也称深度觉,是感知物体立体形状和不同物体相互远近关系的能力,立体视觉一般以双眼单视为基础。可用同视机或立体视觉检查图检查。此检查有助于选择工种如驾驶员、绘画者、机械零件精细加工等。

六、对比敏感度

对比敏感度即为在明亮对比变化下,人眼对不同空间频率的正弦光栅视标的识别能力。日常生活中物体间的明暗对比并不是很强烈,如某些眼病识别白纸黑字视力表正常,而难以识别灰纸黑字的视力表。对比敏感度检查可采用 Arden 光栅图表、对比敏感度测试卡以及计算机系统检测等方法。

七、视觉电生理

是利用视觉电生理仪测定视网膜受光照射或图像刺激时产生的生物电活动,以了解视

13

觉功能和协助视网膜相关疾病的诊断。包括眼电图(EOG)、视网膜电图(ERG)和视觉诱发电位(VEP)。临床应用于:①判断视神经、视路疾患。②鉴别伪盲。③检测弱视治疗效果。④判断婴儿和无语言能力儿童的视力。⑤对屈光间质混浊患者预测术后视功能等。

八、伪盲检查

伪盲是指受检者为达到某种目的而假装视力减退或失明。受检者除有视力减退外,外眼及眼底检查均不能检查到视力减退的客观依据。此时应考虑为伪盲或伪弱视的可能。

应仔细了解患者的主诉,视力失明或视力下降的经过,了解被检者的生活及工作的环境,观察患者的行动。如行走、阅读、是否与视力减退或失明相符合。伪盲视力减退后视力丧失可为单眼或双眼,为了避免行动困难或伪装不够逼真,故伪装单眼者较多。一般可以用三棱镜测试、同视机检查、行走障碍实验、眼电图(EOG)、视网膜电图(ERG)和视觉诱发电位(VEP)等方法对伪盲进行鉴别。

第二节 眼 部 检 查

眼部检查包括眼附属器检查和眼球检查。检查时应规范操作、细致观察、动作轻柔,必要时在麻醉下进行,患儿检查不合作者,可嘱家长或助手将其手足及头部固定,必要时使用开睑器开睑检查,眼化学伤患者,则应第一时间予以冲洗,除去结膜囊内存留物质之后再行眼部检查。

一、眼附属器检查

(一)眼睑

在自然光线下望诊,必要时触诊。两侧睑裂是否对称,开闭是否自如。眼睑皮肤有无红肿、淤血、气肿、瘢痕、缺损及肿物;睑缘有无内外翻;睫毛是否整齐、方向是否正常,根部有无充血、鳞屑、脓肿或溃疡等。

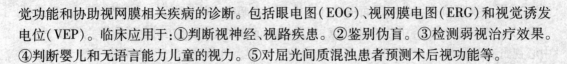
考点提示

眼部检查的方法

(二)泪器

泪腺有无肿大、压痛;泪小点有无闭塞、狭窄及外翻;泪囊区有无充血、肿胀、压痛及瘘管,挤压泪囊区有无分泌物自泪小点溢出。有泪溢的患者,可通过下列方法检查:

1. 荧光素钠试验 在结膜囊内滴入1%～2%的荧光素钠,2分钟后擤鼻,观察鼻涕是否成黄绿色,成黄绿色说明泪道通畅。

2. 泪道冲洗 用小注射器套上圆钝针头,向泪小点注入生理盐水,判断泪道是否阻塞及阻塞的部位。

3. X线碘油造影或超声检查。

4. 当泪液分泌减少或其成分异常可引起眼干燥症。检查患者是否有眼干燥症可通过schirmer试验、泪膜破裂时间测定判断。

(三)结膜

嘱被检者向上看,检查者用拇指向下压下睑即可观察下睑结膜和下穹隆结膜。嘱被检者向下注视,检查者用一手拇指和示指捏住其上睑皮肤,示指位于睑板上缘,拇指位于睑缘,示指尖稍向下压睑板上缘,同时拇指向上翻转,即可观察暴露的上睑结膜;另一手拇指在下睑皮肤面,向上向后推眼球,即可观察暴露的上穹隆结膜。注意观察结膜有无充血、水肿、乳头增生、滤泡形成、瘢痕、结石、异物、新生物及睑球粘连等。用拇指和示指分开上下睑,被检者向各方向转动眼球,即可观察球结膜,注意有无充血、水肿、出血、异物等。眼部充血分结膜充血、睫状充血和两者兼有的混合充血,区别见下(表2-1):

表2-1 结膜充血与睫状充血的区别

项目	结膜充血	睫状充血
颜色	鲜红色	暗红色
部位	近穹隆部结膜充血明显	近角膜缘充血明显
血管形态	网状、树枝状、轮廓清晰	放射状,轮廓不清
移动性	可随球结膜推动而移动	不随球结膜推动而移动
分泌物	可呈水样、黏液样、脓样	多无或水样
充血原因	结膜炎	角膜炎、虹睫炎、青光眼等

(四)眼球位置及运动

注意眼球位置是否对称,高低是否相同,大小有无异常,有无震颤及斜视,眼球有无突出或内陷。嘱受检者向上、下、左、右及右上、右下、左上、左下八个方向注视,以了解眼球向各方向转动有无障碍。采用 Hertel 眼球突出计测量眼球突出度。采用角膜映光法、遮盖法等检查眼球有无斜视。

(五)眼眶检查

观察两侧眼眶是否对称,触诊眶缘有无缺损、压痛、肿物以及眶内压高低。眼眶深部损伤或病变时需要进行超声、X 线摄片、CT 扫描或磁共振检查。

二、眼球前段检查

微小病变多借助裂隙灯显微镜(slit-lamp biomicroscope)用斜照法检查或一手持聚光手电筒照明,另　于持放大镜观察,明显病变肉眼也可观察到。

(一)角膜

注意角膜大小、弯曲度、透明度、表面光滑度,有无异物、新生血管、混浊及角膜后沉着物(keratic precipitate,KP),感知觉如何。最重要的是透明度,影响角膜透明度的因素主要有溃疡、瘢痕、新生血管及异物。溃疡及瘢痕肉眼不易区分,可用染色法区别,染上颜色的为溃疡,未着色的为瘢痕。染色剂可用1% ~2%的荧光素钠,也可用红汞。

角膜知觉检查可用消毒镊子从消毒棉签拉出一条细棉丝,用尖端从眼外侧轻轻触及角膜表面,迅速引起瞬目反射为知觉正常,否则为异常。感觉减退多见于三叉神经受损。

(二)巩膜

注意巩膜有无黄染、结节、充血及压痛,若黄染,还应注意是否均匀。

(三)前房

观察前房深浅度,注意房水是否透明、有无混浊、积脓、积血等,检查前房角。

(四)虹膜

观察虹膜形状、颜色、纹理,注意有无新生血管、色素脱落、萎缩、根部离断、震颤及粘连等。

（五）瞳孔

注意两侧瞳孔是否等大、形圆,对称,对光反射及视近反射是否灵敏。正常时瞳孔大小约2.5～4mm,形圆,双侧对称,直接对光反射、间接对光反射灵敏,视近反射正常(由远及近看时瞳孔逐渐缩小)。同时注意集合反射(视近时双眼内聚)是否正常。

（六）晶状体

注意晶状体是否透明及有无脱位。若浑浊应注意浑浊部位、形状及程度。

三、眼球后段检查

常借助检眼镜(ophthalmoscope)在暗室内对玻璃体、视网膜、脉络膜、视神经乳头进行检查。检眼镜有直接和间接检眼镜两种。直接检眼镜检查所见眼底为正像,放大约16倍,检查通常可不散瞳,若需详细检查则应散瞳。间接检眼镜所见为倒像,放大4倍,可见范围大,具有立体感,一般应散瞳后检查。因用间接检眼镜检查眼底所见视野比直接检眼镜大,故能比较全面地观察眼底情况,不易漏诊眼底病变。用直接检眼镜检查眼底的方法为"三左三右":即检查右眼时,检查者站在被检者右侧,右手持检眼镜,用右眼检查,检查左眼时则相反。检查眼底最好在暗室进行,要想看清眼底,除调好焦距外,屈光介质必须透明。

1. 玻璃体检查　散瞳后将检眼镜镜盘转至+8～+10D处,检眼镜距被检眼10～20cm,仔细观察玻璃体是否透明及有无液化。影响玻璃体透明的因素有炎性渗出物、积血、异物及罕见的寄生虫等。

2. 眼底检查　嘱被检者固视前方,检查者将检眼镜移至被检眼前约2cm处,再将镜盘拨至0处,若屈光不正者可转动镜盘直至看清眼底为止。正常眼底呈橘红色。在视网膜中央偏鼻侧可见一淡红色略呈椭圆形的视乳头,直径约1.5mm,边界清楚,其中央凹陷色泽稍淡为生理凹陷;视乳头颞侧约2PD为黄斑,其中央有一针尖样明亮反光点,称黄斑中心凹反射;视网膜中央动脉较细呈鲜红色,静脉较粗呈暗红色,动静脉管径比值为2∶3。眼底检查有助于青光眼、视网膜病变以及某些全身性疾病(如高血压、糖尿病、肾脏病)所致视网膜病变的诊断。

四、眼压测量

眼压(introcular pressure)是眼球内容物作用于眼球内壁的压力,正常范围为10～21mmHg(1.3～2.8kPa)。眼压测量(tonometry)有助于青光眼的诊断,还可反映降眼压药的效果。眼压测量方法有指测法和眼压计测量法。

1. 指测法　是粗略估计眼压的方法,需要一定的临床实践经验。检测时嘱被检者双眼向下注视,检查者将双手示指尖放在上睑皮肤面,两指交替轻压眼球,感知眼球的软硬度,初学者用指尖触压自己的前额、鼻尖及嘴唇以感知软硬差别。若指测眼压像触摸前额、鼻尖及嘴唇,则粗略判定为眼压增高、正常及降低。记录方法为:眼压正常记为T_n;轻度、中度及高度升高分别记为T_{+1}、T_{+2}、T_{+3};轻度、中度和重度降低分别记为T_{-1}、T_{-2}、T_{-3}。

2. 眼压计测量法　此法能定量测定眼压。眼压计分接触式眼压计和非接触式眼压计两大类,接触式眼压计又分为压陷眼压计和压平眼压计(见本章第三节)。

第三节　眼科特殊检查

眼科特殊检查对眼科疾病的诊断具有重要的临床意义,其检查的仪器设备有:裂隙灯显微镜及其附属仪器、检眼镜、眼压计、视野计、眼底照相机;以及眼科影像学检查:A 超、B 超、X 线、CT、MRI 等。

一、裂隙灯显微镜及其附属仪器

裂隙灯显微镜是眼科常用的检查仪器。其主要由两个系统组成,包括提供光源的照明系统及供观察的放大系统。其检查顺序为眼睑、结膜、角巩膜缘、角膜、泪膜、前房、虹膜、晶状体等,在角膜接触镜配戴评估方面也有很重要的价值,如果配上一些附属仪器如前置镜、前房角镜、三面镜,还可以检查前房角、玻璃体、眼底等结构。如果加装压平式眼压计、前房深度计、照相机和激光治疗仪等,其用途则更加广泛。

(一)裂隙灯的使用

裂隙灯显微镜的操作方法很多,包括直接焦点照明法、弥散光照明法、后部反光照明法等,其中直接焦点照明法是最基本的检查方法,也是临床上最常用的方法。

1. 直接焦点照明法 检查方法是将光的焦点与显微镜的焦点调至完全相合,将光线投射在透明的角膜或晶状体上,可见一整齐的光学切面,当组织结构发生改变时,光学切面就会发生不同程度的改变,借此可观察病变的程度和形态。将光线调成细小的光柱射入前房,正常情况下可出现极微弱的闪亮,为生理性房水闪光。在病理情况下如葡萄膜炎时,由于前房中的成分改变,房水中的细胞微粒增多,血浆渗出成分增加,混浊度增高,房水闪光亮度增强,可在角膜与晶状体之间呈现一乳白色的光带,称之为房水闪辉,即 Tyndall 现象。

2. 弥散光线照明法 方法是利用弥散光线对眼前部的组织结构进行直接观察,在检查时可用裂隙灯的宽光、钝角或毛玻璃对结膜、角膜、虹膜、晶状体等进行照明。

3. 后部反光照明法 这种方法是利用后部反射回来的光线对透明的、半透明的、正常的及病理的组织进行的一种检查,最适于对角膜和晶状体的检查。

(二)裂隙灯的附属仪器

1. 前房角镜检查 前房角镜是利用光线的反射及折射检查前房角的组织结构,对青光眼、眼外伤以及眼前部疾病的诊治具有重要的作用,特别是对青光眼的防治是不可或缺的检查方法。

2. 前置镜检查 检查时将前置镜置于被检者眼前约10mm 处,前后移动,以便在裂隙灯显微镜下看清眼底。前置镜下观察到的眼底为清晰的倒像,立体感强,用于观察眼底后极部的病变。

3. 三面镜检查 目前临床上常用 Goldmann 三面镜,目的是为了检查眼底的周边部。该镜为锥形外观,镜中央为一凹面镜,用于观察眼底后极部,圆锥内含有三面反射镜,倾斜角度依次为 59°、67°和 75°。可观察到眼底周边部及前房角。

二、检眼镜

常借助检眼镜(ophthalmoscope)在暗室内对玻璃体、视网膜、脉络膜、视神经乳头等进行检查(见本章第二节)。

三、眼压计

眼压是指眼球内容物作用于眼球壁的压力。正常眼压为 10 ~ 21mmHg,双眼差异不应大于 5mmHg,24 小时波动范围不应大于 8mmHg。眼压测量有助于青光眼的诊治,还可反映

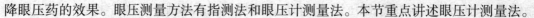

降眼压药的效果。眼压测量方法有指测法和眼压计测量法。本节重点讲述眼压计测量法。

眼压计可定量测定眼压。其分接触式眼压计和非接触式眼压计两大类,接触式眼压计又分为压陷式眼压计和压平式眼压计。

1. 压陷式眼压计 测量常用 Schiotz 眼压计,但测量结果受眼球壁硬度的影响,目前我国应用仍较广泛。测量时被检者去枕仰卧,用已校正、消毒的眼压计充分接触角膜,迅速读数,然后查表得出所测眼压结果。若读数小于 3 应更换砝码重新测量,最后用抗生素眼液滴眼预防感染。注意测眼压时应避免被检者激动、劳累,检测中要动作规范、无菌操作、尽量减少角膜摩擦,同时双眼测定。

2. 压平式眼压计测量 常用国际通用的 Goldmann 眼压计。它安装在裂隙灯显微镜上,用显微镜观察,坐位测量。其使角膜压平而非下陷,所以不受眼球壁硬度影响,测量准确。其结果是根据压平一定角膜面积所需压力来计算其眼压。检测中也应注意预防角膜受损感染。

3. 非接触式眼压计测量 其原理是利用可控的空气脉冲,其压力具有线性增加的特性,使角膜压平到一定的面积,通过监测系统感受角膜表面反射的光线,并记录角膜压平到某种程度的时间,将其换算为眼压值。其优点是测量方法简单方便,又避免了眼压计接触角膜所致的交叉感染。缺点是所测数值不够准确。检测前应告知被检者眼受到空气脉冲冲击时头及眼不动,否则结果会受影响。

四、眼底血管造影

眼底血管造影是通过静脉注入造影剂在眼内血液循环所发出的荧光,利用特定的含有滤光片的眼底照相机拍摄眼底血管及其灌注过程的一种检查方法。一般眼底镜检查的结果是大体的、形态的、静止的,而荧光造影则是微观的、动态的和功能的。造影可以观察到毛细血管水平,及其管壁通透性,血管内血液流动状况等。根据造影剂的不同可将其分为荧光素血管造影剂(FFA),主要反映视网膜血管的情况,是眼底常用的血管造影检查方法;另一种为吲哚青绿血管造影(ICGA),主要反映的是脉络膜血管的情况。

臂-视网膜循环时间正常人约为 7~12 秒之间,双眼循环时间一般不超过 0.5~1 秒。在病理状态下,若血-视网膜屏障受到破坏,可在眼底出现异常荧光,临床上将其分为强荧光和弱荧光两大类。前者如血管瘤、新生血管、毛细血管扩张、肿瘤血管等可使荧光增强;后者如出血、渗出、血管闭塞、色素堆积则可使荧光减弱。

五、眼超声检查

眼科常用的超声扫描仪分为 A 超、B 超及彩色超声多普勒。适用于对眼球活体测量;探查眼内异物、眼内肿瘤;玻璃体视网膜病变的部位、程度及性质;眼球突出的病因诊断;通过超声介入可引导异物取出及肿瘤穿刺活检等。

1. A 超 A 型超声主要是将所探测组织每个声学界面的回声,以波峰的形式,按回声返回探头的时间顺序排列在基线上,构成与探头方向一致的一维图像,波峰的高低表示回声的强弱,借此来鉴别组织的性质,测量精确。可测量眼轴长度。

2. B 超 B 型超声是通过扇形或线阵扫描,将界面回声转为大小不等、亮度不同的光点形式构成一副二维图像,光点的明暗代表回声的强弱。通过扫描可提供病变的位置、大小、形态及与周围组织的关系。

3. **彩色多普勒超声检查** 当超声探头与被检界面间有相对运动时,使回声频率发生改变的现象为多普勒效应。彩色多普勒超声成像就是利用多普勒效应原理,将血流特征以颜色形式叠加在 B 型超声上。用于检测眼动脉、视网膜中央动脉及睫状后动脉血流情况。

眼部 X 线检查常用在眼眶平片检查及眼部金属类异物的确定。其他如电子计算机断层扫描(computer tomography,CT)、磁共振成像(magnetic resonance image,MRI)、相干光断层成像(optical coherence tomography,OCT)、角膜地形图(corneal topography)、角膜内皮镜、角膜共焦显微镜等,可协助眼科疾病诊断及用于手术前检查。

本章小结

眼科检查包括视功能检查,眼部检查及眼科特殊检查,要通过理论学习和实训操作,掌握远视力、近视力、色觉等视功能的检查方法,眼前部检查可以通过理论、图片、相互观察、自己照镜子、裂隙灯显微镜检查等形式进行学习,要熟练掌握上眼睑翻转术,上睑翻转后注意观察相关结构,最后对检查结果进行规范记录。

目标测试

1. 视功能检查不包括
   A. 视野检查 B. 视力检查 C. 色觉检查
   D. 眼前段检查 E. 暗适应检查

2. 眼的屈光系统不包括
   A. 角膜 B. 房水 C. 晶体
   D. 玻璃体 E. 视网膜

3. 最重要最常做的视功能检查是
   A. 视野 B. 视力 C. 色觉
   D. 立方视功能 E. 暗适应

4. 远视力检查的距离是
   A. 5m B. 30cm C. 50cm
   D. 1m E. 2.5m

5. 近视力检查的距离是
   A. 5m B. 30cm C. 50cm
   D. 1m E. 2.5m

6. 正常眼压范围是
   A. 15~25mmHg B. 11~23mmHg C. 10~21mmHg
   D. 10~24mmHg E. 10~15mmHg

7. 检查角膜上皮有无缺损的常用药物是
   A. 托吡卡胺 B. 吲哚菁绿 C. 碘油
   D. 荧光素钠 E. 丁卡因

8. 斜照法检查眼屈光间质有无混浊时若患者转动眼球时黑影漂浮不固定,提示混浊位于

A. 角膜　　　　　　　　B. 晶状体　　　　　　　　C. 玻璃体
D. 视网膜　　　　　　　E. 脉络膜

9. 某患者在距离远视力表 5m 检查距离时,左眼仍看不到最大一行视标,当其移动至距视力表 2m 时方可看清该行视标,该患者左眼视力为

A. 0.1　　　　　　　　　B. 1.0　　　　　　　　　C. 0.02
D. 0.4　　　　　　　　　E. 0.04

10. 患者,女性,45 岁,因左眼剧烈胀痛、视力急骤下降 2 小时来诊。发病前与人有争吵。检查眼部:左眼视力 0.2,左眼混合性充血,角膜水肿混浊,前房浅,瞳孔中等度散大,对光反应迟钝,内眼窥视不清,右眼未见异常。此时应首先考虑的检查为

A. 眼底血管造影　　　　B. 房角检查　　　　　　　C. 测眼压
D. 视野检查　　　　　　E. 眼电图检查

(范景敏　王增源)

第三章　眼科常见疾病

第一节　眼睑病与泪器病

 学习目标

1. 掌握　睑腺炎、泪囊炎的临床表现及治疗要点。
2. 熟悉　睑板腺囊肿、睑内翻与倒睫、上睑下垂的临床表现及治疗要点。
3. 了解　睑外翻与睑闭合不全的临床表现及治疗要点。
4. 熟练掌握上睑翻转、眼部热敷、涂药、倒睫拔除等操作技能。
5. 能在带教老师指导下,学会上述疾病的病史采集和规范记录。学会睑腺炎切开排脓和慢性泪囊炎泪道冲洗方法。

　　眼睑是眼眶的门户,是眼球安全的重要屏障,反射性的闭睑动作,能有效防止理化、暴力等各种有害因素对眼球的损伤,通过瞬目运动不但可以及时除去粘附在眼球表面的尘埃和微生物,还能形成泪液膜,保持眼表湿润、角膜光滑透明;睫毛就像是门帘一样,可以阻挡灰沙、汗水进入眼内,减少强光刺激。另外,眼睑也是颜面仪容的重要组成部分,一旦眼睑发生病变,眼睑和眼球的正常解剖关系发生紊乱,就会影响到眼的正常功能或面部的美观。

 病例

　　患者,女,9岁,右眼上睑疼痛、红肿2天。检查:双眼视力1.0,右眼上睑近外眦部皮肤红肿,隆起,触痛明显,硬结中央呈点状黄白色,眼部其余检查未见异常。
　　请问:1. 该患儿可能的临床诊断是什么?
　　　　　2. 应如何进行治疗?

一、睑腺炎

　　睑腺炎(hordeolum)是眼睑腺体的急性化脓性炎症,俗称麦粒肿,好发于儿童和青年。睑板腺感染者称为内睑腺炎;睫毛毛囊或其附属的皮脂腺或变态汗腺感染者称外睑腺炎。
　　【病因及发病机制】
　　化脓性细菌侵入眼睑腺体引起感染所致,金黄色葡萄球菌感染多见。体弱、营养不良、糖尿病、屈光不正等易感因素之人易患本病。

【临床表现】

1. 患处有红、肿、热、痛等急性炎症的典型表现。

2. 外睑腺炎多位于睑缘皮肤面。早期可见较弥散的红肿硬结,充血肿胀、压痛明显;其脓点破溃于皮肤面。内睑腺炎硬结局限于睑板腺内,红肿较为局限,病变处可触及硬结并有剧痛。数日后,可形成黄色脓点,脓点破溃后脓液排入结膜囊(图3-1)。

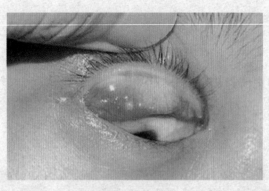

图3-1 内睑腺炎

3. 睑腺炎脓点破溃后,炎症可明显减轻。但如果致病菌毒力强或处理不得当时,可引起眼睑蜂窝织炎或海绵窦脓毒血症、败血症,常伴有发热、寒战、头痛等全身症状,耳前或颌下淋巴结多有肿大。

【治疗】

1. 一般治疗 注意休息,多食水果、蔬菜,补充富含维生素、蛋白质的食物,忌食刺激性食物。

2. 热敷或理疗 热敷或理疗可促进局部血液循环,有利于炎症消散和疼痛减轻。常用方法有:①湿热敷:嘱患者闭眼,在患眼眼部涂上凡士林膏。将消毒的纱布用开水烫过后,晾至患者能接受的温度,然后拧干盖在患眼上。每5~10分钟更换一次,每日2~3次。②干热敷:热水袋一个,装上40℃左右的热水,用干净毛巾或多层纱布包裹后放在患眼上。每次15分种左右,每日3次。热敷时应特别注意温度,防止烫伤。

3. 药物治疗 正确使用抗生素眼药水、眼药膏,必要时全身使用抗菌素等药物。

4. 脓肿切开引流 脓肿形成后切开引流。内睑腺炎应在睑结膜面切开,切口与睑缘垂直;外睑腺炎应在皮肤面切开,切口与睑缘平行。

5. 并发症的防治 关注体温及疼痛的变化,防止并发症的出现,面部静脉无静脉瓣,和颅内海绵窦相通,血液可逆向流动,脓肿未成熟时忌针挑,切开排脓过程中忌挤压以防炎症扩散导致眼眶蜂窝织炎及海绵窦感染。

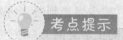

考点提示

防止引起并发症

【预防】

培养良好的卫生习惯,不用不洁手帕或脏手揉眼;治疗原发病、慢性结膜炎、屈光不正者等。

二、睑板腺囊肿

睑板腺囊肿(chalazion)又称霰粒肿,是由于睑板腺导管出口阻塞,腺体分泌物潴留在睑板,对腺体周围组织产生刺激引起的无菌性慢性肉芽肿性炎症。好发于青少年。

【临床表现】

病程进展缓慢,单发或多发,是大小不一、表面光滑、边界清楚的无痛性圆形肿块,与皮肤无粘连。睑结膜面可见局限的紫红色病灶。小的囊肿一般多无明显自觉症状,无明显压痛。大的囊肿有异物感或不适。多数长期不变,少数逐渐长大,质地变软,也可自行破溃,排出脂肪样物而在睑结膜面形成肉芽肿。若继发感染,临床表现与内睑腺炎相同。

【辅助检查】

老年患者或频发性的睑板腺囊肿,切除物应进行病理学检查,以排除睑板腺癌的可能。

【治疗】

小而无症状的睑板腺囊肿,可自行吸收,无须治疗;大而有症状者,可以热敷,或向囊肿内注射糖皮质激素促进吸收,必要时手术治疗。

手术治疗:①外眼手术常规准备:查凝血功能、结膜囊滴抗生素眼药水等。②老年患者或复发性睑板腺囊肿,标本送病理检查。③术后压迫术区 10～15 分钟左右,无出血后患处涂抗生素眼膏,眼垫包盖方可离开。术后换药要按时,注意门诊随访,养成良好的用眼卫生习惯,不用脏手揉眼。

三、睑内翻与倒睫

睑内翻(entropion)是指睑缘向眼球方向翻卷,部分或全部睫毛向眼球方向倾倒的异常状态。倒睫(trichiasis)是指睑缘位置正常,睫毛倒向眼球,刺激角膜和球结膜的异常状态。

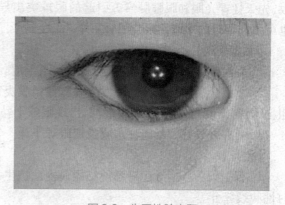

图 3-2 先天性睑内翻

【病因及发病机制】

瘢痕性睑内翻:睑结膜及睑板瘢痕性挛缩所致。常见于沙眼、睑结膜烧伤。痉挛性睑内翻:老年人睑缘肌无力,加之老年人眶脂肪减少使得眼睑缺少支撑。先天性睑内翻:婴儿内眦赘皮牵拉、睑板发育不良、眼轮匝肌过度发育等引起(图 3-2)。

【临床表现】

1. 症状 睑内翻伴随睫毛倒向眼球,刺激角膜,常有畏光、流泪、眼痛、眼睑痉挛等刺激症状。

2. 体征 睑缘向眼球方向卷曲。睫毛长期摩擦角膜导致上皮脱落,如继发感染,可发展为角膜溃疡,甚至形成角膜瘢痕,从而导致视力下降。

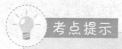

考点提示

角膜刺激症状

3. 潜在并发症 角膜溃疡、角膜瘢痕。

【治疗】

1. 少数几根倒睫 可用镊子拔除,较彻底的治疗方法是睫毛电解法,电解可破坏倒睫的毛囊。大量倒睫和睑内翻者,进行手术矫正。

2. 瘢痕性睑内翻 可采用睑板切断术、睑板缝线术及睑板部分切除术。先天性睑内翻,症状轻微者可暂不手术,多数随年龄增长可消除,若 5～6 岁仍有内翻,可考虑手术。痉挛性睑内翻可行肉毒杆菌毒素局部注射,无效者可考虑手术或激光治疗。

3. 防止形成角膜炎症、角膜瘢痕 睑内翻症状明显,用胶布法或缝线法在眼睑皮肤面牵引,使睑缘向外复位。给予抗生素眼药水滴眼,预防角膜炎发生。

四、睑外翻与睑裂闭合不全

睑外翻(ectropion)是指睑缘离开眼球向外翻转,导致睑结膜不同程度暴露在外的异常

状态。睑裂闭合不全(lagophthalmus)为
上下眼睑不能完全闭合,导致部分眼球暴
露的状况(图3-3)。

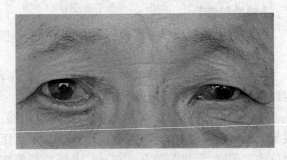

图3-3 睑外翻

【病因及发病机制】

1. 睑外翻所致睑裂闭合不全 瘢痕
性睑外翻是由于眼睑皮肤面因创伤、烧
伤、化学伤等引起的瘢痕性收缩所致。老
年性睑外翻是由于眼轮匝肌功能减弱,睑
缘不能紧贴眼球所致。老年人若有向下
擦泪习惯者,会加重下睑外翻的程度。麻痹性睑外翻,多因面神经麻痹,眼轮匝肌失去张力
而导致睑外翻。

2. 其他原因所致的睑裂闭合不全 眼眶容积与眼球大小的比例失调,如甲亢所致突
眼、先天性青光眼和眼眶肿瘤等引起的眼球突出导致不能闭合眼睑。重度昏迷或全麻有时
也可引起暂时的功能性眼睑闭合不全。

【临床表现】

1. 轻症睑裂闭合不全 可导致泪溢、眼干涩。

2. 重症睑裂闭合不全 可发生暴露性角膜炎而出现眼痛、视力下降。久之部分睑结膜
粗糙干燥,高度角化肥厚,角膜混浊,出现眼球干燥症。

3. 潜在并发症 暴露性角膜炎或眼球干燥。

【治疗】

1. 保护角膜 指导患者睡前结膜囊内涂抗生素眼膏;戴治疗性软性角膜接触镜或做暂
时性睑裂缝合等。

2. 遵医嘱滴抗生素眼药水防治角膜炎症,滴人工泪液保持角膜湿润。

3. 必要时进行手术治疗。

4. 健康指导 指导患者正确揩拭泪液即由下睑往上擦;告诉患者眼睑闭合不全的危害
性,教会保护角膜的方法。

五、上睑下垂

上睑下垂(ptosis)是指各种原因造成的提上睑肌或 Müller 平滑肌功能不全或丧失,导致
上睑部分或完全下垂。眼向正前方注视时上睑缘遮盖角膜超过 1/5 以上。

【病因及发病机制】

可分为先天性上睑下垂和获得性上睑下垂。前者主要原因是提上睑肌或动眼神经核发
育不全所致,后者见于提上睑肌损伤、交感神经疾病、动眼神经麻痹、重症肌无力及眼睑炎症
肿胀、占位性病变等。

【临床表现】

1. 先天性上睑下垂 常伴有眼球上转运动障碍。如瞳孔被眼睑遮盖,患者常需仰头视
物而在额部形成较深的横行皱纹。时间久且程度重者可有视力障碍或出现弱视。

2. 获得性上睑下垂 多伴有其他症状或有相关病史,如伴有其他眼外肌麻痹应考虑动
眼神经麻痹;若有外伤史应考虑提上睑肌损伤。重症肌无力所致的上睑下垂特点是:晨轻暮
重,注射新斯的明后症状明显减轻;颈交感神经麻痹可出现 Horner 综合征:即上睑下垂的同

时,伴有同侧眼球下陷,瞳孔缩小,面部潮红且无汗等症状。

3. 潜在并发症 弱视。

【治疗】

1. 先天性上睑下垂影响视力者应尽早手术,不影响手术者暂不手术。

2. 获得性上睑下垂应先进行病因治疗或药物治疗,无效时考虑手术。

3. 已发生弱视者手术后应进行弱视相关训练和矫治。

六、泪囊炎

 病例

患者,女,57岁,右眼经常流泪1年半,检查:双眼视力:0.8,右眼结膜慢性充血,泪囊区皮肤红肿糜烂,稍隆起,指压泪囊区有脓液自下泪点流出,眼部其余检查无特殊。

请问:1. 该患者的临床诊断是什么?

2. 应如何进行治疗。

泪囊炎(dacryocystitis)是泪囊黏膜的卡他性或化脓性炎症。临床上常见的有:慢性泪囊炎,急性泪囊炎,新生儿泪囊炎。慢性泪囊炎较为多见,好发于中老年女性。

【病因及发病机制】

沙眼、鼻炎、鼻窦炎等多种原因导致鼻泪管下端狭窄或阻塞,泪液流出不畅而潴留于泪囊内,伴发细菌感染而形成泪囊炎。致病菌多为肺炎球菌、链球菌和葡萄球菌等。新生儿泪囊炎是由于鼻泪管下端胚胎性残膜没有退化,阻塞鼻泪管下端所致。急性泪囊炎多有慢性泪囊炎病史,泪道冲洗、泪道探通损伤史。

【临床表现】

1. 慢性泪囊炎 主要症状为泪溢,泪囊区囊样隆起,泪道冲洗或用手指压迫泪囊区时有大量黏液脓性分泌物自泪小点溢出。患者结膜充血,内眦皮肤浸渍、糜烂、粗糙肥厚甚至湿疹样改变。

2. 急性泪囊炎 患眼充血、流泪,泪囊区局部皮肤红肿、坚硬、疼痛,炎症可蔓延到鼻根、面颊部。多伴随畏寒,发热等全身症状。

3. 新生儿泪囊炎 新生儿生后不久眼部出现分泌物增多和泪溢现象,挤压泪囊区有黏液脓性分泌物自泪小点溢出,常有结膜充血。

4. 潜在并发症 角膜炎、化脓性眼内炎等。

【治疗】

1. 慢性泪囊炎 正确滴用眼药水:滴眼药水前,先按压泪囊区,排空分泌物后,再滴抗生素眼药水,每日4~6次;还可用生理盐水加抗生素行泪道冲洗;脓液消失后行泪道探通术。

2. 急性泪囊炎 红肿热痛明显时切忌挤压。可进行热敷和超短波理疗缓解疼痛,遵医嘱全身应用有效抗生素,急性期切忌泪道探通或泪道冲洗。

3. 新生儿泪囊炎 指导患儿家长泪囊局部按摩,配合使用抗生素眼药水滴患眼。数月后可考虑探通。

4. 手术治疗　术前 3 日冲洗泪道,术日当天鼻腔滴药,术后严格换药和泪道冲洗,预防感染。

5. 积极治疗沙眼、鼻炎、鼻中隔偏曲等疾病,有效防范慢性泪囊炎的发生;积极治疗泪囊的急慢性炎症,预防角膜炎和化脓性眼内炎等并发症的发生。

6. 积极预防眼外伤;告知患者眼外伤后慢性泪囊炎对眼球的潜在威胁。

本节小结

　　本节所述疾病多为眼科常见多发病,基层医生应该掌握这些疾病的非手术治疗。要重点掌握睑腺炎的治疗及泪囊炎的局部用药。对眼睑内外翻的患者要注意角膜保护以预防角膜炎发生,要认识到睑腺炎处理不当会引起眼眶蜂窝织炎及颅内海绵窦感染。眼睑和泪器疾病要早防早治,避免并发症和后遗症的发生,不能处理的患者要耐心解释、正确指导、及时转诊。

目标测试

1. 郭某,男,65 岁。半年来反复出现睑板腺囊肿,医生建议术后标本送病理检查。此项检查的目的是排除

A. 局部血肿　　　　　　　B. 病变组织残留　　　　　　C. 睑板腺癌

D. 瘢痕组织增生　　　　　E. 局部感染

2. 睑板腺囊肿常由于

A. 化脓菌感染　　　　　　B. 睑板腺开口阻塞　　　　　C. 睑板腺急性炎症

D. 维生素缺乏　　　　　　E. 病毒感染

3. 邓某,男,17 岁。因晨起发现睑缘睫毛根部有红肿硬结而就诊,经检查诊断为外睑腺炎。此病早期治疗措施正确的是

A. 尽早切开排脓　　　　　B. 用针穿刺　　　　　　　　C. 挤压排脓

D. 局部冷敷　　　　　　　E. 局部热敷并涂眼膏

4. 下列哪项是睑内翻倒睫最常见的病因

A. 沙眼　　　　　　　　　B. 慢性结膜炎　　　　　　　C. 上睑下垂

D. 睑腺炎　　　　　　　　E. 烧伤

5. 下列哪个疾病需要早期热敷

A. 沙眼　　　　　　　　　B. 睑内翻　　　　　　　　　C. 睑板腺囊肿

D. 睑腺炎　　　　　　　　E. 上睑下垂

6. 内睑腺炎的切口正确的是

A. 在皮肤面与睑缘平行　　　　　　　B. 在皮肤面与睑缘垂直

C. 在结膜面与睑缘平行　　　　　　　D. 在结膜面与睑缘垂直

E. 皮肤面的弧形切口

7. 下列哪项不是慢性泪囊炎的临床表现

A. 外伤后可并发化脓性眼内炎　　　　B. 内眦部潮红糜烂

C. 脓性分泌物自泪小点流出　　　　　D. 泪囊区囊样隆起

E. 常伴有畏寒、发热等全身不适

8. 刘某,女,56 岁。因右眼泪溢 1 年有余,检查:右眼结膜慢性充血,泪囊区红肿糜烂,稍隆起,指压泪囊区有脓液自下泪点流出。经检查后诊断为慢性泪囊炎。此患者下列的哪项治疗是**错误**的

    A. 敏感抗生素滴眼   B. 敏感抗生素冲洗泪囊

    C. 可行泪囊鼻腔吻合术   D. 直接行泪道探通术

    E. 先行泪道冲洗,后行泪道探通术

9. 睑板腺囊肿治疗处理**不**包括

    A. 局部药物治疗   B. 局部挤压促使睑板腺口开放

    C. 热敷   D. 手术刮除

    E. 多次复发者应做病理检查

10. 哪项**不**属获得性上睑下垂的病因

    A. 动眼神经麻痹   B. 提上睑肌损伤   C. 重症肌无力

    D. 上睑肿瘤   E. 上睑肌发育不良

（张　迪）

第二节　结　膜　病

 学习目标

1. 掌握　急性细菌性结膜炎、病毒性结膜炎的病因、临床表现及治疗。
2. 熟悉　免疫性结膜炎、翼状胬肉的病因、临床表现和治疗。
3. 了解　沙眼、干眼症的病因、临床表现、后遗症和并发症、诊断及治疗。
4. 能在带教老师指导下,学会上述疾病的病史采集和规范记录。
5. 学会正确滴用眼药水、涂眼膏及结膜囊冲洗等涉及上述疾病的治疗操作技术。

 病例

患者,女,13 岁,学生,双眼红、流泪和灼热感伴眼分泌物多 2 天。班上同学有类似眼病患者。视力:右眼 1.5,左眼 1.5,双眼眼睑肿胀,结膜明显充血,结膜囊内有脓性分泌物,呈黄白色,角膜透明,晶状体透明,余未见异常。

    请问:1. 该患者诊断最可能是什么?

          2. 该患者还需作哪些检查?

          3. 如何治疗?

结膜是覆盖于眼睑后和眼球前的一层半透明的黏膜组织,大部分表面暴露于外界,结膜囊通过睑裂直接与外界相通,容易受到外界环境中各种理化因素的刺激和微生物的侵袭。结膜组织中血管和淋巴系统与全身相应结构直接沟通,全身性疾病可波及结膜,邻近部位的疾病也可直接蔓延到结膜,因此,结膜疾病发病率高,其中传染性结膜炎是最为常见,结膜炎

按发病快慢分为超急性、急性或亚急性和慢性结膜炎。根据病因分为感染性、免疫性、化学性或刺激性、全身疾病相关性、继发性结膜炎等。

一、细菌性结膜炎

细菌性结膜炎是由细菌感染所致的结膜炎的总称,包括超急性细菌性结膜炎、急性或亚急性细菌性结膜炎和慢性细菌性结膜炎。

【病因及发病机制】

1. 急性或亚急性细菌性结膜炎 又称"急性卡他性结膜炎",俗称"红眼病"。致病菌多为流感嗜血杆菌、肺炎链球菌,Koch-Weeks 杆菌和金黄色葡萄球菌等。传染性强,多见于春秋季节,可散发感染,也可在集体公共场所流行,多为双眼发病。

2. 淋菌性结膜炎 俗称"脓漏眼"。为淋病双球菌感染所致的一种超急性化脓性结膜炎。传染性极强、破坏性极大、发展快。新生儿患者主要因出生时通过患有淋病的母体产道时被感染所致,多为双眼发病;成人因通过生殖器-手-眼接触传播而自体感染所致,多为单眼发病。

【临床表现】

1. 急性卡他性结膜炎 潜伏期短,起病急,常累及双眼。主要症状有双眼流泪、异物感、灼热感,脓性分泌物多,晨起睫毛常黏在一起。检查可见眼睑肿胀、结膜充血显著等,严重时可有假膜。潜伏期 1～3 天,发病 3～4 天炎症最重,10～14 天可痊愈。病情较重的可持续 2～4 周。

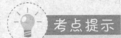

考点提示

结膜充血和睫状充血的鉴别

2. 淋球菌性结膜炎 潜伏期很短,病情进展迅速,畏光、流泪、结膜充血水肿伴有大量脓性分泌物(图3-4),脓液不断从睑裂流出,故有"脓漏眼"之称。严重病例可迅速引起角膜混浊,浸润,周边或中央角膜溃疡甚至角膜穿孔引起眼内炎,严重威胁视力。此外,还可引起全身其他部位的化脓性炎症,如关节炎、脑膜炎、肺炎、败血症等。

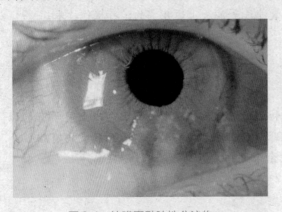

图3-4 结膜囊黏脓性分泌物

【治疗】

根据病情的轻重可选择结膜囊冲洗、局部用药、全身用药或联合用药。超急性细菌性结膜炎,治疗应在诊断性标本收集后立即进行,以减少潜在的角膜及全身感染的发生,局部治疗和全身用药并重。结膜炎波及角膜时,应按角膜炎的治疗原则处理。禁忌包扎患眼。

1. 局部治疗

(1) 当患眼分泌物多时,可用生理盐水或 3% 硼酸水冲洗结膜囊。淋菌性结膜炎则用 1∶10 000 的高锰酸钾溶液。冲洗时,患者头部偏向患侧,勿使冲洗液流入健眼。

(2) 充分滴用有效的抗生素滴眼液和眼膏。可选用 0.1% 氧氟沙星、15% 磺胺醋酰钠、0.1% 利福平、0.5% 氯霉素等滴眼液。睡前使用红霉素、妥布霉素眼膏等。淋菌性结膜炎局部应用有效抗生素冲洗为主,全身治疗转性病科治疗。

2. 全身治疗

淋菌性结膜炎应全身及时使用足量有效的抗生素,常肌注或静点大剂量青霉素或头孢曲松钠(菌必治)。青霉素过敏者可用壮观霉素(淋必治)。

【预防】

1. 培养良好的卫生习惯,注意洗手和个人卫生,勿用手或衣袖拭眼,手帕、毛巾等经常换洗,阳光下晒晾消毒。提倡一人一巾一盆或用流水洗脸。

2. 加强公共卫生管理,旅店、游泳馆等服务行业更应注意监管。

3. 急性患者需隔离,以避免传染,防止流行。淋菌性结膜炎严格消毒患者用过的物品,用过的纱布、棉球等要进行焚烧掩埋。

4. 单眼患病时应防止健眼被感染。

5. 医护人员与患者接触后必须洗手消毒以防止交叉感染。接触淋菌性结膜炎患者时应戴防护眼镜及双层乳胶手套。

6. 做好产前检查,有淋病的孕妇应及时彻底治疗。新生儿出生后应常规用1%硝酸银眼药水或抗生素眼药水滴眼一次。

7. 急性结膜炎不可包扎患眼。若包扎患眼,可使分泌物不能排出而潴留在结膜囊内,并可使结膜囊温度增高,有利于细菌繁殖,加重病情。患者畏光时可带遮光眼镜。

二、病毒性结膜炎

病毒性结膜炎(viral conjunctivitis)是病毒感染引起的急性传染性结膜炎,多为双眼发病,常形成流行,可同时侵犯角膜和结膜。常因感染的病毒不同,表现也稍有不同。临床上较为常见的类型是流行性角结膜炎和流行性出血性结膜炎。

【病因及发病机制】

1. 流行性角结膜炎 由腺病毒8、19、29和37型腺病毒(人腺病毒D亚组)引起。本病为接触传染,凡是与患眼接触过的物品都可以成为传染媒介,易重复感染。传染性强,可流行或散发。

2. 流行性出血性结膜炎 由70型肠道病毒引起。本病为接触传染,绝大多数人对本病有易感性,感染后形成的免疫力持续时间很长。传染性强,可大面积迅速流行。

【临床表现】

1. 流行性角结膜炎 患眼有异物感、刺痒、烧灼感及水样分泌物。当病变累及角膜时异物感加重,出现畏光、流泪、视物不清。检查可见眼睑水肿,结膜显著充血水肿、偶有结膜下点状出血,睑结膜、穹隆结膜有大量滤泡,睑结膜可有假膜形成,耳前淋巴结肿大压痛。数天后,可出现弥散的斑点状浅层角膜损害,多位于角膜中央区,可影响视力。角膜混浊斑点可于数月后逐渐吸收,也可持续数年,偶有愈后残留角膜薄翳者,一般对视力影响不大。儿童可有全身症状,如发热、头痛、咽痛、中耳炎等。

2. 流行性出血性结膜炎 患眼出现畏光、流泪、异物感、剧烈眼痛、水样分泌物,眼睑红肿,结膜高度充血水肿、伴有球结膜下点状或片状出血,睑结膜滤泡增生,角膜上皮点状剥脱,耳前淋巴结肿大。本病自然病程5~10天,多见于成人,婴幼儿症状轻且不易感染。

【治疗】

1. 局部冷敷和使用血管收缩剂可缓解症状,分泌物多时可用生理盐水冲洗结膜囊。

2. 抗病毒滴眼液滴眼,如:0.1%阿昔洛韦、0.15%更昔洛韦等滴眼。合并细菌感染时加用抗生素滴眼液治疗。

3. 中医中药治疗

【预防】

必须采取措施减少感染传播,所有接触感染者的器械必须仔细清洗消毒,告知患者避免接触眼睑和泪液,经常洗手。当出现感染时尽可能避免人群之间的接触,减少传播机会。

三、沙眼

沙眼(trachoma)是由沙眼衣原体感染引起的一种慢性传染性结膜角膜炎,因其睑结膜表面粗糙不平,形似沙粒而得名。沙眼是世界上最常见且可预防的致盲眼病之一,其感染率和严重程度同环境卫生条件以及个人卫生习惯密切相关。

【病因及发病机制】

沙眼由 A、B、C 或 Ba 抗原型沙眼衣原体感染所致。沙眼的病原体是 1955 年由我国学者汤飞凡、张晓楼在世界上首次分离培养成功的。沙眼分泌物为传染源,通过手、用具、毛巾和洗脸水等途径接触传染。

【临床表现】

初次感染多发生于少儿期,反复感染,迁延数年后才开始变得明显。

1. 急性期沙眼患者自觉眼痛、痒、异物感,多有迎风流泪。检查:结膜充血呈鲜红色;上睑结膜乳头增生;上下穹隆结膜布满滤泡。数周后急性炎症消退,进入慢性期(图3-5)。

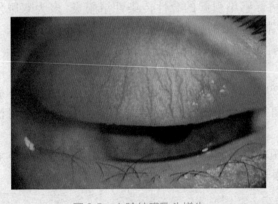

图3-5 上睑结膜乳头增生

2. 慢性期沙眼患者可无明显不适或仅感眼易疲劳,偶有流泪、发痒、异物感。检查可见下列典型改变:①结膜充血:上睑结膜血管模糊充血;②乳头增生:上睑结膜面上皮细胞增生形成乳头状细小的红色突起,使上睑结膜面呈红丝绒状;③滤泡形成:呈大小不等、半透明、圆形或卵圆形的胶样滤泡,以上穹隆部及睑板上缘处最多;④瘢痕形成:随着病程的进展,睑结膜的乳头和滤泡发生变性与坏死,逐渐被结缔组织代替,形成白色瘢痕组织;

⑤角膜血管翳:角膜缘外的毛细血管网越过角膜缘进入透明的角膜形成出现垂帘状的角膜血管翳,遮盖瞳孔区时严重影响视力。

临床上将凡有上穹隆部和上睑结膜血管模糊充血、乳头增生、滤泡形成,并有以下三项之一者:①角膜血管翳;②上穹隆部和上睑结膜出现瘢痕;③结膜刮片检查检出沙眼包涵体,作为沙眼的诊断标准。

【后遗症和并发症】

沙眼常见的后遗症和并发症有睑内翻及倒睫、睑球粘连、实质性角结膜干燥症、角膜混浊、慢性泪囊炎。

【治疗】

1. 局部用药为主。

2. 手术治疗 沙眼滤泡压榨术和乳头摩擦术可增强疗效,实施前应向患者解释。对并发症可行手术治疗,如睑内翻行睑内翻矫正术,睑球粘连行角膜缘(干细胞)移植、人羊膜移植,角膜混浊行角膜移植术。

【预防】

紫外线和肥皂水对沙眼衣原体无杀灭作用,其耐寒怕热,指导患者和家属做好消毒隔离,通常选择煮沸法和75%乙醇消毒法;养成良好的卫生习惯,分盆分巾,流水洗脸,防止交叉感染;告知沙眼危害,敦促患者及时治疗,坚持用药,预防并发症的发生。

四、免疫性结膜炎

免疫性结膜炎(immunologic conjunctivitis)又称变态反应性结膜炎,是结膜对外界过敏原的一种超敏性免疫反应。

【病因及发病机制】

1. 春季角结膜炎 又名春季卡他性结膜炎,是一种季节性、反复发作的角结膜炎。通常认为和花粉过敏有关,由体液免疫介导的 I 型超敏反应(速发型超敏反应)。常见于青少年,男性多见,无传染性。

2. 泡性角结膜炎 是以角膜、结膜上有泡性结节形成为特征的结膜炎。可能是对多种微生物蛋白质过敏所致,由细胞介导的 IV 型超敏反应(迟发型超敏反应)。多见于儿童、青少年,尤其多发于营养不良和过敏体质者。

【临床表现】

1. 春季角结膜炎 可季节性反复发作,有自愈倾向。患者双眼奇痒难忍;畏光、流泪、异物感;分泌物多呈黏丝状。

根据病变部位不同,临床上分为三型:

(1) 角膜缘型:角膜缘充血、结节,外观呈污红色或黄褐色胶样增生。

(2) 睑结膜型:上睑结膜硬而扁平的肥大乳头,呈铺路石样排列(图3-6)。

(3) 混合型:兼有上述两种病变为混合型。

2. 泡性角结膜炎 患者有异物感、流泪等。角膜受累有明显的角膜刺激征。

根据泡性结节侵犯的部位,临床上分为泡性结膜炎、泡性角膜炎、泡性角结膜炎三类:

(1) 泡性结膜炎:是在球结膜有实性灰红色疱疹,周围充血,数日后疱疹顶端溃烂形成溃疡,1周左右愈合,不留瘢痕。

(2) 泡性角膜炎:疱疹位于角膜,呈灰白色小结节,病变愈合后可留有浅淡的

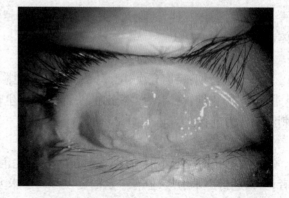

图3-6 春季角结膜炎的睑结膜型示意图

瘢痕,使角膜缘齿状参差不齐。若反复发作,疱疹后有新生血管也随之长入角膜,称束状角膜炎。

(3) 泡性角结膜炎:常见在角膜缘出现1个或多个疱疹病变,沿角膜排列,呈灰白色圆形结节,易形成浅溃疡,愈合后角膜留有瘢痕。

【治疗】

目前尚无根治性治疗办法,以对症治疗为主。同时积极寻找过敏原,并尽可能避免接

触。可口服抗组胺药物:扑尔敏;局部滴用肥大细胞膜稳定剂:2%色甘酸钠滴眼液;症状严重者可短期局部应用糖皮质激素:0.1%地塞米松、0.5%氢化可的松滴眼液等。对顽固复发的病例可试用1%～2%环孢素滴眼剂与抗生素滴眼液联合滴眼。

【预防】

加强体育锻炼增强体质、改善营养和个人卫生、多晒太阳和呼吸新鲜空气;尽可能避免接触花粉、动物皮屑、羽毛、烟尘、强烈阳光等,也可戴有色眼镜保护眼睛;进食清淡、易消化、热量足够的饮食;避免食用鱼、虾、蟹、蛋类、牛奶等高蛋白且易致敏食物;可口服维生素 B_2、鱼肝油、钙剂等;长期用糖皮质激素滴眼液应警惕激素性青光眼的发生。

五、翼状胬肉

翼状胬肉(pterygium)为球结膜及其下组织发生变性、肥厚、增生,并呈三角形向角膜发展,因其形状似虫翼状而得名,是眼科的常见病,常发生于鼻侧的睑裂区,可单眼或双眼发病(图3-7)。

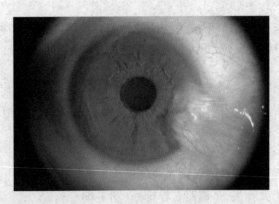

图3-7　翼状胬肉外观

【病因及发病机制】

翼状胬肉的确切病因与发病机制尚未完全弄清。可能与风沙、灰尘、日光等长期过度刺激有关,故长时间从事户外工作的人群本病的发病率较高;也可能与遗传、营养不良、过度劳累等因素有一定的关系。

【临床表现】

一般无自觉症状,偶有轻度异物感、流泪,侵入瞳孔区时可影响视力。睑裂区结膜呈三角形的肥厚、隆起,尖端伸向角膜。可分为头、颈、体三部分。尖端为头部、跨越角膜缘处称为颈部,在球结膜部分称为体部。

根据病变发展的情况,临床上分两类:

(1) 进行期:胬肉充血、肥厚,头部呈灰白色隆起。发展较快。

(2) 静止期:胬肉薄而不充血,头部平坦。生长较慢,可持续多年无进展。可因炎症等刺激而转为进行性。

【治疗】

小而静止时一般不需治疗。进行性胬肉,先消炎治疗抑制胬肉进展。大而侵及瞳孔区者,可以进行手术治疗,但有一定的复发率。手术方式有单纯胬肉切除或胬肉切除联合羊膜移植、角膜缘干细胞移植等,术中术后应用丝裂霉素均可降低复发率。

【预防】

户外活动时戴防风尘及防紫外线眼镜;避免长期风尘、紫外线刺激,积极防治慢性结膜炎。

六、干眼症

干眼症(dry eye syndrome)又称角结膜干燥症。是指任何原因引起的泪液质或量及动力学异常导致的泪膜稳定性下降,并伴有眼部不适,和(或)眼表组织病变为特征的多种疾病的总称。

【病因及发病机制】

临床干眼症可分为两类：

1. 泪液分泌不足型　是由于泪腺疾病或功能不良所致的干眼症。

2. 泪液蒸发过强型　是由于泪液分泌正常而蒸发过强引起的干眼,包括睑板腺功能障碍、眼睑闭合不全、长期配戴角膜接触镜等导致的干眼症。

【临床表现】

1. 干眼症最常见症状是眼异物感、干涩、疲劳,其他症状有烧灼感、眼胀感、眼痛、畏光等。检查球结膜血管扩张失去光泽,睑裂区角膜上皮不同程度点状脱落。角膜荧光染色呈阳性。早期轻度影响视力,病情发展后,可出现丝状角膜炎,晚期出现角膜溃疡、穿孔、甚至继发细菌感染。

2. 如有上述症状,可通过泪液分泌试验、泪膜破裂时间、泪液渗透压的测定等来测定泪液的分泌量和泪膜质量。也可用角膜荧光素染色等检查来发现是否存在眼表面上皮细胞的损害。

【治疗】

干眼症是慢性疾病,多需长期治疗。常用的方法有:

1. 泪液成分的替代治疗　使用人工泪液保持眼表的湿润,缓解干眼症状,是目前的主要治疗措施之一。

2. 延长泪液在眼表的停留时间　如配戴硅胶眼罩、湿房镜或潜水镜;泪小点栓塞或永久性泪小点封闭术;对于那些眼睑位置异常的睑内翻、外翻患者,可以考虑睑缘缝合。

3. 促进泪液分泌　口服溴己新、新斯的明等药物可以促进部分患者泪液的分泌,但疗效尚不肯定。

【预防】

若戴角膜接触镜,应选保障质量的护理液,或选用硬性高透氧角膜接触镜;注意用眼卫生,避免长期接触烟雾、灰尘;避免长期待在空调环境,避免长时间阅读和使用电脑;长期使用人工泪液的患者应选用不含防腐剂的剂型,以避免防腐剂的毒性作用加重眼表和泪膜的损害。

 目标测试

1. 对急性细菌性结膜炎患者进行治疗中错误的是
　　A. 冲洗结膜囊　　　　　　　B. 涂眼药膏　　　　　　　C. 滴眼药水
　　D. 热敷和包眼　　　　　　　E. 口服抗生素

2. 沙眼的病原体是
　　A. 病毒　　　　　　　　　　B. 衣原体　　　　　　　　C. 支原体
　　D. 细菌　　　　　　　　　　E. 真菌

3. 下列哪种眼病无传染性
　　A. 急性细菌性结膜炎　　　　B. 淋菌性结膜炎　　　　　C. 沙眼
　　D. 病毒性结膜炎　　　　　　E. 过敏性结膜炎

4. 结膜充血与睫状充血的鉴别,结膜充血
　　A. 呈暗紫红色　　　　　　　　　　　B. 愈近角膜缘充血愈明显

C. 血管收缩剂不易收缩   D. 血管呈网状、树枝状,轮廓清楚

E. 推动球结膜时,血管不随之移动

5. 结膜乳头

A. 由上皮细胞层增生肥厚形成的   B. 淋巴细胞增生聚集成

C. 是结膜炎症的特异性体征   D. 多见于球结膜

E. 是空泡样结构

6. 下列哪项不是沙眼的后遗症和并发症

A. 睑内翻及倒睫   B. 慢性泪囊炎   C. 干眼症

D. 睑球粘连   E. 斜视

7. 下列哪种眼病容易出现球结膜下出血

A. 急性细菌性结膜炎   B. 淋菌性结膜炎   C. 沙眼

D. 病毒性结膜炎   E. 过敏性结膜炎

8. 患者,女,25岁,双眼奇痒、红肿一天。发病前有使用洗面奶史,无视力下降。眼部检查:眼睑皮肤、结膜高度水肿,睑结膜乳头、滤泡增生,其他眼部检查未见异常。临床诊断最可能的是

A. 急性细菌性结膜炎   B. 淋菌性结膜炎   C. 沙眼

D. 病毒性结膜炎   E. 过敏性结膜炎

(第9~10题共用题干)

病例:患者,女,14岁,学生,因双眼红肿、异物感、脓性分泌物多2天就诊。无眼痛、畏光等不适。班上有数位同学有类似眼病。检查眼部:双眼视力1.2,双眼结膜鲜红色充血,近穹隆部明显,分泌物脓性,呈黄白色。角膜透明,耳前淋巴结无肿大,余眼部检查未见异常。

9. 该患者的诊断,主要考虑

A. 急性细菌性结膜炎   B. 淋菌性结膜炎   C. 沙眼

D. 病毒性结膜炎   E. 虹膜睫状体炎

10. 下列哪些检查有助于诊断及指导治疗

A. 血常规检查   B. 病原学检查及药敏试验

C. 裂隙灯显微镜检查   D. 血液培养及药敏试验

E. 分泌物涂片镜检

(范景敏 王增源)

第三节 角膜病及巩膜病

 学习目标

1. 掌握 细菌性角膜炎、单纯疱疹性角膜炎的病因、临床表现及治疗。
2. 熟悉 真菌性角膜炎的治疗。
3. 了解 真菌性角膜炎及巩膜病的临床表现。
4. 能在带教老师指导下,学会上述疾病的病史采集和规范记录。
5. 学会涉及上述疾病的治疗操作技术。

病例

患者,女,35岁,左眼眼红、痛、流泪伴视力下降2天来诊。2天前搞卫生时不慎有扬沙落在左眼球表面,自觉异物感明显,当时稍作搓眼动作,后即出现眼痛、流泪,伴视物模糊,次日当地医院诊治,诊治不详,疗效不佳。眼部检查:左眼视力0.06,右眼1.5,左眼混合性充血,角膜中央见直径约2mm混浊区,污秽,有黄白色分泌物。前房深度正常,瞳孔圆,对光反应灵敏,余眼内情况窥视不清。右眼检查未发现异常。

请问:1. 该患者诊断可能是什么?

2. 该患者还需做哪些检查?

3. 治疗方案如何?

角膜病是我国的主要致盲眼病之一,在防盲治盲工作中占有重要地位。角膜无血管,修复功能差,神经丰富,疼痛感觉敏锐。

角膜疾病主要有炎症、外伤、先天性异常、变性、营养不良和肿瘤等。其中感染性角膜炎症最多见,感染的病原体多为细菌、真菌、病毒等。角膜炎常见症状包括刺激症状(眼痛、畏光、流泪、眼睑痉挛)和视力下降。典型体征包括睫状充血、角膜溃疡和前房反应(房水混浊或前房积脓)。

在角膜溃疡愈合过程中,会在角膜上遗留厚薄不等的瘢痕。可分为:角膜云翳、角膜斑翳和角膜白斑。瘢痕不在瞳孔区者,视力一般影响不大;在瞳孔区者或者有较大的瘢痕,可伴有新生血管伸入,视力影响严重。溃疡穿孔的病例,可继发性青光眼、角膜葡萄肿等而导致无光感或眼球萎缩。

一、细菌性角膜炎

细菌性角膜炎(bacterial keratitis)是由细菌感染引起的化脓性角膜炎的总称,又称为细菌性角膜溃疡(bacterial corneal ulcer)。

【病因及发病机制】

常见于角膜外伤后或剔除角膜异物后感染。某些局部因素如倒睫、慢性泪囊炎、配戴角膜接触镜等可成此病的诱因。常见的致病菌有葡萄球菌、链球菌和铜绿假单胞菌等。

【临床表现】

一般起病急骤,表现为明显的角膜刺激症状眼痛、畏光、流泪、眼睑痉挛和视力下降,常有较多脓性分泌物。检查可见眼睑肿胀、球结膜水肿、睫状充血或混合充血,角膜近中央处出现灰白或灰黄色浸润灶。若未及时控制病情,浸润灶会迅速扩大,组织坏死脱落形成角膜溃疡。但不同的细菌具体表现也不同。

1. 革兰阳性球菌感染者 常发生于已受损的角膜,表现为圆形或椭圆形病灶,伴有边界明显灰白的基质浸润,呈匐行性进展,伴有前房积脓(图3-8)。

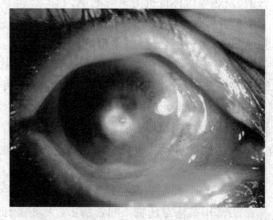

图3-8 革兰阳性菌所致角膜溃疡

2. 革兰阴性细菌感染者 多表现为快速发展的角膜液化性坏死,如铜绿假单胞菌所致的角膜溃疡。结膜囊内大量黄绿色黏稠分泌物,前房积脓严重。如不及时控制,数日内可导致角膜坏死穿孔或全眼球炎。

【治疗】

治疗原则:去除病因,控制感染,促进愈合,减少瘢痕。

1. 病因治疗 局部使用抗生素,控制溃疡的发展,是治疗细菌性角膜炎最有效途径。急性期频繁滴眼。严重者球结膜下注射,以提高角膜和前房的药物浓度。革兰氏阳性球菌常选用头孢唑林钠、妥布霉素等抗生素;革兰氏阴性杆菌常选用头孢他啶、喹诺酮类等。

2. 促进愈合 局部使用胶原酶抑制剂如依地酸钠、半胱胺酸等,抑制溃疡发展。口服维生素C、维生素B有助于溃疡愈合。

3. 散瞳 并发虹膜睫状体炎者应给予1%阿托品滴眼液或眼膏散瞳。

4. 手术 药物治疗无效或可能导致溃疡穿孔,眼内容物脱出者,可考虑治疗性角膜移植。

【预防】

工作中应加强劳动保护,严防眼外伤;有倒睫、慢性泪囊炎者积极就诊,合理配戴角膜接触镜等;角膜溃疡患者加强护理,防止形成角膜穿孔。

二、单纯疱疹病毒性角膜炎

单纯疱疹病毒性角膜炎(herpes simplex keratitis,HSK)是由单纯疱疹病毒(herpes simplex virus,HSV)感染引起的角膜炎。其发病率和致盲率居角膜病首位。

【病因及发病机制】

单纯疱疹病毒分为Ⅰ型和Ⅱ型。角膜感染以Ⅰ型居多。Ⅱ型主要感染生殖器。

人体第一次被单纯疱疹病毒感染常发生于无免疫力的幼儿期称为原发感染,表现为在三叉神经支配的头、面部皮肤和黏膜的疱疹。此后,病毒就在三叉神经节内终生潜伏。当机体抵抗力下降时,潜伏在神经节内的病毒可激活引起复发。故本病的特点为反复发作,最终可失明。

【临床表现】

临床上见到的单纯疱疹病毒性角膜炎几乎多是复发性感染,特点是患者多有上呼吸道感染、发热等机体抵抗力下降的诱因。

患者常见的症状是眼痛、畏光、流泪、异物感及视力下降。检查可见眼睑肿胀、球结膜水肿、睫状充血或混合充血,角膜可见溃疡病灶。根据病灶形态分为三个类型:

1. 树枝状和地图状角膜炎 角膜上皮点状溃疡,继而逐渐融合成树枝状(图3-9),若病情进一步发展,病灶向角膜周边及基质扩展,可形成地图状溃疡。

2. 盘状角膜炎 为角膜基质炎的典型类型。表现为角膜上皮完整,无溃疡,中央区基质层呈盘状水肿、增厚,可伴有少量角膜后沉着物。

3. 坏死性角膜基质炎 表现为角膜有严重的炎症浸润、坏死甚至穿孔。

【治疗】

治疗原则:抑制病毒在角膜里的复制,减轻炎症反应引起的角膜损害。

1. 常用抗病毒药物 阿昔洛韦(无环鸟苷)、更昔洛韦、环孢苷等滴眼液及眼膏。严重者需口服阿昔洛韦或干扰素等抗病毒药物。

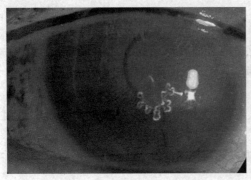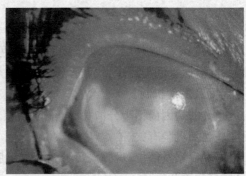

图 3-9 单纯疱疹病毒性角膜炎
左：树枝状溃疡；右：地图状溃疡

2. 糖皮质激素的应用 树枝状和地图状角膜溃疡禁用；盘状角膜炎在抗病毒基础上使用。

3. 其余治疗同细菌性角膜炎。

三、真菌性角膜炎

真菌性角膜炎（fungal keratitis）是由真菌引起的致盲率极高的感染性角膜炎。

【病因及发病机制】

多见于植物性角膜外伤史或长期应用抗生素、糖皮质激素等免疫抵抗力低下者。常见的致病菌有镰刀菌、曲霉菌、白色念珠菌、青霉菌及酵母菌等。

【临床表现】

1. 起病缓慢，畏光、流泪、疼痛等刺激症状较轻，但视力下降明显。检查见角膜浸润灶呈灰白色，致密，表面欠光泽呈"牙膏样"外观，边界清楚。有时在角膜感染灶旁可见"伪足"或"卫星灶"浸润，前房积脓呈灰白色黏稠状（图 3-10）。

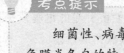

图 3-10 真菌性角膜溃疡

2. 角膜刮片找到菌丝或孢子可以明确诊断，真菌培养可鉴定真菌种类。

【治疗】

1. 局部使用抗真菌药物。包括多烯类：如纳他霉素；咪唑类：咪康唑；嘧啶类：氟胞嘧啶滴眼液及眼膏，也可以结膜下注射或全身用药。

2. 禁用糖皮质激素，其余治疗同细菌性角膜炎。

【预防】

有植物性角膜外伤史者或长期应用广谱抗生素及糖皮质激素者，应注意预防真菌性角膜炎的发生。

> 💡 考点提示
>
> 细菌性、病毒性、真菌性角膜炎各自的特点

四、巩膜炎

巩膜为眼球壁最外层,质地坚韧、呈瓷白色。前表面有球结膜和筋膜覆盖,不与外界直接接触;同时血管和神经少,代谢缓慢,不易发病,一旦发生炎症则病程长,反复发作。

【病因及发病机制】

巩膜炎的病因尚不十分清楚,可能与结核、麻风、类风湿等全身免疫性疾病及邻近组织的炎症蔓延到巩膜有关。

根据炎症累及部位,巩膜炎可分为表层巩膜炎和深层巩膜炎。

【临床表现】

患者有程度不同的眼痛和压痛、流泪,眼球运动可使疼痛加剧,可伴有同侧头痛。

1. 表层巩膜炎　位于角膜缘附近的表层巩膜上,病变处巩膜呈紫红色结节样隆起,质硬,压之疼痛,不能推动。预后较好,但易复发。

2. 深层巩膜炎　是波及深层巩膜的炎症,病变处巩膜呈青蓝色,边界不清。周期性反复发作会导致巩膜变薄甚至穿孔,预后较差。

【治疗】

1. 病因治疗　巩膜炎常为全身免疫性疾病的眼部表现,应尽早发现及时治疗原发病。

2. 药物治疗　局部用皮质类固醇激素:地塞米松滴眼液,或口服非甾体类抗炎药:吲哚美辛片。严重的病例可用免疫抑制剂:环磷酰胺等。合并葡萄膜炎的可用阿托品散瞳。深层巩膜炎禁止结膜下注射。

3. 手术　对坏死、穿孔的巩膜部位可行异体巩膜移植术。

 本节小结

　　本节讲述的细菌性、单纯疱疹病毒性、真菌性角膜炎都有共同的角膜刺激症状,但在体征方面各有各的特点,在治疗方面要多管齐下、综合治疗,慎用或禁用糖皮质激素,不宜在不具备诊疗条件的基层耽搁时间,延误治疗时机,造成不可挽回的视力损害以及严重并发症。

 目标测试

A1 型题

1. 革兰阳性菌引起的角膜溃疡最主要的临床体征是

 A. 树枝状角膜溃疡　　　　　　　　B. 乳白色、表面致密的牙膏样浸润灶

 C. 圆形或椭圆形局灶性化脓灶　　　D. 迅速发展的液化性角膜坏死

 E. 地图状角膜溃疡

2. 角膜知觉减退多见于下面哪种角膜病

 A. 真菌性角膜炎　　　　　　　　　B. 上皮型单纯疱疹病毒性角膜炎

 C. 葡萄球菌性角膜炎　　　　　　　D. 坏死性基质型单纯疱疹病毒性角膜炎

 E. 铜绿假单胞菌型角膜炎

3. 营养性单纯疱疹病毒角膜病变的描述,下列哪项错误

A. 多发生于病毒感染的初期　　　　　　B. 病灶局限于角膜的上皮及其基质浅层

C. 呈圆形或椭圆形　　　　　　　　　　D. 多位于睑裂区

E. 持续性上皮缺损

4. 角膜炎在下列哪个时期容易发生角膜穿孔

A. 角膜浸润期　　　　　　B. 角膜溃疡形成期　　　　　　C. 角膜穿孔期

D. 角膜炎症消退期　　　　E. 愈合期

5. 下列哪种眼部病变禁用皮质激素

A. 细菌性角膜溃疡愈合期　　　　　　　B. 虹膜睫状体炎

C. 过敏性结膜炎　　　　　　　　　　　D. 非溃疡型的角膜基质炎

E. 真菌性角膜炎

6. 下列关于细菌性角膜炎治疗的描述中,错误的是

A. 病原体未明的革兰阳性球菌感染,首选头孢菌素

B. 革兰氏阴性杆菌首选氨基糖苷类

C. 初诊患者未有药敏试验前可给予广谱抗生素

D. 联合使用皮质激素眼药水滴眼,控制炎症反应

E. 多种细菌引起的可联合使用头孢菌素和氨基糖苷类作为初始治疗

7. 患者,男,50 岁,左眼反复红、痛、流泪伴视力下降 5 年。10 天前感冒后出现左眼流泪、红、痛及视力下降,无眼胀及头痛等。眼部检查:右眼视力 1.0;左眼视力 0.2。左眼睫状充血,角膜 6 点处 3mm×2mm 灰白色浑浊区,分泌物少,内眼窥视不清;右眼未见异常。该患者左眼可能患上的疾病是

A. 细菌性角膜炎　　　　　B. 真菌性角膜炎　　　　　　C. 病毒性角膜炎

D. 虹膜睫状体炎　　　　　E. 角膜葡萄肿

(第 8～10 题共用题干)

病例:患者,女,40 岁,右眼被甘蔗叶扫伤后红痛、流泪、眼睑痉挛伴视力下降 5 天。在当地就诊,用了抗生素眼药水滴眼,效果不佳。眼部检查:右眼视力 0.06,左眼视力 1.5,右眼混合性充血,角膜中央区见 3mm×4mm 灰白色病灶区,表面粗糙,呈牙膏样外观,病灶周围卫星样浸润灶。左眼未见异常。

8. 该患者最可能诊断是

A. 细菌性角膜炎　　　　　　　　　　　B. 真菌性角膜炎

C. 病毒性角膜炎　　　　　　　　　　　D. 假单胞铜绿菌性角膜溃疡

E. 角膜软化症

9. 为了进一步确诊,需作何检查

A. 病原学检查　　　　　　B. B 超检查　　　　　　　　C. CT 检查

D. 裂隙灯显微镜检查　　　E. 眼压测量

10. 下列哪种药物禁用于此患者

A. 氯霉素眼药水　　　　　B. 氧氟沙星眼药水　　　　　C. 两性霉素 B 滴眼液

D. 那他霉素滴眼液　　　　E. 地塞米松眼药水

(范景敏　王增源)

第四节 青 光 眼

 学习目标

1. **掌握** 青光眼定义、急性闭角型青光眼的临床表现、诊断及治疗措施。
2. **熟悉** 青光眼的分类及原发性青光眼的发病机制。
3. **了解** 各种继发性青光眼的发病机制。
4. **熟练掌握** 青光眼病史采集与规范记录,并对青光眼患者给予正确的健康指导。
5. 学会周边前房的检查、暗室实验及 24 小时眼压曲线等操作技能。

青光眼是一组以视神经萎缩、视野缺损为共同特征的疾病,病理性高眼压是主要危险的因素。青光眼是导致不可逆盲主要的眼病之一,有遗传倾向。

眼压正常范围是 10~21mmHg,平均值为 15.8mmHg。双眼的眼压差值≤5mmHg,24 小时眼压波动范围≤8mmHg。正常眼压对维持视功能起着重要作用,眼压稳定依靠房水的生成和排出之间的动态平衡,青光眼多数因房水排出阻力增加而引起。

临床上根据房角形态、病因机制、发病年龄对青光眼进行分类。本节课将学习急性闭角型青光眼、原发性开角型青光眼及先天性青光眼。

 病例

患者,女,58 岁,晚饭后,看电视时自觉左眼胀痛。休息 1 小时后胀痛无缓解,且加重,伴有同侧头疼、恶心呕吐及视力下降,前来就诊。眼科检查:视力右眼 0.8,左眼指数/20cm,不能矫正。右眼无明显异常,左眼混合性充血,角膜水肿混浊,瞳孔散大约5mm×6mm,纵椭圆形,对光反射消失。眼压右眼 18mmHg,左眼 60mmHg。

请问:1. 该患者可能的临床诊断是什么?
　　　2. 应如何进行治疗?

一、急性闭角型青光眼

急性闭角型青光眼是一种以眼压急剧升高并伴有相应症状和眼前段组织改变为体征的眼病,俗称"气蒙眼"。多见于 50 岁以上老年女性,男女之比约为 1:2,双眼先后或同时发病,常为远视眼,具有一定遗传倾向。

【病因及发病机制】

1. **解剖因素** 小眼球、小角膜、浅前房、房角窄,晶状体较厚且位置靠前等,这些具有遗传倾向的解剖结构易导致病理性瞳孔阻滞,使房水排出阻力增加,引起眼压升高。随年龄增长,晶状体厚度增加,前房更浅,闭角型青光眼的发病率增高。一旦周边虹膜与小梁网发生接触,房角即告关闭,眼压急剧升高,引起急性发作。

2. **诱因** 情绪波动、精神紧张、长时间阅读、瞳孔散大(暗光及药物性)、气候突变是本病发作的常见诱因。

【临床表现】

急性闭角型青光眼按发病经过及疾病转归可分为六期。

1. 临床前期　有前房浅,房角窄等闭角型青光眼发作的解剖因素,但眼压正常,无自觉症状,在一定诱因下发生急性闭角型青光眼。或一眼已发生急性闭角型青光眼,另一眼虽无症状也称为闭角型青光眼临床前期。

2. 先兆期　在急性发作之前间歇性的小发作。患者在情绪激动、过度疲劳或阅读过久之后,一过性头痛、眼胀、恶心、视矇、虹视,睡眠或休息后自行缓解。此刻检查可有青光眼急性发作的临床表现。

3. 急性发作期

(1)症状:发病急。表现为剧烈的眼球胀痛及同侧头疼,伴恶心呕吐等全身症状。视力急剧下降,常到指数或手动。

(2)体征:眼压急剧升高,多在50mmHg以上,眼睑水肿,结膜混合性充血;角膜上皮水肿,裂隙灯下呈雾状混浊;前房甚浅,前房角闭塞;瞳孔呈竖椭圆形散大,对光反应消失;房水可有混浊,甚至出现絮状渗出物,后期虹膜节段性萎缩;晶体前囊下灰白色斑点状或地图状的混浊,称为青光眼斑。眼底可见动脉搏动。

4. 缓解期　也称间歇期。小发作自行缓解,或急性发作经及时治疗的患者,眼压下降视力恢复,房角重新开放或大部分开放,症状缓解,这种病情缓解是暂时的。

5. 慢性期　急性大发作或反复小发作之后,房角广泛粘连,小梁功能已遭受严重损害,眼压中度升高,瞳孔散大,虹膜节段状萎缩,眼底视神经萎缩,视野缺损。

6. 绝对期　持久性高眼压致视神经萎缩,视功能完全丧失称绝对期青光眼。

【诊断与鉴别诊断】

1. 根据家族史、临床症状多可诊断。

2. 辅助检查　①前房角镜检查可见窄房角或房角关闭。②超生生物显微镜(UBM)观察前房角状态。③临床前期与先兆期的患者可进行暗室试验以便早期确诊。试验前停用各种抗青光眼药物48小时。测量眼压后,被检查者在清醒状态下,丁暗室内静坐1~2小时后,暗光下再测量眼压,静坐前后眼压差值大于8mmHg为阳性。

3. 临床上主要和急性结膜炎、急性虹膜睫状体炎、胃肠道疾病和颅脑疾病相鉴别。

【治疗】

本病的治疗原则是手术治疗。急性发作期先用药物降低眼压后尽早手术治疗,挽救视力、保存视功能。

(一)药物治疗

1. 缩瞳药　缩小瞳孔、开放房角,增加房水排出。常用1%毛果芸香碱滴眼液,对急性发作的患者,每隔15分钟1次,连续1~2小时,至瞳孔接近正常时,改为3次/日。或4%毛果芸香碱凝胶,每晚1次滴眼。该药有头痛、暂时性近视眼及胃肠道反应等副作用,每次点眼滴后因压迫泪囊区3~5分钟。毛果芸香碱缓释膜或毛果芸香碱凝胶作用时间长,不需频繁滴药,副作用也相对小。

2. β-肾上腺素能受体阻滞剂　减少房水生成。常用0.25%噻吗洛尔和0.25%~0.5%倍他洛尔等滴眼液滴眼,2次/日。β-受体阻滞剂通过抑制房水生成降低眼压,不影响瞳孔大小和调节功能,但其降压幅度有限,长期应用后期降压效果减弱。此类药物有减慢心率的副作用,有房室传导阻、窦房结病变、支气管哮喘者忌用。

3. 碳酸酐酶抑制剂 抑制房水生成,使眼压下降。代表药为乙酰唑胺,250mmg 口服, 2 次/日。该药久服可引起口周及四肢麻木、低血钾、尿路结石、血尿等副作用,故不宜长期服用,服药期间患者多饮水,服等量的碳酸氢钠以减少副作用。

4. 高渗脱水剂 这类药物可在短期内提高血浆渗透压,使眼组织,特别是玻璃体中的水分进入血液,从而减少眼内容量,迅速降低眼压。常用①20% 甘露醇注射液,按 1~1.5g/kg 体重,快速静脉注射。对中老体弱和心血管疾病者,注意呼吸和脉搏的变化。②50% 甘油,口服,2~3ml/kg 体重,应使温度适宜,减少恶心呕吐及上腹不适等感觉,因参与体内糖代谢,糖尿病患者慎用。

5. 辅助治疗 全身症状严重者,可给予镇静、止疼、止吐药。患眼局部应用糖皮质激素减轻眼部充血和虹膜睫状体炎症反应。

（二）手术治疗

应尽早手术。临床前期和先兆期一般做周边虹膜切除术或做 YAG 激光虹膜周边灼孔术,预防青光眼的急性发作。如果小梁功能受到破坏,房角粘连大于 1/2 周者,行眼外引流术(滤过性手术),如小梁切除手术。对绝对期青光眼可进行睫状体冷冻,透热以减少房水生成,降低眼压。

【预防】

向患者及家属宣教本病的病因及防治知识,如告知患者应保持平和的心态,不过度用眼,近距离工作不要时间过长,不宜配戴有色眼镜,以防眼压升高;积极宣传青光眼防治的意义,社区内指导可疑人群(如 40 岁以上有青光眼家族史者)学会自我监测,如出现眼胀、头痛、应立即就诊。有闭角型青光眼及家族史者,应警惕青光眼发生,以减少青光眼盲。

病例

患者,男,38 岁,干部。因双眼视疲劳 1 年而就诊。患者双眼近视-6.00D. 眼部检查视力:双眼矫正视力均 0.8. 眼压:右眼 28mmHg,左眼 32mmHg。外眼检查正常。角膜透明,前房深浅正常。眼底 C/D 约 0.7。视野检查见双眼视野环形缺损。

请问:1. 患者可能的诊断是什么?

2. 如何对患者进行健康教育?

二、原发性开角型青光眼

原发性开角青光眼是高眼压状态时前房角处于开放状态的一种青光眼。

【病因与发病机制】

病因迄今尚未完全明了。一般认为眼压升高的主要原因是由于小梁网,Schlemm 管病变,导致房水排出系统阻力增加。

【临床表现】

1. 症状 发病隐匿,少数患者高眼压时,有眼胀、雾视,多无明显自觉症状。随着眼压逐渐升高,晚期视功能损害严重,可有行动不便及夜盲。

2. 体征

(1) 眼压:早期眼压不稳定,昼夜波动范围大。测量 24 小时眼压曲线有助于诊断。晚期眼压持续性升高。

（2）眼底：主要表现为：①视乳头凹陷进行性扩大加深，杯/盘（C/D，即视杯直径与视盘直径比值）垂直比值增大（图3-11）。②视盘上下方盘沿变窄或形成切迹。③双眼 C/D 差值≥0.2。④视盘上浅表出血，视网膜神经纤维层变薄、缺损，视盘色淡或苍白色。

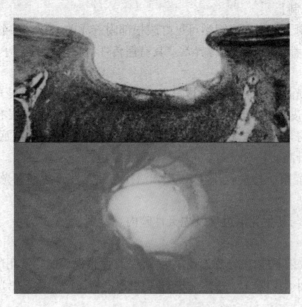

图 3-11 青光眼性视神经凹陷
上：组织病理学切片；下：眼底照相

（3）视野：视野缺损呈旁中心暗点、鼻侧阶梯状暗点、弓形暗点、环形暗点及晚期管状视野（图3-12）。

（4）其他：获得色觉障碍、对比敏感度降低等。

【治疗】

原发性开角型青光眼的治疗原则是控制眼压，保护视功能。主要的治疗方法包括药物治疗、激光治疗和手术治疗。①药物治疗的原则一般是从低剂量的药物局部治疗开始，如不能控制眼压，再增加药物浓度或联合用药。②激光治疗多采用氩激光小梁成形术。③小梁切除术是原发性开角型青光眼最常用的手术方式。

【预防】

告知患者早期诊断、早期治疗，及时复查和遵医嘱坚持治疗，保护视功能。其他见急性闭角型青光眼。

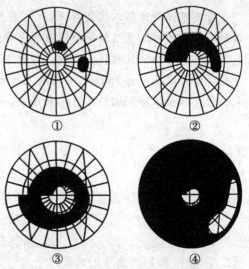

图 3-12 青光眼视野缺损示意图
①旁中心暗点；②弓形暗点；③环形暗点；④管状视野及颞侧视岛

三、先天性青光眼

先天性青光眼是由于胎儿发育过程中,前房角发育异常引起。我国将先天性青光眼分为婴幼儿型青光眼和青少年型青光眼。婴幼儿型青光眼是常见的一种。

【病因与发病机制】

目前病因尚不明了。病理组织学可见虹膜根部附着靠前,致小梁网通透性下降,有些病例 Schlemm 管闭塞,都提示房角发育异常。具有遗传性。双眼多见。好发于男性。

【临床表现】

1. 婴幼儿型青光眼 ①常在3岁以前发病。②患儿有较严重的畏光、流泪及眼睑痉挛。③角膜增大,角膜上皮水肿呈雾状混浊,直径一般超过12mm,后弹力层有条纹状混浊。④眼球扩大,前房加深,房角隐窝缺失,周边虹膜色素上皮掩蔽房角。⑤眼底视乳头萎缩和视杯凹陷扩大。⑥眼压升高。

2. 青少年型青光眼 其发病、临床表现和治疗与原发性开角型青光眼类似。

【鉴别诊断】

因畏光、流泪应与新生儿泪道病及先天性睑内翻鉴别。

【治疗】

药物治疗长期效果不佳,一旦确诊及早手术治疗,挽救视功能。常用的手术方式有小梁切开术、房角切开术及小梁切除术。手术后进行视功能恢复治疗,如矫正屈光不正、治疗弱视等。

【预防】

告知家长婴幼儿有畏光、流泪应尽早就诊;眼球明显增大患儿,注意防护,避免外伤;提倡优生优育,避免近亲结婚。

 本节小结

青光眼是全球第二位致盲性眼病,而且是不可逆的盲目。青光眼学习重点是早期诊断与早期治疗。急性闭角型青光眼是在浅前房、房角窄的基础上由一定外因诱发的。急性发作期有特征性的临床表现。治疗方法是药物控制眼压后尽早手术治疗。原发性开角型青光眼多无自觉症状,对可疑患者要重点监测眼压、视野、眼底以早期诊断。先天性青光眼系眼球胚胎期发育不良造成,要早期手术治疗。

目标测试

1. 急性角型青光眼的解剖特征错误的是
   A. 眼轴过短　　　　　B. 眼轴过长　　　　　C. 前房浅
   D. 房角窄　　　　　　E. 角膜直径小

2. 引起手、脚麻木的降压药是
   A. 0.25%眼药水　　　　　　　B. 1%毛果芸香碱眼药水
   C. 20%甘露醇溶液　　　　　　D. 乙酰唑胺(醋氮酰胺)
   E. 以上都是

3. 原发性开角型青光眼的早期诊断最有意义的是

A. 眼压测量   B. 自觉症状   C. 前房角检查

D. 暗室实验   E. 24 小时眼压曲线

4. 对青光眼患者健康教育正确的是

    A. 适宜配戴有色眼镜

    B. 眼压升高和情绪无关

    C. 手术以后不需要再测量眼压

    D. 长时间的近距离工作和眼压无关

    E. 保持和平的心态、清淡的饮食、劳逸结合

5. 关于先天性婴幼儿型青光眼的描述正确的是

    A. 与房角的发育无关   B. 确诊后主要药物治疗

    C. 确诊后早期手术治疗   D. 眼压升高,眼球外观正常

    E. 一般角膜直径小于 10mm

6. 女,53 岁,前房较浅,因散瞳检查眼底,数小时后出现双眼雾视、虹视、头痛欲呕吐。该病最可能的诊断是

    A. 角膜炎   B. 急性结膜炎   C. 闭角型青光眼急性发作

    D. 高血压发作   E. 急性胃肠炎

7. 对于闭角型青光眼急性发作的患者,治疗措施正确的是

    A. 广谱抗生素眼药水滴眼   B. 1%阿托品眼药点眼

    C. 1%毛果芸香碱滴眼液滴眼   D. 立即手术

    E. 手术有风险,禁止手术

8. 急性闭角型青光眼急性发作期的体征没有的是

    A. 混合型充血   B. 角膜雾状混浊   C. 瞳孔散大

    D. 瞳孔缩小   E. 眼压升高

9. 适合于急性闭角型青光眼的激发试验是

    A. 眼压测量   B. 24 小时眼压曲线   C. 视野检查

    D. 暗室实验   E. 眼底检查

10. 引起婴幼儿流泪的眼病**不是**

    A. 先天性白内障   B. 先天性青光眼   C. 先天性睑内翻

    D. 急性结膜炎   E. 先天性泪囊炎

(高 翔)

第五节 白内障和玻璃体混浊

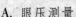 学习目标

1. 掌握 年龄相关性白内障的分类、临床表现、与治疗。

2. 熟悉 先天性白内障与玻璃体混浊的病因与治疗。

3. 了解 白内障和玻璃体混浊的发病机制。

4. 熟练掌握上述疾病的病史采集与检查方法并正确记录。

5. 用所学知识指导对社区人群防治白内障。

晶状体是眼的屈光间质之一,双凸、透明、无血管、无神经。营养主要来源于房水和玻璃体。其功能是参与眼的调节,使眼睛可以看清不同距离的物体。晶状体病最常见的是晶状体混浊和脱位。晶状体混浊影响视力者称为白内障。白内障是全球和我国的主要致盲原因之一。白内障一般分为年龄相关性白内障、先天性白内障、外伤性白内障、代谢性白内障、并发性白内障及药物中毒性白内障等。临床上以年龄相关性白内障最常见。

一、年龄相关性白内障

年龄相关性白内障(age-related cataract),又称老年性白内障(senile cataract),见于50岁以上的老年人,发病率随年龄的增加而明显增长。双眼先后发病。

【病因与发病机制】

白内障的原因与发病机制极复杂,是多种因素综合作用的结果。年龄、职业、紫外线照射、糖尿病、心血管疾病、遗传因素及烟酒均与白内障发生有关。

【临床表现】

白内障患者视力呈无痛性下降。部分患者单眼复视或多视。

根据晶状体发病初期混浊部位不同(图3-13),老年性白内障可分为皮质性、核性及后囊膜下性3类。

1. 皮质性白内障 是老年性白内障中最常见的一种,根据病程分为四期。

(1) 初发期:早期不影响视力,病程发展慢。裂隙灯显微镜下可见皮质有空泡与水隙形成,以后晶状体周边部皮质呈楔状混浊,呈羽毛状,尖端指向中心(图3-14)。

(2) 膨胀期:又称未熟期。患眼视力明显减退。晶状体呈不均匀的灰白色混浊。晶状体因渗透压的改变导致皮质吸收水分而膨胀,体积增大,前房变浅,此期可诱发闭角性青光眼发作。用斜照法检查时,投照侧的虹膜在深层的混浊皮质上形成新月形阴影,称虹膜投影(图3-15),为此期的特征。

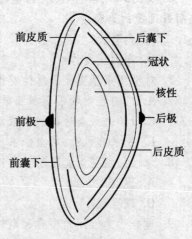

图3-13 晶状体混浊部位示意图

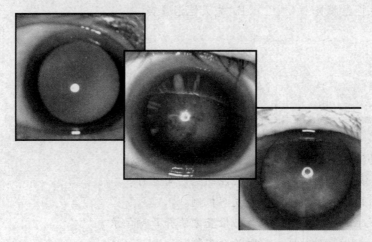

图3-14 初发期白内障

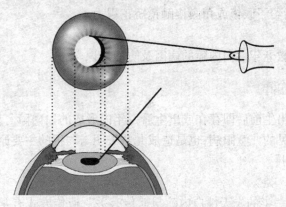

图 3-15　膨胀期白内障虹膜投影示意图

（3）成熟期:视力仅剩光感或手动。晶状体全部混浊,瞳孔区呈乳白色,皮质水肿减退,前房深度恢复正常。

（4）过熟期:成熟期持续时间过长,晶体缩小,囊膜皱缩,晶体状皮质溶解,核可随体位变化而移动,直立时,核下沉离开了瞳孔区,因而视力提高。此期液化的皮质漏到囊外时,则会出现过敏性葡萄膜炎、晶状体溶解性青光眼(图3-16)。

2. 核性白内障　此型发病早,进展慢。混浊始于胚胎核,逐渐发展到成人核至完全混浊。早期核呈黄褐色,对视力影响不大,但在强光下因瞳孔缩小而使视力减退。当核变为深棕色、棕黑色或皮质也混浊时,视力明显降低(图3-17)。

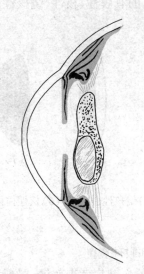

图3-16　过熟期白内障示意图

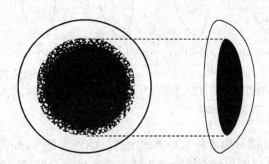

图3-17　核性白内障示意图

3. 后囊膜下性白内障　晶状体后囊膜下的皮质浅层出现混浊,呈金黄色或白色颗粒并夹杂着小空泡。其进展虽缓慢。但因混浊位于视轴区,早期即可发生视力障碍,此类白内障可以和皮质性、核性白内障同时存在。

【治疗】

目前尚无治疗白内障的特效药物。当视力下降影响到正常工作和学习时,即可手术治疗。常用的手术方法有白内障囊外摘除术联合人工晶状体植入术。在某些情况下也可行白内障囊外摘除术、术后给予眼镜或角膜接触镜矫正视力。

【预防】

向患者及家属宣教老年性白内障的病因及防治知识。

二、先天性白内障

先天性白内障为出生前后即存在或出生后一年内形成的白内障。多因先天性遗传或者发育障碍导致。是常见的儿童眼病,也是造成儿童失明与弱视的主要原因,多为双眼。

【病因与发病机制】

病因主要有以下3类。

1. 遗传因素 约一半的先天性白内障与遗传有关。遗传方式有常染色体显性遗传、常染色体隐性遗传及X连锁隐性遗传。其中常染色体显性遗传最常见。

2. 环境因素 母体怀孕前三个月,胎儿晶状体囊膜未完成发育,不能抵抗病毒侵犯。此期如果母体感染病毒(风疹、水痘、疱疹病毒及流感病毒等)、营养失调、代谢紊乱(糖尿病、甲亢和缺钙等)、全身应用某些药物(如糖皮质激素、大量四环素等)和中毒,导致晶状体的发育不良。新生儿早产、缺氧、高浓度吸氧也可引起先天性白内障。

3. 原因不明 许多散发病例没有明显的遗传因素及环境因素。

【临床表现】

1. 视力障碍或正常,与晶状体混浊的部位和程度有关。单眼或双眼发生。多数为静止性,少数出生后继续发展。

2. 根据晶状体混浊发生部位、形态和程度进行分类。常见的有膜性、核性、绕核性、前、后、极性、点状、花冠状白内障等(图3-18)。

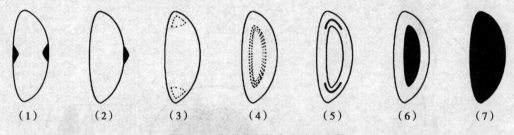

图3-18 各种先天性白内障示意图

(1)极性白内障;(2)锤形白内障;(3)冠状白内障;(4)点状白内障;(5)绕核性白内障;(6)核性白内障;(7)全白内障

3. 部分患者伴有眼部或全身其他先天异常,如斜视、弱视和眼球震颤。

针对不同情况选择相应的实验室检查。如糖尿病、新生儿低血糖症者查血糖、尿糖和酮体检查。对遗传性患者进行致病基因的筛查等。

【治疗】

先天性白内障治疗的目标是恢复视力,减少失明与弱视的发生。对视力无影响或影响不大的静止性患者,一般不需要治疗,应随访观察。对于全白内障及其他明显影响视力者,应尽早给予手术治疗。在3~6个月手术为宜,最迟不超过2岁,以免发生视觉剥夺性弱视。风疹病毒白内障不宜过早手术,以免激活潜伏在晶状体内的病毒。手术后无晶状体眼应进行屈光矫正和视力训练,防治弱视。

【预防】

宣传优生优育,预防先天性疾病的发生;重视孕期卫生保健护理,宣传先天性白内障的病因及防护知识,避免先天性白内障的发生;术后注意弱视训练,要定期随访。

三、玻璃体混浊

玻璃体是凝胶状透明的眼内组织,是眼的屈光间质之一。玻璃体的基本病理学改变有玻璃体液化、玻璃体凝缩、玻璃体后脱离与玻璃体混浊。玻璃体混浊不是一种独立的眼病,而是许多眼病的共同表现。

【病因与发病机制】

1. 玻璃体液化、变性混浊,常见于高度近视和老年人。

2. 葡萄膜炎、视网膜炎症时,眼内炎性渗出物,进入玻璃体成为混浊物。

3. 外伤或视网膜、脉络膜出血积存于玻璃体。

4. 眼内异物、寄生虫、转移性肿瘤细胞也可形成玻璃体混浊。

【临床表现】

1. 症状 自觉眼前有大小不等、形状不一的黑影飘动称飞蚊症。呈细点状、丝状或网状。若视力不受影响,眼底检查无明显异常称为生理性飞蚊症。根据原发病的不同,混浊的大小,性质的不同,可有不同程度的视力障碍。玻璃体积血多时,可仅剩光感。

2. 眼底检查 用检眼镜彻照法可见瞳孔区橘红色背景中,出现形状各异、大小不一的黑影飘动,严重者眼底不清。眼 B 超检查,可发现玻璃体混浊与牵引。

【治疗】

对病因进行治疗。

1. 积极寻找病因并治疗原发病。

2. 出血或炎症明显时及早进行玻璃体切割术。

【预防】

宣教玻璃体混浊的病因及防治知识。指导患者术后用药,定期复查,若有不适,及时就医。

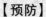 本节小结

晶状体与玻璃体是眼屈光间质的组成部分,透明无血管,常见的病变是混浊。晶状体混浊导致视力下降称为白内障。白内障最常见的是年龄相关性白内障,可分为皮质性、核性、后囊膜下性 3 类。皮质性白内障按病程分为四期,各期有不同的临床特点。学习先天性白内障的发病原因,对社区做好卫生宣教工作。目前对白内障没有有效的药物,手术是首选的治疗方式。

玻璃体病变主要是玻璃体混浊,多见于玻璃体液化、玻璃体变性、玻璃体积血和视网膜脉络膜炎性病变等,主要症状是飞蚊症。生理性飞蚊症不需要治疗。混浊明显时治疗针对病因治疗,必要时行玻璃体切割术。

目标测试

1. 白内障患者主要症状错误的是
   A. 眼胀疼　　　　　　　 B. 视力逐渐下降　　　　 C. 部分患者可暂时性近视
   D. 单眼复视或多视　　　 E. 头痛

2. 可引起闭角型青光眼急性发作是老年白内障哪一期
   A. 初发期　　　　　　　 B. 膨胀期　　　　　　　 C. 成熟期
   D. 过熟期　　　　　　　 E. 都可以

3. 目前影响生活的白内障首选的治疗方法是
   A. 药物治疗　　　　　　　　　　 B. 保健治疗
   C. 白内障摘除　　　　　　　　　 D. 白内障囊外摘除
   E. 白内障囊外摘除+人工晶状体植入

4. 先天性白内障错误的是
   A. 部分患者和遗传有关　　　　　 B. 孕期母体感染病毒有关
   C. 新生儿吸入高浓度氧气有关　　 D. 要尽早手术
   E. 以上都对

5. 飞蚊症的主要原因是
   A. 青光眼　　　　　　　 B. 白内障　　　　　　　 C. 玻璃体混浊
   D. 角膜炎　　　　　　　 E. 结膜炎

（高　翔）

第六节　葡萄膜病与视网膜病

 学习目标

1. 掌握　急性前葡萄膜炎和视网膜病的临床表现和治疗措施。
2. 熟悉　葡萄膜炎与视网膜血管病的病因、分类及发病机制。
3. 了解　黄斑变性、中心性浆液性视网膜脉络膜病变的诊断及治疗要点。
4. 熟练掌握　能够用所学知识，对社区人群进行眼底病预防与急救的宣教。
5. 在老师带教下初步学会眼底检查、疾病的病史采集与记录方法。

一、葡萄膜病

　　葡萄膜是眼球壁的中层组织，富含色素和血管，而且血流缓慢，这些特点容易使葡萄膜受到自身免疫、感染、代谢，血液、肿瘤等因素的影响。葡萄膜疾病中最常见的是葡萄膜炎。

（一）急性虹膜睫状体炎（前葡萄膜炎）

【病因与发病机制】

病因复杂，主要分为两类。

1. 感染性虹膜睫状体炎　是细菌、真菌、病毒等直接或由身体其他部位经血行播散进入眼内,感染虹膜睫状体所致。

2. 非感染性虹膜睫状体炎 自身免疫异常是最常见的原因,如对自身视网膜S抗原、色素等产生免疫反应;风湿性关节炎伴发葡萄膜炎;其他见于眼外伤、手术及理化刺激等引起的虹膜睫状体炎症反应。

【临床表现】

1. 症状 眼痛、畏光、流泪、不同程度的视力下降。

2. 体征

(1) 睫状充血或混合充血。睫状体部位压痛。

(2) 角膜后沉着物(KP)主要是炎性细胞或色素颗粒在角膜后表面沉积所致。

(3) 房水混浊,裂隙灯显微镜下前房内光束增强,呈灰白色半透明带,称为前房闪辉。是由于血-房水屏障功能破坏,蛋白质、炎症细胞进入房水造成的。炎症细胞是炎症活动期的体征,大量的炎症细胞沉积可形成前房积脓。

(4) 虹膜水肿,纹理不清。因炎症渗出使虹膜与晶状体粘连称虹膜后粘连,与角膜后表面粘连称虹膜前粘连。虹膜因炎症可出现结节。

(5) 瞳孔改变:①瞳孔缩小,对光反射迟缓或消失。②如果虹膜部分后粘连,散瞳后可出现不规则瞳孔形状,如梅花状、梨状等。③虹膜全周与晶状体粘连形成瞳孔闭锁。④如瞳孔区被纤维膜覆盖称瞳孔膜闭。瞳孔闭锁与膜闭均可继发青光眼。

3. 辅助检查 了解患者的血常规、血沉、HLA-B27抗原分型等实验室检查,如怀疑病原体感染,应进行相应病原学检查。

【治疗】

1. 散瞳 为最主要的治疗措施。可解除瞳孔痉挛,防止瞳孔后粘连,减轻疼痛,减少并发症。常用的散瞳药1%阿托品眼药水或眼膏2~3次/日,患者滴阿托品后应压迫泪囊3~5分钟,防止药物经鼻腔黏膜吸收致全身中毒。告知患者如果出现口干、面色潮红等症状,是药物的反应,应多饮水。

2. 糖皮质激素 具有消炎、抗免疫作用。常用0.2%醋酸氢化可的松、0.1%地塞米松眼药水点眼,早期每1~2小时一次,炎症减退后要逐渐减少点眼次数。病情严重者可全身用药,注意糖皮质激素副作用,如胃出血、激素性青光眼等。

3. 非甾体消炎药 抑制炎症介质的形成,常用有双氯酚酸钠眼药水,滴眼3~6次/日。

4. 其他 ①如有感染应依据病原体合理选择抗生素。②积极治疗全身疾病。③热敷可促进炎症吸收,减轻炎症反应。④积极治疗青光眼、白内障等并发症。

【预防】

向患者及家属宣教急性虹膜睫状体炎的病因及防治知识。本病易反复发作,告知患者戒烟酒,锻炼身体,提高机体的抗病能力。散瞳期间外出配戴有色眼镜可避免强光刺激。

(二) 脉络膜炎(后葡萄膜炎)

脉络膜炎是指各种病因引起的脉络膜、玻璃体及视网膜组织炎性病变。

【临床表现】

1. 自觉症状 主要取决于炎症的类型与严重程度。可有眼前黑影或暗点、闪光、视力下降和视物变形。

2. 体征 视炎症的部位和程度而定:①玻璃体炎性细胞和混浊。②脉络膜炎性病灶、视网膜坏死病灶,晚期瘢痕形成。③视网膜血管炎,血管闭塞、出血及血管鞘。④视网膜水肿、渗出性脱离及新生血管等。

【辅助检查】

荧光素眼底血管造影(FFA)、吲哚青绿血管造影(ICGA)、眼部 B 超、光学相干断层扫描(OCT)等对脉络膜炎诊断均有帮助。

【治疗】

1. 对因治疗　如抗感染治疗,糖皮质激素治疗。

2. 免疫抑制剂(如环磷酰胺、环孢素、苯丁酸氮芥等),适用于顽固性后葡萄膜炎。用药期间注意药物副作用,定期进行肝功能、肾功能、血常规等检查。

二、视网膜疾病

视网膜为眼球壁最内层,其前界为锯齿缘,后界止于视盘。视网膜由神经感觉层与色素上皮层组成。视网膜结构精细,功能复杂,极易受到内外致病因素的影响发生病变,导致视功能障碍。此外视网膜易患血管疾病,如视网膜动脉、静脉阻塞、高血压性视网膜病变、糖尿病性视网膜病变。

(一) 视网膜中央动脉阻塞

视网膜中央动脉阻塞是严重损害视力眼科急症之一。

【病因与发病机制】

视网膜中央动脉阻塞是多因素造成。①血管内各种栓子(血栓、胆固醇栓子、心脏黏液瘤脱落物、血小板纤维蛋白栓子、肿瘤栓子等)栓塞。②视网膜中央动脉痉挛。③动脉粥样硬化。④视网膜中央动脉受压,如青光眼、球后肿瘤等。动脉阻塞造成视网膜急性缺血。高血压、糖尿病、动脉硬化、心内膜炎是本病的诱发因素。

【临床表现】

1. 症状　视力突然无痛性急剧下降至手动或光感,部分患者有阵发性黑蒙的先兆症状。

2. 体征　①瞳孔散大,直接对光反射消失,间接对反射存在。②眼底检查:视乳头水肿、边界模糊;视网膜动脉狭窄或闭塞;视网膜血管变细,小分支血管反光变窄甚至消失,视网膜水肿,黄斑区呈樱桃红斑(图 3-19),如有睫状视网膜动脉供应,该区视网膜呈舌形状橘红色区(图 3-20)。数周后视乳头苍白,视网膜萎缩,血管变细。眼底荧光素血管造影早期显

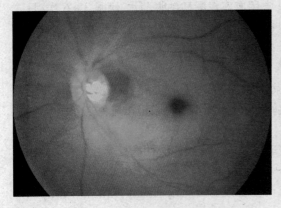

图 3-19　视网膜中央动脉阻塞

左眼 CRAO,视网膜弥漫性混浊水肿,后极部尤为明显,中心凹呈樱桃红斑

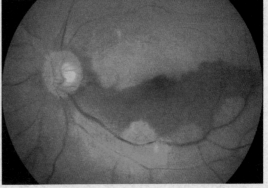

图 3-20　视网膜中央动脉阻塞

左眼 CRAO,患眼有一支睫状视网膜动脉供养黄斑下半长条形视网膜,CRAO 时该区不受累,供血区视网膜呈一舌形橘红色区

示视网膜循环时间延长,动脉无灌注。

【治疗】

治疗应争分夺秒,积极抢救。方法有扩张血管、吸氧、降低血压以改善视网膜循环和保护视功能。同时积极治疗原发病,预防另一眼发病。

1. 扩张血管剂 立即使用作用较快的药物,如亚硝酸异戊酯 0.2ml 吸入或硝酸甘油 0.5mg 舌下含化;妥拉苏林 25mg,口服、肌内注射或球后注射。

2. 吸氧 给患者吸入 95% 氧及 5% 二氧化碳混合气体。

3. 降低眼压 促使视网膜动脉扩张,改善血供。①协助或指导患者按摩眼球:患者轻闭双眼,手指压迫患者眼数秒,即松开数秒再压迫,如此重复,一般按摩 10~15 分钟。②进行前房穿刺或使用降眼压药物。

【预防】

宣教本病发病与全身疾病关系,教育其应积极治疗高血压、糖尿病等危害身体健康的慢性疾病。教育患者学会自救的方法。

(二)视网膜中央静脉阻塞

视网膜静脉阻塞是常见的可致盲视网膜血管病。按阻塞发生部位可分为视网膜中央静脉阻塞和分支静脉阻塞两种类型。多为单眼发病。

【病因与发病机制】

主要原因是视网膜静脉受压,血栓形成。如筛板处神经纤维拥挤挤压,视网膜动脉粥样硬化对静脉压迫。血栓形成的因素有视网膜血管炎症、血液黏稠度高、血小板数量增多,凝聚性增高、心脏功能代偿功能不全、颈动脉狭窄使血流缓慢等。

【临床表现】

1. 症状 患者表现为不同程度的视力减退。

2. 眼底检查:视乳头充血肿胀、边界模糊;视网膜静脉怒张,迂曲;视网膜水肿,沿视网膜静脉血管分布大小不等的火焰状出血,其间有灰白色渗出斑;黄斑区水肿,后期形成囊样水肿(图 3-21)。根据临床表现和预后可分为缺血和非缺血性两型。缺血型病变视力下降明显,眼底荧光造影显示视网膜毛细血管大面积无灌注区,易发生虹膜新生血管和新生血管性青光眼,视力预后不良。非缺血型症状轻,预后较好。

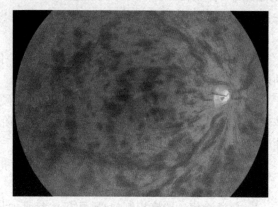

图 3-21 视网膜中央静脉阻塞

右眼视网膜中央静脉阻塞(CRAO),4 个象限均可见火焰状视网膜内出血,沿迂曲扩张的视网膜静脉分布;视盘和视网膜水肿,黄斑区尤为明显

【治疗】

1. 应积极治疗原发病:治疗高血压、糖尿病、降低血液黏稠度等以防止血栓形成,有血管炎可使用糖皮质激素治疗。

2. 黄斑水肿可采用玻璃体腔内注射抗血管内皮生长因子(VEGF)药物。

3. 对视网膜存在大面积无灌注区、新生血管以及新生血管性青光眼应行全视网膜光凝,以保存视力和预防并发症。

4. 有玻璃体积血和视网膜脱离时,可行玻璃体切割术和眼内光凝。

【预防】

嘱患者定期复查,以便早期发现视网膜缺血或新生血管;向患者解释本病的特点、目前的治疗方向及药物疗效的不确定性,以防止不正确的治疗,延误病情;积极治疗高血压、糖尿病,宜低脂肪、低胆固醇饮食。

（三）糖尿病性视网膜病变

 病例

患者,男,48岁,干部。左眼突然视物不见3个小时。上午弯腰捡一物品,起身后突然觉得左眼前发黑,逐渐加重。眼科检查:视力右眼1.0,左眼手动/眼前。右眼视网膜上可见散在微血管瘤。左眼玻璃体出血,眼底不清。

请问:1. 患者需要哪些检查?

2. 可能是什么病?

3. 如何治疗?

糖尿病是严重影响人们健康和生命的常见病。糖尿病性视网膜病变(DROP)最常见的是视网膜血管病,是50岁以上人群中主要的致盲眼病之一。

【病因与发病机制】

高血糖使视网膜的微血管内皮细胞受损,渗漏、扩张形成微动脉瘤,血管闭塞,致毛细血管无灌注区形成,进而导致视网膜缺血缺氧。广泛的缺血,刺激视网膜、视盘新生血管大量生长,导致视网膜出血和玻璃体积血,形成视网膜病变。

【临床表现】

1. 症状 早期无眼部自觉症状。晚期可有不同程度视力下降,视物变形,眼前黑影飘动及视野缺损等症状,最终可失明。

2. 眼底检查 可见微血管瘤、视网膜出血、硬性渗出、棉绒斑、新生血管,严重者可出现玻璃体积血和牵拉性视网膜脱离。按病变发展阶段和严重程度,临床分为非增殖性和增殖性(出现新生血管)视网膜病变(图3-22)。

眼底荧素光血管造影对本病变的诊断、治疗指导及预后判断有重大意义。

【治疗】

1. 全身治疗 严格控制血糖,积极治疗高血压、高血脂,预防并发症的发生。

2. 局部治疗 根据病情采取相应治疗,如有黄斑水肿、新生血管可玻璃体腔内注射抗血管内皮生长因子(VEGF),药物治疗后进行视网膜光凝术。对已发生玻璃体积血长时间不吸收、牵拉性视网膜脱离,特别是黄斑受累时,应行玻璃体切除术,术中同时行全视网膜光凝。

【预防】

宣教与本病有关的病因和防治知识。对糖尿病患者定期检查眼底,及早发现病变,及时治疗。

（四）中心性浆液性脉络膜视网膜病变

中心性浆液性脉络膜病变是以黄斑部视网膜神经上皮浆液性脱离为特征的常见眼底病

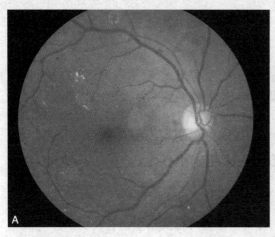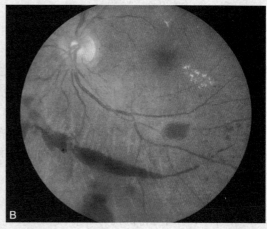

图 3-22 糖尿病视网膜病变

A. 右眼非增生性糖尿病视网膜病变,后极部视网膜散在微动脉瘤、小出血点和黄白色硬性渗出;B. 左眼增生性糖尿病视网膜病变,视网膜散在出血和黄斑区硬性渗出,下血管弓下方

变。好发于 20 ~ 45 岁健康男性,单眼或双眼发病,有自限性,预后较好,可复发。

【病因与发病机制】

具体原因不明。目前认为是脉络膜毛细血管通透性增加引起视网膜色素上皮屏障功能破坏,导致色素上皮渗漏,液体积聚于视网膜神经上皮与色素上皮之间,形成后极部视网膜盘状脱离。本病诱发因素有情绪波动、精神紧张、大剂量应用糖皮质激素等。

【临床表现】

1. 症状 患眼视力中、低度下降,视物变暗变形,伴有中央相对暗区。

2. 体征 眼底检查黄斑区可见 1 ~ 3PD 大小、圆形或椭圆形扁平盘状浆液性脱离区,沿脱离缘可见弧形光晕,中心凹反射消失。病变后期,盘状脱离区视网膜下可有细小黄白点状渗出。

3. 辅助检查 眼底荧光素血管造影:静脉期病变区可见一个或数个荧光素渗漏点,后期逐步呈墨迹样扩大或喷射状的强荧光斑。

【治疗】

本病可自愈。无特殊药物治疗。应禁用糖皮质激素和血管扩张药。如渗漏点距中心凹 200μm 以外,可采用激光光凝渗漏点。

【预防】

耐心解释本病的特点,避免滥用药物及过度治疗。告知其疾病的预后,解除其焦虑心理。介绍本病的发病诱因,保持良好的心态,避免精神刺激和紧张。

(五)年龄相关性黄斑变性

年龄相关性黄斑变性(ARMD)患者多为 50 岁以上,双眼先后或同时发病,视力呈进行性损害。该病是 60 岁以上老人视力不可逆性损害的首要原因。其发病率随年龄增加而增高。

【病因与发病机制】

确切病因不明。目前认为可能与遗传、黄斑长期慢性光损伤、吸烟,代谢及营养障碍、肥胖等因素有关,这些因素导致色素上皮的变形损害,诱发脉络膜新生血管膜(CNV)形成,引起黄斑区渗出或出血。

【临床表现】

该病在临床上有两种表现类型。

1. 干性 ARMD 又称萎缩性非新生血管性 ARMD。起病缓慢,双眼视力逐渐减退,视物变形。眼底检查可见黄斑区大小不一、黄白色圆形玻璃膜疣、色素紊乱及地图状萎缩。

2. 湿性 ARMD 又称渗出性或新生血管性 ARMD。患者阅读能力下降、视物变形、中央暗点、对比敏感度下降。眼底检查:可见后极部暗红或暗黑色大小不一出血区,可隆起。病变区黄色斑脂性渗出及玻璃膜疣。晚期黄斑形成盘状瘢痕,中心视力丧失。Amsler 方格表检查可见中心空缺、变形。

【治疗】

对于 ARMD,可行低视力矫治,定期复查。有新生血管可行抗新生血管药物治疗与激光光凝治疗。黄斑手术治疗包括清除视网膜下出血,去除脉络膜新生血管及黄斑剥膜手术。

【预防】

向患者及家属介绍本病的预防知识,定期复查。要积极预防高血压、高血脂,少吃过于油腻的食品,戒烟、酒。

 病例

患者,女,56 岁。主诉左眼视野缺损 3 天。3 天前患者发现用左眼看人看不到腿和脚,无眼痛。眼科检查:视力:右眼 0.02/-6.5DS,矫正 0.8,玻璃体轻度液化,周边部视网膜有格子样变性;左眼视力 0.1,不能矫正。玻璃体液化混浊,上方视网膜灰白色隆起,1:00 点处可见一圆形裂孔。

请问:1. 患者的诊断?

2. 如何治疗?

3. 对患者做哪些健康指导?

(六)视网膜脱离

视网膜脱离(RD)是指视网膜的神经上皮层和色素上皮层之间的分离。按脱离形成的原因分为孔源性、渗出性和牵拉性三类。

【病因与机制】

1. 孔源性视网膜脱离 是由于视网膜变性或玻璃体的牵拉使视网膜神经上皮层发生裂孔,液化的玻璃体经此裂孔进入之间积存而导致视网膜脱离。老年、高度近视、无晶体眼、眼外伤是孔源性视网膜脱离的常见诱因。

2. 渗出性视网膜脱离 是由于渗出或出血所致视网膜脱离。

3. 牵拉性视网膜脱离 是因增殖性玻璃体视网膜病变的增殖条带牵拉而引起的视网膜脱离,常见于糖尿病视网膜病变、视网膜静脉阻塞等。

【临床表现】

1. 眼前闪光感和黑影飘动。视力减退及视野缺损。

2. 眼底检查可见脱离的视网膜呈灰白色隆起,范围不一。视网膜上可见圆形、卵圆形或马蹄形裂空(图 3-23)。

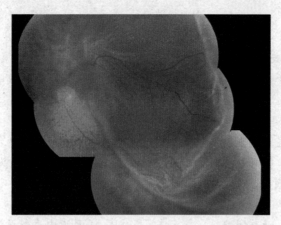

图 3-23　视网膜脱离

左眼视网膜脱离,脱离的视网膜呈灰白色隆起、波浪
状起伏不平

【治疗】

孔源性及牵引性视网膜脱离应尽早手术,解除玻璃体牵引,封闭裂孔。手术方法有巩膜外垫压术,玻璃体切除手术+气体或硅油填充。裂孔封闭方法可采用激光光凝、电凝、冷凝裂孔。渗出性网脱主要治疗原发病。

【预防】

出院后半年内勿做剧烈运动或从事重体力劳动,避免低头及头部受震荡。定期复查,如有异常及时就医。

 本节小结

葡萄膜病最常见的是葡萄膜炎,主要的发病因素是感染和自身免疫反应。前葡萄膜炎的临床表现有眼痛、畏光、流泪,视力下降。检查可见睫状充血,睫状压痛,角膜后沉着物,瞳孔缩小,房水混浊等。治疗的关键是散瞳、抗炎和原发病治疗。视网膜疾病主要有血管病变、黄斑病变及视网膜脱离。主要症状为视力下降,视物变形,眼前黑影等。眼底病变表现有视网膜血管变细、闭塞;视网膜水肿、渗出、出血、增殖变性及视网膜脱离等。治疗针对原发病治疗、激光治疗、眼内注药和手术治疗。在治疗过程中,要注意眼部疾病与全身疾病关系,通过眼部治疗有助于患者全身疾病的恢复。

目标测试

(第 1~3 题共用题干)

男,40 岁。主诉:右眼红、疼、下降一天。检查:视力右眼 0.3,不能矫正,左眼 1.0.右眼睫状充血,睫状体部压痛;角膜后沉着物(KP++);房水混浊;瞳孔缩小,对光反射迟或消失。

1. 该患者的诊断是

    A. 急性结膜炎　　　　　B. 急性青光眼　　　　　C. 急性虹膜睫状体炎

    D. 白内障　　　　　　　E. 视网膜疾病

2. 对该患者需要重点追问病史是

  A. 高血压   B. 糖尿病   C. 气管炎

  D. 手术史   E. 风湿性关节炎

3. 该患者治疗的关键是

  A. 抗生素消炎   B. 糖皮质激素消炎   C. 散瞳治疗

  D. 手术治疗   E. 热敷

(第 4~6 题共用题干)

  男性,65 岁。右眼突然视物不见 1 小时。患者有高血压病史 20 年。检查:右眼视力光感(+),左眼视力 0.8. 右眼瞳孔散大,直接对光反射消失。眼底视乳头水肿:视网膜贫血、水肿;视网膜动脉狭窄;黄斑区呈樱桃红。

4. 该患者诊断是

  A. 视网膜中央动脉阻塞   B. 视网膜中央静脉阻塞

  C. 视网膜脱离   D. 视网膜炎症

  E. 黄斑变性

5. 该患者治疗措施正确的是

  A. 立即吸氧   B. 指导患者按摩眼球

  C. 给患者吸入亚硝酸异戊酯   D. 舌下含硝酸甘油

  E. 以上都对

6. 该患者如果吸氧,吸氧的浓度是

  A. 100% 氧气   B. 90% 氧气+10% 二氧化碳

  C. 80% 氧气+20% 二氧化碳   D. 85% +10% 二氧化碳

  E. 95% +5% 二氧化碳

7. 关于视网膜中央静脉阻塞的说法错误的是

  A. 疾病的发生与高血压、糖尿病有关

  B. 可以并发青光眼

  C. 当视网膜缺血发生时,激光治疗可减少并发症

  D. 止血治疗效果明显

  E. 并发黄斑水肿可眼内注药

8. 糖尿病视网膜病变错误的是

  A. 眼底可见微血管瘤 B. 可发生新生血管 C. 黄斑水肿

  D. 激光治疗可预防失明 E. 不会失明

9. 中心性浆液性视网膜脉络膜病变正确的是

  A. 病变发生在视网膜周边部   B. 尽早使用糖皮质激素减轻黄斑水肿

  C. 不会复发   D. 疾病与情绪无关

  E. 可自愈

10. 裂孔性视网膜脱离表现有

  A. 视力缓慢下降   B. 眼压升高

  C. 眼前某方向黑影并逐渐增大 D. 眼部疼痛

  E. 眼部充血

(高　翔)

第七节 眼视光学

 学习目标

1. 掌握 眼屈光的概念；近视的概念、临床表现及治疗要点。
2. 熟悉 远视、老视、弱视的的概念、临床表现及治疗要点。
3. 了解 散光、斜视的概念、临床表现及治疗要点。
4. 具备对屈光不正的诊断和鉴别的能力。

　　眼是感受光线刺激的视觉器官。眼的屈光系统由角膜、房水、晶状体和玻璃体构成，从光学角度可将眼作为一种复合光学系统。

　　光线进入眼内，经过屈光系统折射，在视网膜上形成清晰物象的生理功能称为眼的屈光。当眼看远处目标时，睫状肌处于松弛状态，晶状体在悬韧带的牵引下形状相对扁平；当看近处目标时，睫状肌收缩，悬韧带松弛，晶状体由于本身的弹性而变凸，使晶状体的屈光力增强。在调节松弛状态下，外界平行光线经眼的屈光系统屈折后，聚焦在视网膜黄斑中心凹处，这种屈光状态称为正视。若不能聚焦在视网膜黄斑中心凹处，称为屈光不正（图3-24）。屈光不正包括近视、远视和散光。眼屈光作用的大小称为屈光力，单位是屈光度（diopter），用"D"表示。

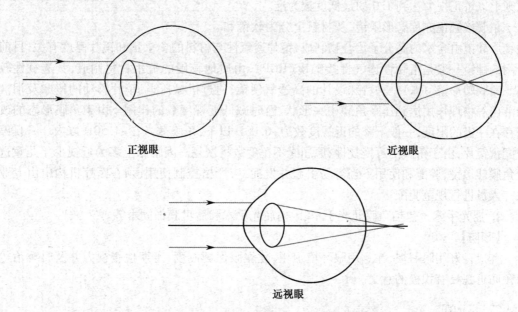

图3-24　近视眼、正视眼、远视眼示意图

一、近视

　　近视（myopia）是眼在调节松弛状态下，平行光线经眼的屈光系统后所形成的焦点在视网膜之前，在视网膜上成像不清晰。

　　按屈光成分可分为屈光性近视与轴性近视，前者由于角膜或晶状体的曲率过大所致，后者由于眼球前后径过长所致。按近视度数可分为：-3.00D 以下为轻度近视，-3.00D ~ -6.00D 为中度近视，-6.00D 以上为高度近视。

【病因及发病机制】

近视眼的发病原因目前尚不完全清楚，与遗传、环境等多种因素的综合影响有关。

【临床表现】

1. 视力　轻、中度近视者，远视力下降，近视力正常。看远处目标不清楚，常眯眼视物；高度近视者远、近视力均差，常伴有闪光感、飞蚊症等症状。

2. 视疲劳　长时间、近距离读写，患者可出现眼痛、头痛、视物模糊等症状，适当休息后可缓解。

3. 眼位偏斜　近视眼易引起外隐斜或外斜视。常发生于近视度数较高或视力较差眼。

4. 眼球改变　眼球前后径变长，使眼球向前突出，多见于高度近视者。

5. 眼底改变　高度近视可出现不同程度的眼底退行性改变。常有玻璃体液化、混浊、后脱离、豹纹状眼底、近视弧形斑；黄斑部色素沉着、变性、萎缩、出血；周边部视网膜变性；甚至视网膜裂孔或脱离。

【矫正】

选用使患者能舒适生活的最佳视力的最低度数镜片。过度矫正可能促使近视加重。

1. 验光配镜　准确验光确定屈光度；选择合适的凹透镜矫正，包括框架眼镜、角膜接触镜等，其中框架眼镜是目前最常用、最安全的治疗方法。镜片度数原则上以矫正视力达到 1.0 的最低度数为准。

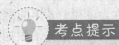

考点提示

屈光不正患者的验光配镜

角膜接触镜亦称隐形眼镜，从材料上分为软镜和硬镜。软镜由含水的高分子化合物制成，镜片透氧性与材料的含水量和镜片厚度有关；目前所用的硬镜一般是指硬性透气性接触镜（RGP），由质地较硬的疏水材料制成，其透氧性较高。角膜塑形镜（OK）是种特殊设计的高透氧硬镜，通过机械压迫、镜片移动的按摩及泪液的液压等物理作用达到压平角膜中央形状、暂时减低近视度数的作用。由于角膜形态的改变存在一定的限度，一般下降的近视度数为-6.00D 以下，角膜散光在-1.50D 以内。一旦停止配戴镜片，由于角膜的可恢复性，原屈光不正度数将恢复。因临床上多为近视少年儿童选配角膜塑形镜，验配和使用不当容易引起并发症，应严格控制使用，须在医疗机构中由专业医疗人员进行规范验配。

2. 屈光手术　包括角膜屈光手术、眼内屈光手术和后巩膜加固术等。

【预防】

养成良好用眼习惯，注意用眼环境卫生，建立眼保健制度，定期检查视力并及时矫治等对预防近视具有积极的意义。

二、远视

远视（hyperopia）是眼在调节松弛状态下，平行光线经眼的屈光系统后所形成的焦点在视网膜之后，在视网膜上成像不清晰。按屈光成分分为轴性远视和屈光性远视；按远视度数分为：+3.00D 以下为轻度远视、+3.00D ~ +6.00D 为中度远视、+6.00D 以上为高度远视。

【病因及发病机制】

1. 轴性远视　指眼的屈光力正常，眼球前后径较正视眼短，是远视中最常见的一种。

小儿发育期眼球较小,眼轴较短,属于生理性远视。随着发育眼轴渐变长,至学龄前逐渐形成正视眼。如果发育过程中,眼轴不能达到正常长度即成为轴性远视。

2. 屈光性远视 指眼球前后径正常,由于眼的屈光力较弱所致。如扁平角膜、晶状体全脱位或无晶状体眼等。

【临床表现】

1. 视力 轻度远视,通过过度调节,可使远、近视力均达到正常;中度远视,远视力可正常,近视力下降;高度远视,远、近视力均下降。

2. 视疲劳 眼球、眼眶和眉弓部胀痛、视物模糊等;近距离工作后加重,休息后症状缓解。

3. 内斜视 过度使用调节,伴过度集合,可导致调节性内斜视。

4. 眼底改变 视乳头较小、色红、边缘模糊,类似视乳头炎,但视力可矫正,视野正常,长期观察眼底无变化,称之为假性视乳头炎。

5. 并发症 中、高度远视可引起屈光性弱视;远视眼常伴有小眼球、前房浅、房角窄,易发生闭角型青光眼。

【矫正】

远视眼应准确验光,确定远视度数,配戴合适的凸透镜片矫正。

1. 轻度远视无症状可不矫正,如有视疲劳和内斜视,即使远视度数低也应戴眼镜。

2. 中度远视或中年以上患者应戴眼镜矫正以增进视力,消除视疲劳以及防止眼位变化。

三、散光

散光(astigmatism)是眼在调节松弛状态下,由于眼球屈光系统各径线的屈光力不同,平行光线进入眼内不能形成焦点的屈光状态。散光分为不规则散光和规则散光两种类型。

【病因及发病机制】

散光可为先天性,也可为后天获得,并可随年龄增长而发生改变。不规则散光常因角膜疾病造成表面凹凸不平,各条径线或同一条径线各部分的屈光力不相同;规则散光主要是由于角膜的曲率半径不均匀所致,最大屈光力和最小屈光力的两条主径线互相垂直。而由晶状体引起的较少见。

【临床表现】

1. 视力 散光对视力的影响取决于散光的度数和轴位。低度散光,视力可正常;高度散光,远、近视力均下降,视物似有重影。

2. 视疲劳 患者眼胀、眼痛、头痛、流泪、看书错行等症状。

3. 不正常的头位 高度不对称散光或斜视散光患者可有头位倾斜和斜颈。

4. 眯眼 患者常眯眼视物以达到针孔或裂隙的作用。

5. 眼底改变 散光度数大者,视乳头呈椭圆形,边缘模糊,整个眼底不能以同一屈光度观察清楚。

【矫正】

1. 不规则散光 不能用柱镜矫正,对于角膜引起的不规则散光可试用角膜接触镜矫正,或应用角膜屈光手术进行矫正。

2. 规则散光 可以用柱镜矫正,应注意度数与轴向。

四、老视

随着年龄增长,晶状体逐渐硬化,弹性下降,睫状肌和悬韧带功能也逐渐减弱,从而引起眼的调节功能下降。40～45岁开始,出现阅读等近距离工作困难,这种由于年龄增长引起生理性调节减弱的称为老视(presbyopia),俗称老花眼。远视眼者老视出现较早,近视眼者出现较晚,高度近视(无其他眼底病者)可能没有明显的老视表现。

【临床表现】

1. 视近物困难　近点远移,常将目标放的远些才能看清。

2. 阅读需要更强的照明度　足够的照明可以增加阅读物与背景的对比度,同时,照明度增加可使瞳孔缩小,加大景深,提高视力。

3. 视疲劳　调节过多引起的睫状肌过度收缩和相应的过度集合所致。

【治疗】

1. 用凸透镜补偿调节不足,改善近视功能。

2. 如有屈光不正,应先检测屈光不正并矫正。在此基础上,再矫正老视的度数。

五、斜视

在正常双眼注视状态下,物体在双眼视网膜对应点所形成的像,经大脑视觉中枢融合成一完整的立体形态,称为双眼单视。若两眼不能同时注视目标,一眼注视目标时另一眼偏离目标,而出现眼位偏斜,称为斜视(strabismus)。两眼仅有偏斜倾向而又能被融合功能所控制,使斜视不显,并保持双眼单视,这种潜在性眼位偏斜称为隐斜视;如融合功能失去控制作用,使两眼处于间歇性或恒定性偏斜状态时称为显性斜视。按病因分为共同性斜视和麻痹性斜视两类;按眼球偏斜方向分为内斜视、外斜视及垂直性斜视。

【病因及发病机制】

1. 共同性斜视　眼位偏斜,但眼外肌及其神经支配无器质性病变。主要是由于调节与集合不协调,远视眼过度使用调节,伴随过度集合,导致共同性内斜,近视眼一般不用调节,集合也不足,导致共同性外斜;另外,双眼屈光参差可致融合功能障碍、中枢神经控制失调、遗传和解剖等因素均可导致斜视发生。

2. 麻痹性斜视　由于炎症、肿瘤、外伤、感染等因素,使眼外肌或支配眼外肌运动的神经分支或神经核遭受损害,引起眼外肌麻痹而发生的眼位偏斜。

【临床表现】

1. 共同性斜视　①眼球运动正常,一眼眼位偏斜,常伴有屈光不正或弱视。②第一斜视角(健眼固视时斜视眼偏斜的角度)等于第二斜视角(斜视眼固视时健眼的偏斜角度)。③无复视及代偿头位。

2. 麻痹性斜视　①眼球运动障碍,眼位向麻痹肌作用相反方向偏斜,可伴有头痛、头晕、恶心、呕吐等症状。遮盖一眼,症状可消失。②第二斜视角大于第一斜视角。③有复视及代偿头位。

【治疗】

1. 共同性斜视　目的除美容需要外,更重要的是提高斜视眼的视力,增加获得双眼单视功能的机会。针对不同病因采取矫正屈光不正、弱视治疗或手术矫正等措施。

2. 麻痹性斜视　去除病因,辅助治疗,针灸理疗,若病因去除后保守治疗6个月以上效果欠佳,可考虑手术矫正。

六、弱视

弱视(amblyopia)是指在眼球、视通路没有明显器质性病变情况下,最佳矫正视力达不到和发育期相符的视力值的功能性疾病。视觉系统在发育过程中受到某些因素干扰,无法使视觉细胞获得充分刺激,视觉发育受到影响所致。在学龄前儿童及学龄儿童患病率为1.3%～3%。

【病因及发病机制】

1. 斜视性弱视　是最常见的类型,多见于儿童共同性斜视。由于大脑主动抑制斜视眼传入的模糊图像视觉冲动,使斜视眼黄斑功能长期被抑制而形成弱视。

2. 屈光参差性弱视　由于两眼的屈光参差较大,黄斑形成的物像大小及清晰度不等,屈光度较大的一眼存在形觉剥夺,导致发生屈光参差性弱视。屈光不正较重眼,因成像模糊受到抑制而形成弱视。

3. 屈光不正性弱视　较高度数屈光不正未能及时矫正,因外界物像不能在黄斑中心凹清晰聚焦,抑制视觉发育而引起弱视。多双眼发生。

4. 形觉剥夺性弱视　由于眼屈光间质混浊或眼被遮盖过久,致视觉功能发育障碍而发生弱视。多见于白内障、角膜混浊、上睑下垂等。

【临床表现】

1. 视力低下　最佳矫正视力低于正常,经治疗可以恢复或部分恢复。

2. 拥挤现象　对单个视标的识别能力大于同样大小但排列成行的视标识别能力。

3. 旁中心注视　由于视力下降显著导致中心凹失去注视功能,形成旁中心注视。

4. 双眼单视功能障碍。

【治疗】

弱视治疗的关键及疗效取决于年龄、弱视程度和对治疗的依从性等。年龄越小,疗效越好。一般6岁以前疗效佳、易巩固。目前主要而有效的治疗方法是应用常规遮盖疗法,积极治疗原发疾病;还可综合采用压抑疗法、后像疗法、视觉刺激疗法(光栅疗法)、红色滤光片疗法等。

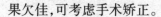 本节小结

　　本节概述了视光学基础知识,对屈光不正、老视、斜视与弱视的分类、病因及机制、临床表现、防治进行了阐述。目前矫正屈光不正最常用的方法是验光配镜。近视眼的矫正用凹透镜,远视眼的矫正用凸透镜,散光的矫正用柱镜,要特别注意青少年近视眼的预防。斜视与弱视是眼科常见病、多发病,是与双眼视觉和眼球运动有关的疾病,儿童时期的斜视与弱视和视觉发育密切相关。要把握各类斜视的特点,掌握各种弱视的治疗方法,能够采取相应的治疗措施,非手术治疗无效者应建议其及早手术。尽早建立双眼视。

目标测试

1. 屈光不正不包括
   A. 轻度近视　　　　　　　B. 近视　　　　　　　　C. 远视
   D. 散光　　　　　　　　　E. 老视

2. 假性近视是由于
   A. 眼轴较长　　　　　　　B. 眼轴较短　　　　　　C. 晶状体弹性降低
   D. 睫状肌痉挛　　　　　　E. 睫状肌收缩力降低

3. 近视眼患者的临床表现不包括
   A. 视疲劳　　　　　　　　B. 眼球突出　　　　　　C. 远视力减退
   D. 近视力正常　　　　　　E. 内斜视

4. 弱视是指
   A. 矫正视力≤0.8　　　　　　　　　B. 矫正视力<0.8
   C. 裸眼视力<1.0　　　　　　　　　D. 裸眼视力<0.8
   E. 矫正视力低于同龄正常人的视力

5. 目前治疗单眼弱视最经典的方法是
   A. 精细作业　　　　　　　B. 遮盖疗法　　　　　　C. 压抑疗法
   D. 治疗仪训练　　　　　　E. 戴镜

6. 遮盖疗法最佳年龄是
   A. 6岁以下　　　　　　　B. 10岁以上　　　　　　C. 6~10岁
   D. 8~12岁　　　　　　　E. 12岁

7. 共同性斜视与非共同性斜视的鉴别关键点是
   A. 发病的缓急　　　　　　B. 发病时有无复视　　　C. 第一、第二斜视角不等
   D. 斜视度的大小　　　　　E. 眼球的运动情况

（徐　歆）

第八节　眼　外　伤

学习目标

1. 熟悉　常见眼外伤的临床表现、急救和治疗要点。
2. 能在带教老师指导下,对眼外伤患者进行病史采集和规范记录,初步确定病因。
3. 根据病史、体检和辅助检查结果进行综合分析,提出眼外伤的治疗原则。

　　眼外伤(ocular trauma)是指机械性、物理性或化学性等因素直接作用于眼部,导致眼的结构和功能损害。眼结构精细特殊,一经损伤,很难修复。眼外伤是致盲的主要原因之一,正确防治眼外伤,对于保护和挽救视觉功能具有重要的临床和社会意义。

　　根据致伤原因眼外伤分为机械性和非机械性两大类。

病例

患者,男,33 岁,被篮球击伤左眼 1 小时。检查:左眼视力 0.04,眼睑红肿,结膜充血,前房积血,虹膜根部离断呈"D"字形瞳孔。右眼检查未见异常。

请问:1. 该患者可能的临床诊断是什么?

2. 应如何进行治疗?

一、机械性眼外伤

机械性眼外伤包括眼球表面异物伤、眼钝挫伤、眼球穿通伤及眼内异物。

【病因及发病机制】

1. 眼球表面异物　多因防护不慎或回避不及,致使异物溅入眼部,附着于结膜或角膜上。结膜异物常见的有灰尘、煤屑、沙粒、飞虫和睫毛等,多隐藏在睑板下沟、穹隆部或半月皱裂处。角膜异物以铁屑、煤屑、植物刺多见。

2. 眼钝挫伤　眼球直接受到机械性钝力打击或气浪冲击产生的损伤。常见原因有砖石、拳头、球类、玩具、跌撞、交通事故及爆炸冲击波等。对眼部的损伤程度与致伤物和外力的大小有关。

3. 眼球穿通伤及眼内异物　是由锐器(如刀、针、剪或高速飞溅的细小碎片等)切割造成眼球壁的全层裂开,是致盲的主要原因。

【临床表现】

1. 眼球表面异物

(1) 症状:明显的异物感、眼痛、畏光流泪、眼睑痉挛、视物模糊等。

(2) 体征:检查可见结膜充血或混合性充血。结膜异物常位于睑板下沟、穹隆部或半月皱裂处;角膜异物多位于睑裂暴露处角膜的浅层或深层,常伴有视力下降,铁屑异物可形成锈斑。

2. 眼钝挫伤

(1) 症状:根据损伤部位不同,可有视物模糊、眼部肿痛、淤血、出血等。

(2) 体征:根据不同挫伤部位及程度,视力正常或下降,并有相应表现:①眼睑挫伤:眼睑水肿、裂伤、皮下淤血、泪小管断裂,眶壁骨折累及鼻窦可致皮下气肿。②结膜挫伤:结膜水肿、裂伤及结膜下淤血。③角膜挫伤:角膜上皮擦伤、基质层水肿、裂伤甚至破裂。④巩膜挫伤:角巩膜缘或赤道部破裂,眼压降低、前房及玻璃体积血。⑤虹膜睫状体挫伤:外伤性瞳孔散大、虹膜根部断离呈"D"形瞳孔(图3-25)、前房积血、外伤性虹膜睫状体炎、继发性青光眼等。⑥晶状体挫伤:晶状体脱位或半脱位、外伤性白内障。⑦其他:如玻璃体积血,脉络膜破裂,视网膜出血、震荡或脱离,视神经挫伤等。

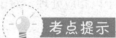

考点提示

虹膜睫状体挫伤的临床表现

3. 眼球穿通伤及眼内异物

(1) 症状:眼痛、畏光、流泪和视力下降等。房水外流时,常有"热泪"涌出的感觉。

(2) 体征:①角膜穿通伤,较小伤口常自行闭合,仅见角膜线状条纹;较大伤口多伴有虹

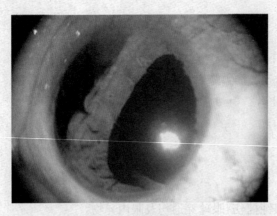

图 3-25 虹膜根部离断

膜脱出、嵌顿和晶状体损伤。②角巩膜穿通伤,可引起葡萄膜、晶状体、玻璃体的损伤、脱出及眼内出血。③巩膜穿通伤,较小伤口可被结膜下出血掩盖,难以发现;较大伤口常伴有脉络膜、视网膜和玻璃体的损伤。④眼内异物可存留于前房、晶状体、玻璃体及眼球后段,易并发铁质沉着症、铜质沉着症、化脓性眼内炎、交感性眼炎等。

交感性眼炎是指受伤眼(诱发眼)发生葡萄膜炎持续不退,经一段潜伏期后,另一眼(交感眼)也可出现类似的葡萄膜炎。多发生于伤后 2~8 周。

【治疗】

1. 一般治疗　结膜异物可以在表面麻醉下用无菌湿棉签拭出,然后滴抗生素滴眼液。角膜浅层异物可在表面麻醉下用盐水湿棉签拭去,较深的异物可用无菌注射针头剔除,如有锈斑,尽量一次刮除干净。对部分穿入前房特别是大部分进入前房的异物,仅异物末端留在角膜深层者,缩小瞳孔后试取异物,必要时在手术显微镜下行角巩膜缘切口,取出异物。异物取出后抗生素眼膏包扎伤眼,预防和控制感染。眼睑水肿及皮下淤血者,早期可冷敷。结膜水肿、球结膜下淤血及结膜裂伤者,用抗生素滴眼液预防感染,外伤性虹膜睫状体炎用散瞳剂滴眼。前房积血、视网膜出血应卧床休息,取半卧位,必要时使用止血剂。若眼压升高时,使用降眼压药物。

2. 手术治疗　眼睑皮肤裂伤、严重结膜撕裂伤者,应手术缝合。角巩膜裂伤者应在显微镜下行次全缝合。前房积血多,伴眼压升高,应做前房穿刺术放出积血;有较大血凝块时,可手术取出血块,避免角膜血染,严重虹膜根部离断伴复视者,可考虑虹膜根部缝合术。玻璃体积血者,伤后 3 个月以上未吸收可考虑做玻璃体切割手术,视网膜脱离应及早手术治疗,争取视网膜复位。晶状体混浊可行白内障摘除术。

3. 病情观察　观察视力、眼压、眼痛的变化,注意伤口有无分泌物、出血、感染、溃疡及愈合情况,并及时予以相应处理。对于眼球穿通伤应观察健眼有无交感性眼炎发生。

二、非机械性眼外伤

非机械性眼外伤包括热烧伤、化学伤、辐射伤和毒气伤等。

(一)眼化学伤

化学物品的溶液、粉尘或气体进入或接触眼部,引起眼部组织的化学性烧伤。其中最常见酸性和碱性烧伤,需要急诊处理。其损伤程度和预后取决于化学物品的性质、浓度、量的多少以及处理是否及时得当。

【病因及发病机制】

1. 酸性烧伤　酸对蛋白质有凝固作用。较低浓度的酸性溶液仅有刺激作用;强酸能使组织蛋白凝固坏死,形成痂膜,能阻止酸性溶液继续向深层渗透,组织损伤相对较轻。

2. 碱性烧伤　碱能溶解脂肪和蛋白质。碱性物质接触组织细胞后,能很快渗透到组织深层和眼内,引起持续的破坏,导致角膜溃疡和穿孔。碱烧伤导致的后果要严重得多。

【临床表现】

根据伤后组织损伤程度,可将酸碱烧伤分为轻度、中度、重度三级。

1. 轻度 眼睑及结膜轻度充血水肿、角膜上皮小片状损害脱落,数日后上皮修复,基本不留并发症。多由弱酸或稀释的弱碱引起。

2. 中度 眼睑皮肤水疱或糜烂,结膜小片状坏死,角膜上皮层完全脱落或混浊水肿,愈后留有角膜斑翳,严重影响视力。多由强酸或较稀的碱性溶液引起。

3. 重度 结膜广泛性贫血坏死,角膜全层瓷白色混浊,眼内结构不能窥见。可出现角膜溃疡或穿孔、角膜白斑或葡萄肿、继发性青光眼、白内障及眼球萎缩等并发症。

此外,眼睑、泪道、结膜烧伤可引起眼睑畸形、睑球粘连和眼睑闭合不全等并发症。

【急救与治疗】

1. 急救 眼化学伤现场急救原则是争分夺秒、就地取材、彻底冲洗。凡从事酸、碱等工作人员,都应具备自救与互救的知识。伤后立即用大量清水或其他水源反复冲洗。冲洗时翻转眼睑,转动眼球,暴露穹隆部,将结膜囊内的化学物质彻底冲出。送至医院后,根据时间早晚可再次进行冲洗,并检查结膜囊内有无异物存留。

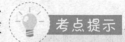

考点提示

眼化学伤的现场急救原则

2. 治疗

(1) 首先局部和全身应用抗生素控制感染。1%阿托品眼药水散瞳避免虹膜后粘连。适时应用糖皮质激素和非甾体类抗炎药物,减轻炎症反应。应用维生素C促进胶原合成。0.5% EDTA(依地酸二钠)可用于石灰烧伤患者。应用胶原酶抑制剂,防止角膜穿孔。

(2) 伤后2周角膜溶解变薄,可行角膜板层移植、羊膜移植或口腔黏膜移植术。为防止睑球粘连,可放置角膜软镜,换药时用玻璃棒充分分离睑球粘连。

(3) 应用胶原酶抑制剂,防止角膜穿孔。

(4) 晚期治疗:主要是针对并发症的手术治疗。

(二)电光性眼炎

电焊和紫外线灯等紫外线被角膜等眼部组织吸收后,产生光化学反应,造成眼部损伤。一般在照射后3~8小时发病,主要表现为双眼异物感、疼痛、畏光、流泪、眼睑痉挛,眼睑皮肤充血,结膜水肿,角膜散在点状或片状上皮脱落。剧痛者可滴眼科表面麻醉剂,抗生素眼膏包扎双眼。

本节小结

本节对眼外伤进行了阐述,着重对眼钝挫伤、穿通伤、异物伤和酸碱化学伤进行论述。眼外伤是引起单眼失明的首要原因。眼外伤重在预防,应加强卫生安全的宣传教育,严格执行操作规章制度,完善防护措施;教育儿童不玩危险玩具,注意安全。乡村医生接诊眼外伤患者,若处理不当或延误治疗可引起许多并发症,要引起足够的重视。不能处理的患者要耐心解释、正确指导、及时转诊。

目标测试

1. 眼化学性烧伤的紧急处理正确的是
A. 立即送往附近医院
B. 立即就地取材冲洗
C. 包扎后送往附近医院
D. 结膜囊内的化学物质可到医院后再冲洗
E. 先判断致伤物的性质再冲洗

2. 眼球内金属物存在时,最重要的治疗措施是
A. 抗生素   B. 治疗并发症   C. 取出异物
D. 止血   E. 观察随访

3. 眼球穿通伤临床表现**不**包括
A. 结膜苍白水肿   B. 眼部疼痛   C. 球内异物
D. 突发性视力减退   E. 角膜穿孔

4. 角膜穿通伤若伤口大且不规则,可出现
A. 正常眼压   B. 正常前房
C. 瞳孔无变化   D. 前房积血、晶状体或眼后段的损伤
E. 常无虹膜脱出及嵌顿

5. 患儿玩一次性注射器,被针头扎伤,检查发现角膜水肿、前房积脓、玻璃体混浊呈反光,下列诊断最可能的是
A. 眼内炎   B. 虹膜睫状体炎   C. 角膜炎
D. 视网膜脱离   E. 玻璃体积血

(徐 歆)

第九节 盲与低视力

学习目标

1. 了解世界卫生组织1973年规定的低视力与盲目的分级标准。
2. 了解我国防盲治盲的现状及几种主要致盲疾病的防治。

(一)盲与视力损伤的标准

盲与低视力统称为视力残疾。根据世界卫生组织(WHO)1973年制定的标准(表3-1),低视力是指双眼中好眼的最佳矫正视力<0.3但≥0.05;盲是指双眼中好眼最佳矫正视力<0.05或视野<10°。盲分为可避免盲和不可避免盲两大类。世界卫生组织1999年规定:盲人为因视力损伤不能独自行走的人,通常需要社会的帮助和扶持。

(二)防盲与治盲行动

盲与低视力严重影响人民群众的身体健康和生活质量,是重大的公共卫生问题。世界卫生组织和国际防盲协会曾于1999年联合发起"视觉2020,享有看见的权利"行动,争取到

2020 年要在全球消除包括白内障、沙眼、河盲、儿童盲屈光不正和低视力导致的可避免盲,我国政府作出承诺并积极参与实现这一目标。

表3-1 视力损伤的分类(WHO, 1973)

视力损伤		最佳矫正视力	
类别	级别	较好眼	较差眼
低视力	1 级	<0.3	≥0.12
	2 级	<0.1	≥0.05(指数/3m)
盲	3 级	<0.05	≥0.02(指数/1m)
	4 级	<0.02	光感
	5 级	无光感	

注:如中心视力无损伤,以注视点为中心,视野半径≤10°但>5°时为 3 级盲;视野半径<5°时为 4 级盲

我国政府高度重视防盲治盲工作,将每年 6 月 6 日定为"爱眼日",积极推动我国的眼病防治工作。目前,我国已基本形成国家、省(区、市)及部分(地)市的防盲治盲管理和技术指导体系,并通过组织实施"中西部地区儿童先天性疾病和贫困白内障患者复明救治"、"视觉第一中国行动"和"百万贫困白内障患者复明工程"等项目,进一步提高了白内障手术的覆盖率,加强了基层眼保健网络和防盲治盲队伍的建设。在党和政府的重视和全国卫生工作者积极努力下,我国防盲治盲工作已经取得良好的成绩,呈现良好的局面。

在某种意义上说,预防眼病比治疗眼病更重要。我们要把常见的致盲性眼病预防作为一项基础性工作,落实在日常生活中。

1. 白内障 白内障是全世界第一位致盲眼病,也是我国首要的致盲眼病。大部分白内障患者可以通过手术,恢复到接近正常的视力,今后应该继续大力推行"复明工程",开展白内障防治,提高白内障患者视力,改善他们的生活质量。

2. 青光眼 青光眼是一种不可逆的致盲性眼病。早期筛查患者、普及青光眼防治知识、合理治疗确诊患者、开展视神经保护的研究,将有助于青光眼防治。

3. 糖尿病视网膜病变 糖尿病是全球性严重的公共卫生问题。糖尿病患患者群数量多,有年轻化的趋势。糖尿病可以并发视网膜增殖性改变,目前眼底激光治疗效果明确。预防和治疗糖尿病才是控制糖尿病视网膜病变的根本措施。

4. 儿童盲 主要由维生素 A 缺乏、麻疹、新生儿结膜炎、先天性或遗传性眼病和未成熟儿视网膜病变引起。我国儿童盲主要是由先天性或遗传性眼病所致。应当加强宣传,注意孕期保健,避免近亲结婚,开展遗传咨询,提倡优生优育;在一些地区应注意维生素 A 缺乏和未成熟儿视网膜病变的防治;做好儿童眼外伤的防治宣传工作。

5. 沙眼 针对沙眼特点,世界卫生组织提出了有效控制沙眼的"SAFE"战略(即手术、抗生素、清洁面部和改善环境),并已在发病地区应用。我国政府明确提出要在 2016 年前根除致盲性沙眼。

6. 屈光不正和低视力 向屈光不正者提供矫正眼镜和解决低视力矫正问题,也包括在"视觉2020"行动中。我国是儿童近视眼高发地区。近视对儿童学习生活、体质健康和成年就业有不良影响,近视的诊治还给家庭和社会带来一定医疗费用负担。高度近视眼患者黄斑变性、视网膜脱离等眼病发生率显著增加,严重的甚至可致盲。目前近视尚无根治办法,早期发现和科学防治是控制其发生和发展的关键。应进一步加强对屈光不正的防治研究,

培训足够的验光人员,普及验光配镜知识,使屈光不正的患者得到及时恰当的屈光矫正。

 本节小结

　　防盲治盲是我国公共卫生事业的一部分,也是眼科学的重要组成部分,具有十分重要的意义。通过建立完善的三级防盲治盲网络、投入设备、培养眼视光医技人才,宣传视力保健知识,对常见眼病的防治进行健康教育。能在带教老师的指导下,对低视力和盲患者进行病史采集,具有识别常见致盲眼病的能力。

 目标测试

1. 我国政府把每年几月几日定为"爱眼日"
   A. 3 月 3 日　　　　　　　B. 5 月 12 日　　　　　　C. 6 月 6 日
   D. 10 月 14 日　　　　　　E. 12 月 1 日
2. 目前不作为"视觉 2020"行动的重点的是
   A. 白内障　　　　　　　　B. 青光眼　　　　　　　　C. 沙眼
   D. 低视力　　　　　　　　E. 雪盲
3. 我国首位致盲疾病是
   A. 白内障　　　　　　　　B. 青光眼　　　　　　　　C. 沙眼
   D. 低视力　　　　　　　　E. 角膜炎
4. 5 级盲是指
   A. 视野<10°　　　　　　　B. 视力仅存手动　　　　　C. 视力仅存指数
   D. 视力仅存光感　　　　　E. 无光感
5. 下列关于盲与低视力描述错误的是
   A. 低视力指单眼最佳矫正视力<0.3 但≥0.05
   B. 低视力指双眼中差眼最佳矫正视力<0.3 但≥0.05
   C. 低视力指双眼中好眼最佳矫正视力<0.3 但≥0.05
   D. 盲指双眼中好眼最佳矫正视力<0.05 至无光感
   E. 盲指中心视力好而视野半径≤10°

(徐　歆)

第二篇　耳鼻咽喉科学

第四章　耳鼻咽喉的应用解剖与生理

 学习目标

1. 掌握　耳鼻咽喉的应用解剖。
2. 熟悉　耳鼻咽喉的生理。
3. 了解　气管、支气管、食管的应用解剖与生理。
4. 能在带教老师指导下,通过对模型、标本、图片的学习,进一步加深对耳鼻咽喉、气管、支气管、食管的应用解剖及生理的理解。

　　耳鼻咽喉科学是研究耳、鼻、咽、喉、气管、食管和颈部诸器官解剖、生理和疾病现象的一门科学。耳鼻咽喉各研究对象在解剖上相互通连、生理上相互协调、病理上相互影响、诊断上相互关联、治疗上相互辅助。耳鼻咽喉解剖孔小洞深、结构精细、毗邻复杂,功能涉及听觉、平衡觉、嗅觉、发声与语言、呼吸与吞咽等方面,因此,要以全面的、联系的观点学习耳鼻咽喉科学,学好应用解剖及生理是理解相关疾病诊断、治疗和预防的前提条件。

第一节　鼻的应用解剖与生理

一、鼻的应用解剖

　　鼻是呼吸道的最前沿,由外鼻、鼻腔和鼻窦三部分组成。

（一）外鼻

　　外鼻突出于面部正中央,形如一基底向下的三棱锥体,由骨和软骨作为支架,外覆皮肤及皮下组织构成(图4-1)(图4-2)。鼻骨下端宽而薄,外伤时下端易骨折。软骨主要由隔背软骨和大翼软骨构成,软骨部皮肤较厚,富含皮脂腺和汗腺,是鼻部疖肿的好发部位。

　　外鼻血管丰富。动脉来自面动脉,外鼻静脉主要经内眦静脉汇入颈内静脉,同时内眦静脉又经眼上、下静脉与海绵窦相通(图4-3)。由于面静脉无静脉瓣,血液可双向流动,故鼻面部感染时,切忌挤压,以免引起海绵窦感染或面部蜂窝织炎。临床上将鼻根部与上唇之间的三角形区域称为"危险三角区"。

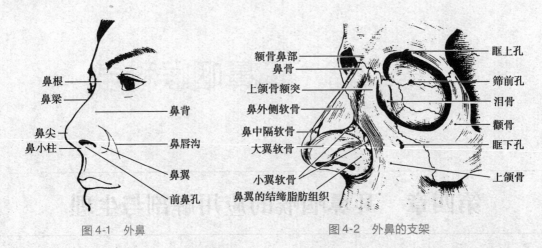

图 4-1 外鼻 　　　　　　　　　　图 4-2 外鼻的支架

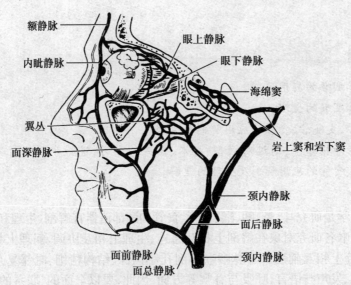

图 4-3 外鼻静脉与眼静脉及海绵窦的关系

（二）鼻腔

为顶窄底宽的不规则狭长腔隙，前起自前鼻孔，后止于后鼻孔，向后通向鼻咽部。鼻中隔把鼻腔分为左右两腔，每侧鼻腔由前向后是鼻前庭和固有鼻腔。

1. 鼻前庭　起自前鼻孔，止于鼻阈（又称鼻内孔），鼻前庭皮肤在鼻阈处与固有鼻腔黏膜相延续。鼻前庭外覆皮肤，长有鼻毛，富含皮脂腺和汗腺，是疖肿的好发部位，一旦发生疖肿，疼痛明显。

2. 固有鼻腔　起自鼻内孔，止于后鼻孔。有内、外、顶、底四壁。

（1）内侧壁：即鼻中隔，由骨及软骨构成，骨膜及软骨膜外覆黏膜。鼻中隔前下方的黏膜下有丰富的血管交织成网状，称利特尔区，是鼻出血的好发部位，又称"易出血区"（图 4-4）。

💡 **考点提示**

上颌窦穿刺术进针部位的选择

（2）外侧壁：解剖结构复杂，临床意义重要。表面有三个呈阶梯状排列且突出卷曲的骨性鼻甲，自上而下依次是上、中、下鼻甲。三个鼻甲

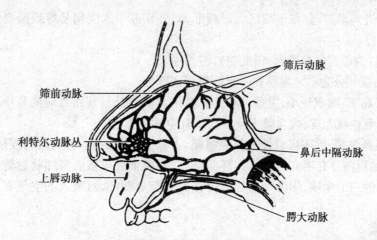

图 4-4　鼻腔易出血区

从下向上依次缩小 1/3，前端位置依次后退 1/3，游离缘突向鼻腔。各鼻甲下方的间隙，分别是上、中、下鼻道。各鼻甲与鼻中隔之间的空隙称为总鼻道。上、中两鼻甲与鼻中隔之间的腔隙称嗅裂或嗅沟，其以下为呼吸区。上、中鼻道有各鼻窦的开口。外侧壁前段近下鼻甲附着处，骨质薄，血管少，是上颌窦穿刺最适宜的进针部位。下鼻道后端的黏膜下有鼻-鼻咽静脉丛，是老年人鼻后孔出血的好发部位（图 4-5）。

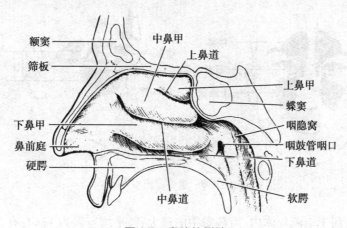

图 4-5　鼻腔外侧壁

上鼻甲最小，位置最高，前鼻镜检查时因被中鼻甲遮挡，不易窥见。蝶窦开口于上鼻甲后上方的蝶筛隐窝。

中鼻甲稍大，属筛骨的一部分，是鼻内镜手术的重要标志。鼻内镜手术一般在中鼻甲外侧进行，以免损伤筛骨的筛板。中鼻道的前端有额窦开口，其后有前组筛窦开口，中后部有上颌窦开口。中鼻甲、中鼻道及附近的区域统称为"窦口鼻道复合体"。鼻窦通气、引流的窦口和通道均位于此区域内，功能性鼻内镜鼻窦手术就是以恢复窦口鼻道复合体的正常生理通道为目的。

下鼻甲为一独立骨片，后端距咽鼓管口 1～1.5cm，为鼻甲中最大者，故下鼻甲肿大时易致鼻塞或影响咽鼓管通气引流致耳部症状，下鼻道前上方有鼻泪管开口。

（3）顶壁：很窄，呈穹隆状。主要为筛骨的筛板，借此与颅前窝相隔。嗅神经的分支经过筛板的筛孔进入鼻腔,分布于嗅区。该板菲薄,外伤或手术误伤易导致脑脊液鼻漏,是鼻部手术的危险区。

（4）底壁:为硬腭的鼻腔面,借此与口腔相隔。

3. 鼻腔黏膜　分为嗅区黏膜和呼吸区黏膜两部分。

（1）嗅区黏膜:面积较小,主要分布于上鼻甲内侧面及与其相对应的鼻中隔部分,黏膜为假复层无纤毛柱状上皮,内含嗅细胞、嗅腺,有嗅觉功能。

（2）呼吸区黏膜:除嗅区以外的鼻腔黏膜,占鼻腔黏膜的绝大部分,为复层或假复层纤毛柱状上皮,黏膜内含有丰富的腺体和杯状细胞,黏膜下有丰富的海绵状血管网,纤毛的规律摆动可将鼻腔内的尘埃、细菌等异物随分泌物排至鼻咽部,对吸入的空气有调温、调湿和清洁等的作用。

（三）鼻窦

鼻窦是鼻腔周围面颅骨内含气的空腔,左右成对,共四对。腔内覆以假复层柱状上皮,且与鼻腔黏膜相延续,各窦均有相应窦口与鼻腔相通。依其所在的同名骨命名,分别是上颌窦、筛窦、额窦和蝶窦(图4-6)。按其解剖位置和窦口所在的部位,分为前、后两组:前组鼻窦包括上颌窦、前组筛窦和额窦,均开口于中鼻道;后组鼻窦包括后组筛窦和蝶窦,前者开口于上鼻道,后者开口于蝶筛隐窝。当各鼻窦发炎时,相应的鼻道可出现脓性分泌物。

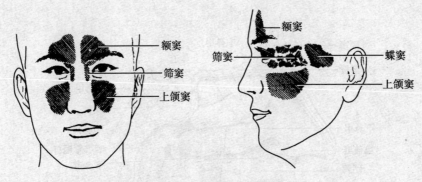

图4-6　鼻窦面部投影

1. 上颌窦　居于上颌骨体内,为鼻窦中的最大者,平均容量为13ml,有5个壁:①前壁:即面壁。中央稍凹陷且骨质较薄,称尖牙窝,上颌窦手术多经此进入窦腔。②后外壁:毗邻翼腭窝及颞下窝,近翼内肌。上颌窦恶性肿瘤破坏此壁如累及此肌时可致张口受限。③上壁:即眶底。眶内与窦内疾病常相互影响。④下壁:为上颌骨的牙槽突。上颌第二双尖牙和第一、二磨牙根尖感染可引起牙源性上颌窦炎。⑤内壁:为鼻腔外侧壁的下部。上颌窦开口于内侧壁后上方,因窦口位置较高,不利引流,故上颌窦炎发病率较高。

2. 额窦　位于额骨的内、外板之间,左右各一。急性额窦炎时眶顶内上角有明显压痛,额窦开口于窦底内侧,经鼻额管通入中鼻道前端。

3. 筛窦　位于鼻腔外上方和眼眶内壁之间的筛骨内,呈蜂房状小气房。筛窦以中鼻甲附着缘为界,位于其前下者为前组筛窦,开口于中鼻道。中鼻甲后上者为后组筛窦,开口于上鼻道。筛窦外壁菲薄如纸,为眶内侧壁的纸样板,故筛窦或眼眶炎症可相互感染。

4. 蝶窦　位于蝶骨体内,开口于上鼻甲后上方的蝶筛隐窝。其顶、后、外壁均以薄骨板与颅腔相隔,底壁是鼻咽顶。

二、鼻的生理

(一)鼻腔的生理功能

1. 呼吸功能 是鼻的主要生理功能,呼吸时鼻阻力的存在有助于吸气时形成胸腔负压,使肺泡充分扩张,增大气体交换面积,呼气时又有助于延长气体在肺内的停留时间,对肺泡内气体交换具有重要意义,鼻腔的某些疾病改变鼻阻力的大小后,直接影响呼吸功能。鼻毛能阻挡空气中较大粉尘,起到清洁过滤作用。鼻黏膜下丰富的血管和大量的腺体对吸入空气有调温、调湿和清洁等作用,以减少空气对下呼吸道黏膜的刺激。

2. 嗅觉功能 吸入含有气味的微粒经过嗅区黏膜时,会溶解于嗅腺的分泌液中,刺激嗅细胞产生神经冲动,通过嗅神经传到嗅中枢形成嗅觉。

3. 反射功能 鼻黏膜神经十分丰富,反应极为敏感,刺激物接触鼻黏膜后可引起喷嚏反射及腺体分泌物增多,借强大的呼出气流和分泌物冲刷排出进入鼻腔内的刺激物。

4. 共鸣作用 鼻腔和鼻窦有共鸣作用,使喉发出的声音更洪亮、悦耳、清晰。若鼻腔各种原因闭塞时,发音则呈"闭塞性鼻音"。若腭裂或软腭瘫痪,发音时鼻咽部不能关闭,则呈"开放性鼻音"。

(二)鼻窦的生理功能

鼻窦对增加吸入鼻腔空气的温度及湿度、在增强声音共鸣、减轻头颅重量、维持头部平衡、缓冲外来冲击力等方面有重要作用。

第二节 咽的应用解剖与生理

一、咽的应用解剖

咽是呼吸道和消化道上端的共同通道,上起颅底,下达第 6 颈椎水平与食管相接,前方分别与鼻腔、口腔和喉腔相通,成人全长约12cm,自上而下分为鼻咽、口咽和喉咽三部分(图4-7)。

(一)鼻咽部

起于颅底,下接口咽,又称上咽,向前经后鼻孔通鼻腔。顶壁与后壁交界处的淋巴组织称腺样体,鼻咽的左右两侧下鼻甲后端约1cm处有一漏斗状开口为咽鼓管咽口,与中耳鼓室相通。此口后上方有一唇状隆起称咽鼓管圆枕。在咽鼓管圆枕后上方有一凹陷称咽隐窝,是鼻咽癌好发部位,其上方紧邻颅底破裂孔,故鼻咽癌常可循此侵入颅内。咽鼓管咽口周围有丰富的淋巴组织称咽鼓管扁桃体。

(二)口咽部

是口腔向后方的延续部分,介于硬腭与

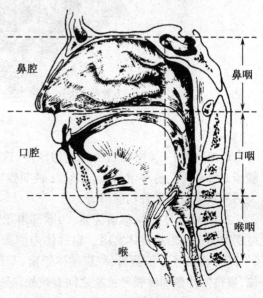

图 4-7 咽的分部

会厌上缘平面之间。咽峡由上方的软腭游离缘、腭垂(悬雍垂)、下方的舌根,两侧腭舌弓、腭咽弓围成的环状狭窄部分(图4-8)。腭舌弓与腭咽弓之间的深窝称扁桃体窝,腭扁桃体位于其中。每侧腭咽弓后方条索状淋巴组织,称咽侧索。咽后壁黏膜下散在的淋巴组织,称淋巴滤泡。舌根与会厌之间左右各有一浅窝,称会厌谷,异物易存留此处。

(三)喉咽部

位于会厌上缘与环状软骨下缘平面之间,向下连接食管,形如漏斗,喉口与喉腔相通。喉口两侧杓状软骨后外侧各有一较深的隐窝,称梨状窝,也是异物易停留的地方(图4-9)。

(四)咽的淋巴组织

咽淋巴组织丰富,较大的淋巴组织团

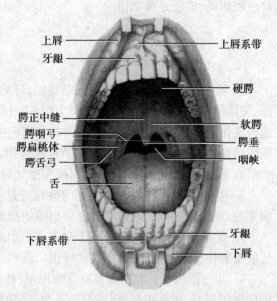

图4-8 咽峡的组成

块呈环状排列,称咽淋巴环。内环包括腭扁桃体、舌扁桃体、咽后壁淋巴滤泡、咽侧索、腺样体及咽鼓管扁桃体。外环包括咽后淋巴结、下颌角淋巴结、颌下淋巴结和颏下淋巴结等。内、外环之间有淋巴管相连,故咽部感染或肿瘤可扩散转移至相应的外环淋巴结(图4-10)。

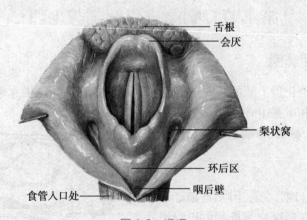

图4-9 喉咽

1. 腺样体 又称咽扁桃体或增殖体,位于鼻咽顶壁与后壁交界处,形似半个剥了皮的橘子,表面不平,易存留细菌,在幼儿时期较发达,10岁后逐渐退化萎缩。如腺样体过度肥大可导致鼻及咽鼓管功能障碍。

2. 腭扁桃体 简称扁桃体,为咽部淋巴组织中的最大者,位于口咽两侧腭舌弓和腭咽弓围成的三角形扁桃体窝内。扁桃体内侧面朝向咽峡,其黏膜上皮向扁桃体实质内陷形成6~20个深浅不一的盲管,称扁桃体隐窝,是细菌、病毒易存留繁殖而形成感染"病灶"的部位,扁桃体外侧咽腱膜与被膜之间有疏松结缔组织形成的扁桃体周围间隙。扁桃体上隐窝,是扁桃体脓肿的好发部位(图4-8)。

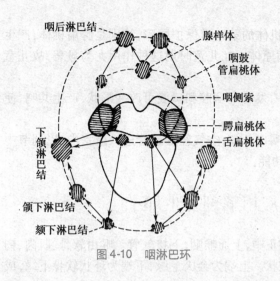

图 4-10 咽淋巴环

（五）咽筋膜间隙

咽筋膜间隙是指咽筋膜与邻近筋膜之间的疏松组织间隙，主要有咽后间隙和咽旁间隙（图 4-11）。

1. 咽后间隙 位于椎前筋膜与颊咽筋膜之间。上起颅底，下达上纵隔，中间的咽缝将其分为左右两部分，内有疏松结缔组织和淋巴组织。婴幼儿时期此间隙内有较多淋巴结存在，3 岁后逐渐萎缩，故咽后脓肿多发生在 3 岁以下幼儿。

2. 咽旁间隙 位于咽后间隙的两侧，咽上缩肌与翼内肌和腮腺之间。左右各一，形如锥体，上至颅底，下达舌骨，与咽后间隙

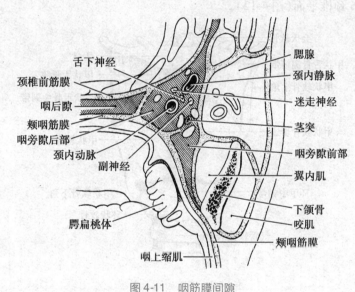

图 4-11 咽筋膜间隙

仅有一层薄筋膜相隔，后壁为椎前筋膜，茎突及其附着肌肉将其分为前后两部分。前部较小，与扁桃体邻近，故扁桃体的炎症可扩散到此间隙；后部较大，有颈部大血管和神经通过。该间隙感染侵蚀大血管可导致大出血，感染可循血管、神经鞘侵入颅内。

二、咽的生理

1. 呼吸功能 咽部黏膜含有丰富的腺体，对吸入的空气有继续调温、湿润和清洁的作用，但其功能弱于鼻腔黏膜。

2. 吞咽功能 分为 3 期，即口腔期、咽腔期、食管期。吞咽动作一经发动不能中止，食物经口腔送入咽腔后，经过咽部肌肉的协调运动，分别关闭鼻咽腔、喉腔，食物经梨状窝进入食管。软腭瘫痪时，可出现食物逆流到鼻腔的现象。

3. 防御保护功能 主要通过咽反射来完成。在吞咽或呕吐时可通过协调的吞咽反射，封闭鼻咽和喉部，避免食物反流至鼻腔或吸入气管。当异物或有害物质接触咽部时，会产生

呕吐反射,有利于排出异物和有害物质。

4. 免疫功能 咽部丰富的淋巴组织是机体的第一道保护屏障,特别是腭扁桃体,产生的免疫细胞和抗体,能抵御经口、鼻入侵的病原体。在儿童时期这种作用尤为显著,故儿童时期不可随意摘除扁桃体。

5. 语言形成功能 咽腔也是共鸣腔之一,发音时咽腔和口腔可改变形状,产生共鸣,使声音清晰、悦耳。

6. 调节中耳气压功能 吞咽时咽鼓管咽口开放,空气经咽鼓管进入鼓室内,以调节中耳与外界气压的平衡,维持中耳正常的传音功能。

第三节 喉的应用解剖与生理

喉是呼吸的通道和发音器官。位于颈前正中,上通喉咽,下接气管。喉由软骨、肌肉、韧带、纤维结缔组织和黏膜构成,形似锥形管腔状。上端为会厌上缘,下端为环状软骨下缘,成人相当于第3~6颈椎平面(图4-12)。

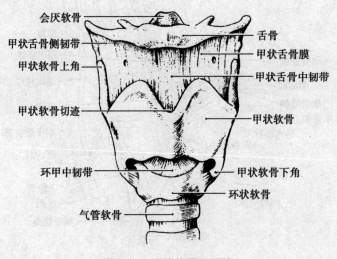

图4-12 喉的位置及形状

一、喉的应用解剖

(一)喉软骨

软骨构成喉的支架。会厌软骨、甲状软骨、环状软骨为单块软骨。成对的有杓状软骨、小角软骨和楔状软骨(图4-13),喉软骨间由纤维韧带连接。

1. 甲状软骨 是喉部最大的软骨,由左右两块方形软骨板在中线部位融合而成。接合处形成一交角,成年男性呈锐角,其上端向前突出,称喉结,为成年男性的特征性标志;女性为钝角,喉结不明显。软骨上缘正中有一"V"型切迹,称甲状软骨切迹,是识别颈部正中线及喉部手术的重要标志。

2. 会厌软骨 扁平如树叶状,位于喉的上部,上缘游离,下端借韧带附着于甲状软骨切迹后下方。会厌分舌面和喉面,舌面黏膜下组织疏松,炎症时肿胀明显。

3. 环状软骨 是喉和气管中唯一完整的软骨环,是保持喉腔通畅的重要支架,位于甲状软骨之下,第一气管环之上。前部较窄,为弓部;后部较宽,为环状软骨板。环状软骨弓部

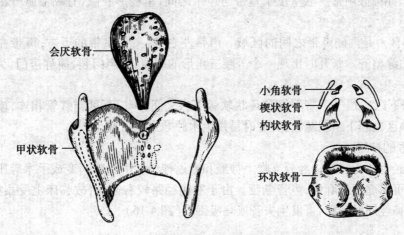

图 4-13 喉软骨

与甲状软骨之间以环甲膜相连,是急性喉梗阻时,行环甲膜穿刺或切开的急救部位。

4. 杓状软骨　为一对三角锥形软骨,位于环状软骨板两侧上缘,底与环状软骨形成环杓关节,该关节的运动可带动声带的内收或外展。底部前角称声带突,为声带附着处。

（二）喉肌

分喉外肌、喉内肌两组。喉外肌:位于喉的外部,将喉与周围结构连接,主要有甲状舌骨肌和胸骨甲状肌,作用是固定喉、升喉及降喉。喉内肌:位于喉的内部,按功能分为 4 组:①声带内收肌;②声带外展肌;③声带紧张与松弛肌;④会厌活动肌。作用是使声门闭合、开大,开放及关闭喉入口。

（三）喉腔

喉腔上界为喉入口,下界相当于环状软骨下缘,被声带分隔成声门上区、声门区和声门下区(图 4-14)。

1. 声门上区　指声带以上区域,喉前庭位于喉入口与室带之间。声带上方与之平行的

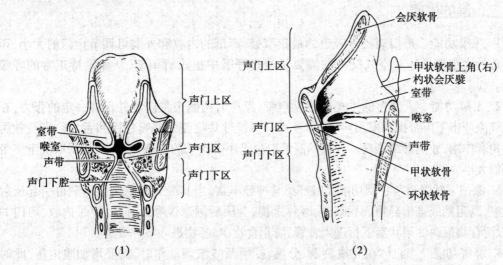

图 4-14　喉腔的分区

(1)喉的冠状切面后面观;(2)喉的矢状切面内面观

皱襞为室带,亦称假声带。喉室位于室带与声带之间,呈梭形腔隙,有黏液腺分泌黏液润滑声带。

2. 声门区   是两侧声带之间的区域。声带左右各一,在室带的下方,声带在喉镜下呈白色带状,边缘整齐。张开时出现一个等腰三角形的裂隙,称声门裂,简称声门,为喉腔最狭窄处。

3. 声门下区   位于声带下缘和环状软骨下缘之间,声门下区与气管相连,该腔上小下大,幼儿期该区黏膜下组织疏松,炎症时易发生水肿导致喉阻塞。

（四）喉的神经

喉的神经主要为迷走神经分支喉上神经和喉返神经。甲状腺病变或手术等压迫或损伤喉返神经均可引起声带麻痹,声音嘶哑。由于左侧径路较右侧长,故临床上受累机会较多,如两侧喉返神经同时受损,可发生失音或呼吸困难(图4-15)。

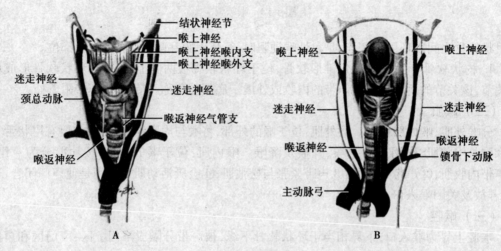

图 4-15   喉的神经

二、喉的生理

1. 呼吸功能   声门裂是呼吸道的最狭窄处,声带的内收和外展可调节声门的大小,声门开放的大小视机体对空气交换的需要量通过呼吸中枢进行调节,从而维持正常的呼吸功能。

2. 发声功能   人发声的主要部位是声带,发声时两侧声带内收并保持一定的张力,在呼出气流冲击下声带振动发出声音,称基声。要经过共鸣腔的共鸣作用和舌、唇、齿及软腭等的构音作用,才能形成语言。音调的高低取决于声带振动的频率,声音的强弱取决于声带振幅的大小。

3. 保护下呼吸道与吞咽功能   喉部感觉神经丰富,当其受到异物刺激即刻可引起反射性咳嗽,以阻挡或排出异物。吞咽时,喉体上提,会厌后倾遮盖喉口,同时声带内收,声门关闭,以便食物沿两侧梨状窝下行进入食管,防止食物、呕吐物进入下呼吸道。

4. 屏气功能   当机体在完成负重、分娩、排便及咳嗽等动作时,需要增加腹内压,此时声门紧闭,呼吸暂停,膈肌下移,胸廓固定,这就是屏气。

第四节 气管、支气管及食管的应用解剖与生理

一、气管、支气管的应用解剖与生理

气管位于颈前正中,食管的前方。由软骨、结缔组织、平滑肌和黏膜构成的扁圆形管腔,内衬黏膜,上端起自环状软骨下缘,下端在相当第 5 胸椎上缘处分成左右两主支气管,分叉处称气管隆嵴。是由 16~20 个马蹄形的软骨环和弹性结缔组织连接而成,其软骨环呈"C"形,缺口向后,由纤维组织和平滑肌封闭,并与食管前壁紧密相贴。右侧主支气管短而粗,与气管成约 25°角,向下分为上、中、下三个肺叶支气管。左侧主支气管细而长,与气管成约 45°角,向下分为上、下两肺叶支气管(图 4-16)。由于解剖学上的原因,气管异物易进入右侧支气管。

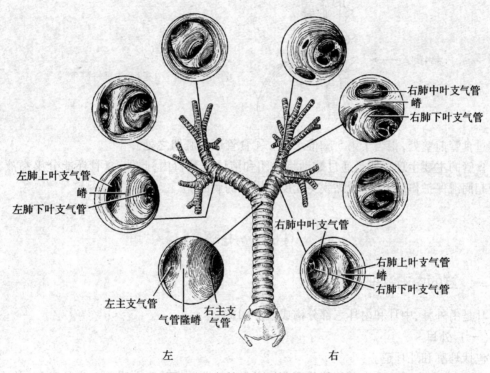

图 4-16 气管及支气管树形结构

气管、支气管不仅是呼吸的主要通道,而且还具有调节呼吸、清洁、防御性咳嗽反射和免疫的功能。

二、食管的应用解剖与生理

食管是消化道的起始部,食管为一长约 25cm,并具有一定伸缩性的肌性管道,内衬黏膜,上接喉咽与环状软骨下缘相平,下止于胃的贲门。食管自上而下有 4 个生理性狭窄(图 4-17):①食管入口是食管最狭窄的部位,异物最易在此存留,也是食管镜检查最难通过的部位。②主动脉弓横过食管左侧壁处,相当于第 4 胸椎水平,距上切牙约 23cm。③左主支气

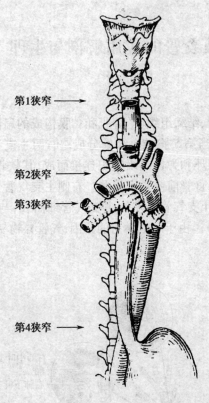

第1狭窄→

第2狭窄→

第3狭窄→

第4狭窄→

图 4-17 食管的四个生理性狭窄

管横过食管前壁处,相当于第 5 胸椎水平。④食管通过膈肌之处。

食管的主要生理功能是通过蠕动将食团和液体送到胃内,此外,食管还能分泌黏液,对黏膜起润滑保护作用,使食管黏膜免受反流胃液的刺激。

第五节　耳的应用解剖与生理

一、耳的应用解剖

耳是由外耳、中耳和内耳三部分构成(图 4-18)。

(一)外耳

包括耳廓和外耳道。

1. 耳廓　主要由软骨外覆软骨膜及皮肤构成,借韧带与肌肉附丽于头的两侧,其边缘卷曲为耳轮,耳廓表面的皮肤与软骨膜连接紧密,皮下组织少,血液供应差,故耳廓感染后易发生软骨膜炎。耳廓皮肤薄,血管表浅,易发生冻疮(图 4-19)。

2. 外耳道　呈 S 型弯曲,起自外耳道口止于鼓膜,外 1/3 为软骨部,内 2/3 为骨部。软骨部皮肤富有皮脂腺、耵聍腺及毛囊,是耳疖的好发部位。骨部与软骨部交界处较狭窄,异物易嵌于此处。软骨部的前下壁有 2~3 个裂隙,为外耳道与腮腺炎症相互扩散之通道。外耳道骨部的后上壁为乳突前壁,在乳突部急性炎症时,可见此部肿胀下沉。骨部的前下方为颞颌关节,外耳道有炎症时,张口及咀嚼可产生疼痛。

(二)中耳

是位于颞骨中的不规则含气腔及通道,包括鼓室、咽鼓管、鼓窦及乳突四部分。

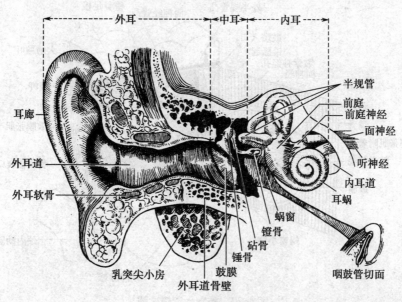

图 4-18　耳的解剖

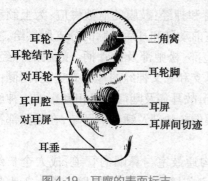

图 4-19　耳廓的表面标志

1. 鼓室　是颞骨内最大的不规则含气腔,内衬黏膜。以鼓膜紧张部上、下缘为界,将鼓室分为上、中、下三部分。鼓室前方经咽鼓管与鼻咽部相通,后上方借鼓窦入口与鼓窦和乳突气房相通。内有锤骨、砧骨和镫骨三块听小骨以及血管、韧带、肌肉和神经。

（1）鼓室壁:鼓室近似于一个立方体,有顶、底、前、后、内、外 6 个壁(图 4-20)。

①顶壁:即鼓室盖,分隔鼓室与颅中窝。少数婴幼儿此壁岩鳞缝尚未闭合或骨质缺损,是耳源性颅内感染的传播途径。②底壁:又称颈静脉壁,借一薄骨板与颈内静脉球相隔。③前壁:即颈动脉壁,上部有二口,前上壁有鼓膜张肌半管的开口,前下壁有咽鼓管的鼓室口,下部借薄骨板与颈内动脉相隔。④后壁:即乳突前壁。上方有鼓窦入口,借此入口与鼓窦及乳突气房相通,为急性化脓性中耳炎向后扩散的通道。面神经垂直段也在此通过。⑤内壁:即内耳的外侧壁(迷路壁)。中央隆起处称为鼓岬。在鼓岬的后上方有前庭窗(卵圆窗),为镫骨足板和环韧带所封闭,鼓岬的后下方有蜗窗(圆窗),为一纤维膜所封闭。鼓岬的上方有面神经管水平段经过。⑥外壁:由膜部和骨部两部分组成。膜部即鼓膜,为鼓室外侧壁的主要组成部分,鼓膜这椭圆形半透明膜,有弹性、略向内凹陷,厚约 0.1mm。婴幼儿由于外耳道骨部未发育,鼓膜几乎与外耳道底壁平行,在检查时难以看到鼓膜像。正常鼓膜标志有:锤骨柄、脐部、光锥、锤骨短突、松弛部及紧张部。临床上为了便于描述,人为将鼓膜分为四个象限:即沿锤骨柄作一假想直线,再经鼓膜脐部作一直线与之垂直,将鼓膜分为前上、前下、后上、后下 4 个象限(图 4-21)。

（2）鼓室内容物:包括听小骨、肌肉、韧带及神经。听小骨包括锤骨、砧骨、和镫骨,是人体最小的一组骨头,借韧带与关节连接成听骨链(图 4-22)。锤骨柄连接鼓膜,镫骨足板借环

83

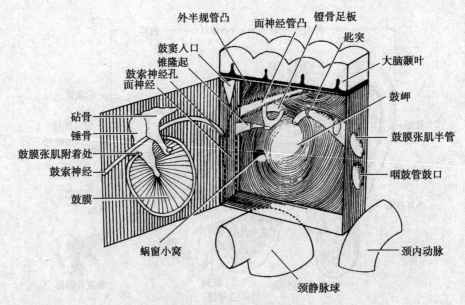

图 4-20 鼓室六壁模式图

外半规管凸　面神经管凸　镫骨足板
鼓窦入口　　　　　　　匙突
锥隆起　　　　　　　　　大脑颞叶
鼓索神经孔
面神经
砧骨　　　　　　　　　　鼓岬
锤骨
鼓膜张肌附着处　　　　鼓膜张肌半管
鼓索神经
鼓膜　　　　　　　　　咽鼓管鼓口
蜗窗小窝
颈静脉球　　颈内动脉

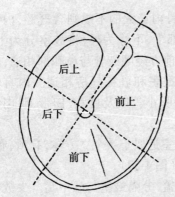

图 4-21　右耳鼓膜的 4 个象限

后上　前上
后下　前下

韧带连于卵圆窗。

（3）鼓膜的血管和神经:鼓膜的血液供应:为上颌动脉的耳深动脉及鼓室前动脉和耳后动脉的分支所供给,主要分布于鼓膜的周边部、松弛部及锤骨柄。鼓膜的神经:外侧为迷走神经的耳支和三叉神经的耳颞支支配,内侧由舌咽神经的鼓支支配,故耳痛及咽痛时可相互影响。神经纤维集中分布于鼓膜的松弛部及锤骨柄区域,在紧张部神经分布比较贫乏。

2. 咽鼓管　是沟通鼓室与鼻咽的管道,成人全长约31～38mm。起自鼓室前壁,止于鼻咽侧壁。外 1/3 为骨部,内 2/3 为软骨部,静止时是闭合的,仅在吞咽、张口、打呵欠时开放,空气进入鼓室,借以调节中耳腔与外界大气压的平衡。咽鼓管黏膜为假复层纤毛柱状上皮,纤毛运动朝向鼻咽部,以助中耳分泌物的排出。成人咽鼓管细长,咽口低于鼓

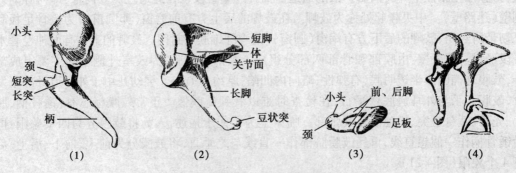

小头　　　　　　　短脚
颈　　　　　　　　体
短突　　　　　　　关节面
长突　　　　　　　长脚　　　　小头　前、后脚
柄　　　　　　　　豆状突　　　颈　　足板

（1）　　　　（2）　　　　（3）　　　　（4）

图 4-22　听小骨及听骨链
（1）锤骨；（2）砧骨；（3）镫骨；（4）听骨链

室口,而婴幼儿咽鼓管短、宽、直、平,所以婴幼儿易患中耳炎。

3. 鼓窦　为鼓室后上方较大的骨气腔,位于上鼓室和乳突气房之间,是鼓室与乳突气房相通的要道,是乳突手术凿开鼓窦的重要标志及入路。

4. 乳突　位于颞骨的后下部,为致密骨质的外壳围成的许多大小不等、形态不一并相互连通的气房。根据乳突气房发育情况,分为气化型、板障型、硬化型和混合型。正常人以气化型多见。

（三）内耳

又称迷路,深居颞骨岩部。含有听觉与位置觉重要感受器,内耳由骨迷路和形态与之相仿的膜迷路以及淋巴液组成,膜迷路位于骨迷路内。骨迷路与膜迷路之间充满外淋巴液,膜迷路内充满内淋巴液,内、外淋巴液互不相通。

1. 骨迷路　由人体最致密的骨质构成,分为前庭、半规管和耳蜗三部分(图4-23)。①前庭:位于耳蜗和半规管之间,为一不规则的椭圆形腔,外壁为鼓室内壁,上有前庭窗和蜗窗。②半规管:位于前庭的后上方,按其所在位置,分别称外半规管(水平半规管)、前半规管和后半规管。每个半规管的两脚均开口于前庭,其一端膨大,称壶腹,前、后半规管的非壶腹端合成一总脚,故三个半规管有五个孔通前庭。③耳蜗:位于前庭的前部,形似蜗牛壳,由中央的蜗轴和周围的骨蜗管构成。骨蜗管旋绕蜗轴2.5~2.75周,底周相当于鼓岬。

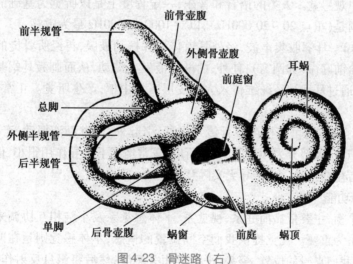

图4-23　骨迷路（右）

2. 膜迷路　为套在骨迷路里的膜性管。由椭圆囊、球囊、3个膜半规管、膜蜗管(中阶)、内淋巴管和内淋巴囊构成。各部相互通连成一密闭的管道,膜迷路借纤维束固定于骨迷路壁上,内含内淋巴液,浮悬于外淋巴液中(图4-24)。椭圆囊和球囊囊壁上的椭圆囊斑和球囊斑及膜半规管内的壶腹嵴为前庭神经末梢感受器,即位觉感受器。膜蜗管内基底膜上有螺旋器,又名Corti器,为听觉神经感受器。

3. 内耳的神经　位听神经离开脑干后进入内耳道,分为耳蜗神经和前庭神经,前者终止于螺旋器,后者终止于壶腹嵴、球囊斑和椭圆囊斑。

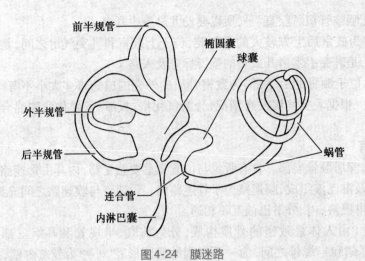

图 4-24　膜迷路

二、耳的生理

（一）听觉功能

听觉指的是声源振动引起空气产生疏密波（声波），通过外耳和中耳组成的传音系统传递到内耳，经内耳将声波的机械能转变为听觉神经上的神经冲动，然后传送到大脑皮层听觉中枢而产生的主观感觉。人类的语言和音乐，一定程度上是以听觉为基础的。人耳能感受的声波频率范围是（重点 20～20 000Hz），以对 1000～3000Hz 最为敏感。

1. 空气传导　耳廓收集声波，经外耳道传导并振动鼓膜，再经听骨链的杠杆放大作用将声波能量传给前庭窗（卵圆窗），使外、内淋巴液发生波动，从而刺激耳蜗基底膜上螺旋器产生神经冲动，通过耳蜗神经纤维传入大脑皮层听觉中枢，产生听觉。正常情况下，以空气传导为主。

2. 骨传导　声波也可直接由颅骨传入内耳，引起外、内淋巴液振动，产生听觉，但由颅骨传入内耳的声波，大部分为颅骨所反射，所以，正常情况下骨导作用很小，但在耳聋性质的鉴别诊断方面有重要意义。骨传导无实际意义。

（二）平衡功能

人体维持平衡，主要依靠前庭系、视觉系、本体感觉系及小脑相互协调来完成，其中，前庭系统的功能最为重要。视觉提供我们空间位置的概念，本体感觉则是在四肢肌肉的神经末梢，可以感觉我们自身的位置、姿势、平衡等相关刺激，然后将讯息反射作用于肌肉组织，使运动处于协调状态。小脑则是接收来自各个器官的讯息，加以整合，再协调身体的动作，维持平衡，同时调节眼球的运动，以保持清晰视力。

前庭接受直线加速和减速运动及头位变动的刺激，膜半规管接受角加速或减速运动的刺激，产生的神经冲动，通过前庭神经传至中枢，再经传出神经至相应的运动系统，从而维持身体的平衡。若发生病变，可引起眩晕、眼震、倾倒及肢体张力的改变。

目标测试

1. 头面部"危险三角区"是指

　A. 鼻根部与上唇三角形区域

B. 两眼内眦与鼻尖连线的区域

C. 两眼外眦与下颌尖三点连线的区域

D. 强调外鼻静脉与海绵窦的关系,无具体范围

E. 眼上静脉、眼下静脉和面深静脉所在的区域

2. 利特尔区(易出血区)的位置在
   A. 鼻腔外侧壁　　　　B. 鼻中隔前下部　　　　C. 鼻中隔中部
   D. 下鼻道后端　　　　E. 鼻前庭区域

3. 窦口位置比较高的鼻窦是
   A. 蝶窦　　　　B. 筛窦　　　　C. 上颌窦
   D. 额窦　　　　E. 蝶窦和筛窦

4. 鼻的生理功能不包括
   A. 呼吸功能　　　　B. 嗅觉功能　　　　C. 共鸣功能
   D. 屏气功能　　　　E. 反射功能

5. 喉腔最狭窄的部位是
   A. 喉室　　　　B. 喉入口　　　　C. 声门裂
   D. 喉前庭　　　　E. 声门下区

6. 形成喉结的是
   A. 甲状软骨　　　　B. 环状软骨　　　　C. 杓状软骨
   D. 会厌软骨　　　　E. 小角软骨

7. 正常鼓膜的解剖标志不包括
   A. 锤骨短突　　　　B. 光锥　　　　C. 锤骨柄
   D. 卵圆窗　　　　E. 鼓脐

8. 下列不属于中耳结构的是
   A. 鼓室　　　　B. 咽鼓管　　　　C. 鼓窦
   D. 乳突　　　　E. 耳蜗

9. 下列不属于口咽部的结构是
   A. 腭扁桃体　　　　B. 梨状窝　　　　C. 腭垂
   D. 腭咽弓　　　　E. 咽侧索

10. 下列有关咽鼓管的叙述不正确的是
    A. 是沟通鼓室与鼻咽的管道　　　B. 成人咽鼓管短、宽、直、平
    C. 婴幼儿咽鼓管短宽直平　　　　D. 调节中耳腔与外界大气压的平衡
    E. 外 1/3 为骨部,内 2/3 为软骨部

(王增源)

第五章 耳鼻咽喉科学常用检查法

 学习目标

1. 掌握 耳鼻咽喉常用的检查方法和临床意义。
2. 熟悉 耳鼻咽喉常用检查器械的用途,基本使用方法,使用原则。
3. 了解 颈部、气管、支气管、食管检查方法和临床意义。
4. 能在带教老师指导下,学会耳鼻咽喉科常用检查及规范记录。

第一节 检 查 设 备

由于耳、鼻、咽、喉等器官狭小曲折,位置深,不易直视观察,临床上常需使用专科检查器械和良好的照明才能进行检查。

近年来,随着各种内镜如鼻内镜、耳内镜、纤维电子耳鼻咽喉镜、动态喉镜等在临床上的普及应用,大大改善了耳、鼻、咽、喉检查的直观性和精细度,同时可以显示图像和录像,并加以处理和保存,有利于教学和科研。

一、检查室的设置与设备

室内宜稍暗,应备有光源,多为100W的白炽灯,检查椅(目前一般配备带有自动升降、旋转的自动机械检查椅)。

常用的检查器械(图5-1)、消毒器械和用后器械盛具、污物桶,以及一次性用品、敷料、油纱条、止血栓子、止血海绵、明胶海绵、棉球、棉片、棉签、注射器)、药品(如1%麻黄碱液、1%丁卡因)等。

目前诊疗综合工作台已成为常用的耳鼻咽喉科装备,配备齐全,十分便于临床专科诊疗(图5-2)。

二、光源与镜的使用

常用100W的灯泡作为光源,检查时,光源一般置于额镜同侧,略高于受检者耳部,相距约15cm。额镜为中央有一小孔的凹面反射聚光镜,其焦距为25cm,借额带固定于头部额前,镜面可灵活转动。调整镜面使之贴近左眼或右眼,并使投射于额镜面上的光线经反射后聚集于受检部位,保持瞳孔、额镜中央孔和受检部位处于同一条直线上,由单眼产生视觉进行检查,但双眼应同时睁开以免产生用眼疲劳。手术时也可用冷光源头灯等(图5-3,图5-4)。

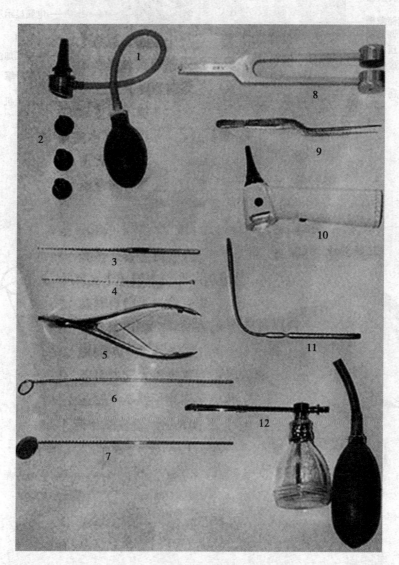

图 5-1 耳鼻咽喉科常用检查器械

1. 鼓气耳镜；2. 耳镜；3. 盯聍钩；4. 卷棉子；5. 前鼻镜；6. 间接鼻咽镜；
7. 间接喉镜；8. 音叉；9. 枪状镊；10. 电耳镜；11. 角形压舌板；12. 喷壶

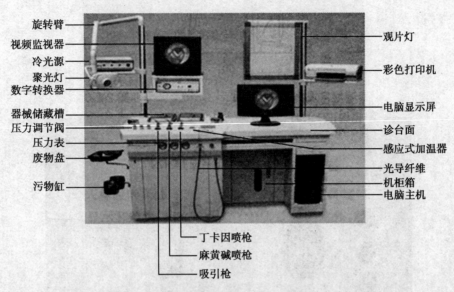

旋转臂
视频监视器
冷光源
聚光灯
数字转换器
器械储藏槽
压力调节阀
压力表
废物盘
污物缸

观片灯
彩色打印机
电脑显示屏
诊台面
感应式加温器
光导纤维
机柜箱
电脑主机

丁卡因喷枪
麻黄碱喷枪
吸引枪

图 5-2 耳鼻咽喉科诊疗综合工作台及其基本结构

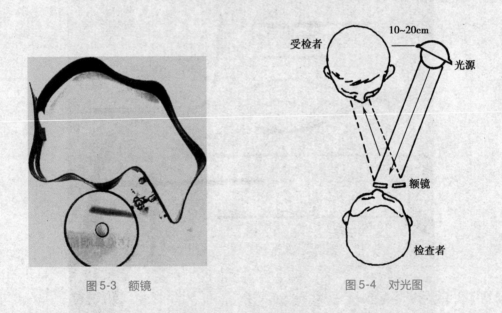

图 5-3 额镜

图 5-4 对光图

三、检查体位

一般受检者与检查者相对而坐,受检者上身稍前倾(图 5-5)。检查耳部时,受检者侧坐,患耳面向检查者。检查不合作的儿童时,须由其家属或医务人员抱持,采用双腿夹住双下肢、右手固定额头部于胸前,左手环抱两臂,将其全身固定(图 5-6)。

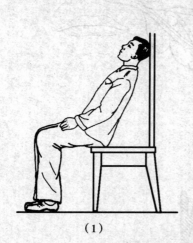

（1）　　　　　　　　　（2）

图 5-5　耳鼻咽喉常规检查患者体位　　　　图 5-6　小儿受检时
（1）错误；（2）正确　　　　　　　　　的体位

第二节　鼻部检查法

一、常规鼻部检查

（一）外鼻

观察外鼻有无畸形、缺损、肿胀、新生物及皮肤有无异常改变。触诊检查鼻部皮肤有无触痛、增厚、变硬，鼻骨有无塌陷或骨擦音等。

（二）鼻腔

1. 鼻前庭检查　嘱受检者头稍后仰，用拇指将其鼻尖抬起，观察鼻前庭皮肤有无红肿、糜烂、溃疡、皲裂、结痂、肿块和鼻毛脱落等。

2. 前鼻镜检查　通常以左手持鼻镜，右手扶持受检者面颊部，以调整头位。将鼻镜两叶合拢，使之与鼻底平行，缓缓置入鼻前庭，但不能超越鼻阈，以免引起疼痛或鼻腔黏膜损伤。然后将前鼻镜两叶上下张开以扩张鼻孔（图5-7）。循以下三个头位连续进行由低向高依次检查整体鼻腔：①第一位置，使受检者头稍低，观察鼻腔底部、下鼻甲、下鼻道及鼻中隔前下部；②第二位置，使头后仰至30°，检查鼻中隔中段、中鼻甲、中鼻道和嗅裂中后部；③第三位置，使头后仰至60°，查看鼻中隔上部、中鼻甲前端、鼻丘、嗅裂与中鼻道的前部（图5-8）。

3. 后鼻镜检查　详见鼻咽部检查。

（三）鼻窦

1. 一般检查　检查尖牙窝、内眦及尾头区皮肤有无红肿、压痛，局部有无弹性或硬性膨隆，有无眼球移位或运动障碍，有无视力障碍等。

2. 前鼻镜检查　主要观察中鼻道、嗅裂或后鼻孔处有无脓涕存留，中鼻甲黏膜有无红

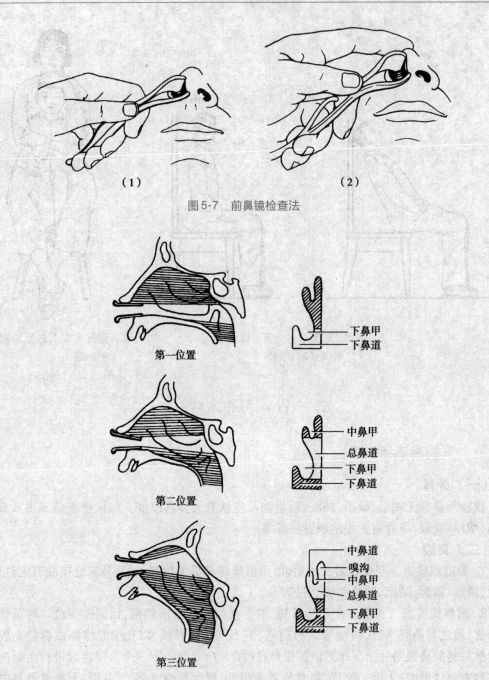

（1）　　　　　　　　　　（2）

图 5-7　前鼻镜检查法

第一位置
├ 下鼻甲
├ 下鼻道

第二位置
├ 中鼻甲
├ 总鼻道
├ 下鼻甲
├ 下鼻道

第三位置
├ 中鼻道
├ 嗅沟
├ 中鼻甲
├ 总鼻道
├ 下鼻甲
├ 下鼻道

图 5-8　前鼻镜检查的三种位置

肿、息肉样变，中鼻道有无息肉或其他新生物。

3. 体位引流术　疑有鼻窦炎，初步经前鼻镜检查未发现鼻道内有异常分泌物者，可行体位引流术。方法如下：先用1%麻黄碱液充分收缩中鼻道与嗅裂附近黏膜，使鼻窦口通畅。疑为上颌窦炎者，取头前倾90°，患侧居上；疑为额窦炎，取正坐位，头位直立；疑为前组筛窦炎时，头位稍向后倾；疑为后组筛窦炎，头位稍向前倾；疑为蝶窦炎，取低头位。保持相应头位5～10分钟，然后检查鼻腔，观察中鼻道、嗅裂处有无分泌物排出。

4. 上颌窦穿刺冲洗术　可用于上颌窦内病变的活检和分泌物的冲洗，是诊断及治疗上颌窦疾病的常用方法之一。

二、鼻内镜检查法

鼻内镜有硬管和软管两种。一套完整的硬管鼻内镜包括0°、30°、70°、90°及120°等多种视角镜（图5-9）。可直接插入到鼻腔各部位，直视下观察鼻甲、鼻道、鼻窦口，甚至部分窦腔的情况，并可将图像显示和放大，极大地提高了检查质量。软管鼻内镜也即纤维电子鼻咽喉镜（详见喉镜检查法），其管细软，可弯曲，可导入鼻内各部位。现鼻内镜常规用于鼻腔深部检查和手术。比如，常用于钳取活体组织进行病理检查、发现鼻出血的出血部位并进行止血等，还常用于鼻窦、鼻息肉等手术。

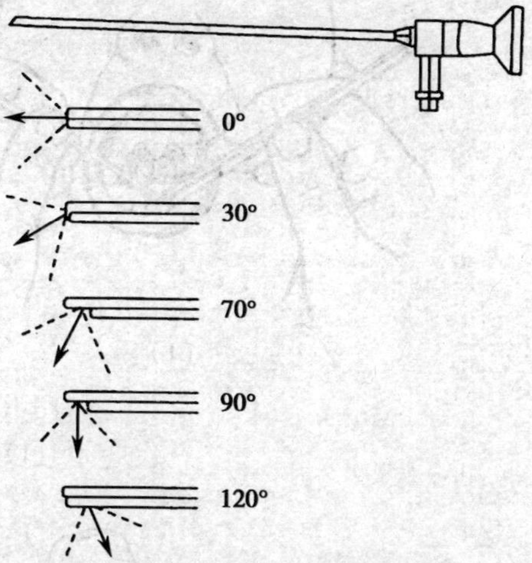

图5-9 硬管鼻内镜

三、鼻部影像学检查

鼻窦X线摄片、CT及磁共振成像（MRI）有助于明确诊断。CT及MRI可以准确判断鼻、鼻窦及其周围组织病变的位置、大小及范围，且病变的解剖层次更清晰。

四、嗅觉检查

常用酒精、柴油和醋等作为嗅剂，以水作为对照进行测试。全部嗅出者为正常，仅能嗅出部分为嗅觉减退，全部不能嗅出者为嗅觉丧失。

第三节 咽部检查法

一、口咽部检查法

受检者端坐，张口平静呼吸。检查者用压舌板置于舌前2/3处，将舌压向口底，观察腭舌弓、腭咽弓、腭扁桃体及咽侧索、咽后壁等。嘱受检者发"啊"音，注意观察软腭的运动（有无瘫痪，两侧是否对称）；咽黏膜有无红肿、溃疡、舌咽腭弓有无粘连；扁桃体有无肿大及表面是否光滑、有无伪膜、隐窝口有无分泌物等；咽后壁有无淋巴滤泡增生、肿胀和隆起；咽反射是否敏感、迟钝或消失。为判断有无颈突过长以及咽异常感觉的定位，必要时可口咽部指诊进行触诊。

二、鼻咽部检查法

常用间接鼻咽镜检查。嘱受检者端坐，张口用鼻平静呼吸。如遇咽反射敏感者，可先用1%丁卡因口咽腔喷雾，3~5分钟后，使黏膜表面麻醉后再进行检查。检查者左手持压舌板压住舌前2/3处，右手持稍加热去雾不烫手的鼻咽镜伸至软腭与咽后壁之间，避免触及咽后壁或舌根，以免引起恶心。借助于额镜照明，逐渐转动镜面，通过反光镜面观察软腭背面、鼻中隔后缘、后鼻孔、咽鼓管咽口、圆枕、咽隐窝、鼻咽顶后壁及腺样体（图5-10）。检查时应注意鼻咽黏膜有无充血、肿胀、溃疡、隆起及新生物等。对于儿童患者，也可用鼻咽部指诊进行鼻咽部触诊(图5-11),主要是检查有无腺样体肥大或鼻咽部肿物。该方法目前较少采用,改为鼻咽内镜检查。

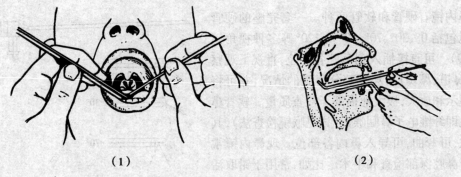

图5-10　间接鼻咽镜检查法
(1)正面观;(2)侧面观

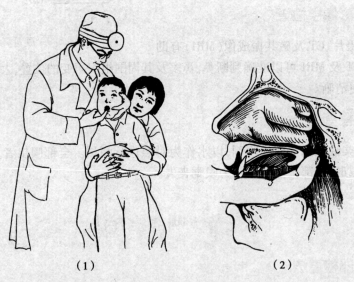

图5-11　小儿鼻咽指诊姿势及指诊示意图
(1)小儿鼻咽指诊姿势;(2)指诊示意图

三、喉咽部检查法

见喉部检查法。

四、咽部内镜检查法

咽部内镜检查现已在临床上普遍使用,包括以下两种。①硬性内镜检查法:同鼻内镜,可经鼻或经口检查,先用1%丁卡因,喷雾黏膜表面麻醉后,将内镜管经鼻或者经口放入鼻咽部,转动内镜以观察鼻咽部。②纤维内镜检查法:也即用纤维电子鼻咽喉镜检查(见喉镜检查法)。检查前清理鼻腔分泌物,同样用1%丁卡因,喷雾黏膜表面麻醉,患者取坐位或卧位,检查者左手持操纵杆,右手将镜体远端经前鼻孔送入鼻腔底部,到达鼻咽部,拨动操纵杆以便观察鼻咽的各壁。通常内镜具有一定的放大作用,注意观察辨认放大了的正常或病变组织,并对可疑病变的部位钳取标本进行病理学检查。

五、多导睡眠描记术

多导睡眠描记术(polysomnography,PSG)是在全夜睡眠中,连续并同步地记录和监测口鼻气流、血氧饱和度、心电图、胸腹呼吸运动、脑电图、眼动电图、颏下肌群肌电图、胫前肌肌电图、体位、鼾声、睡眠时间等10余项指标,根据监测的结果分析睡眠结构、脑电反应、肌电反应、呼吸功能和心血管功能等,为阻塞性睡眠呼吸暂停低通气综合征的诊断提供"金标准"(图5-12)。

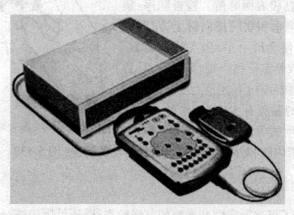

图5-12 多导睡眠监测仪

 知识链接

阻塞性睡眠呼吸暂停低通气综合征的诊断"金标准"

根据多导睡眠描记术的结果,符合以下条件之一者可以诊断为阻塞性睡眠呼吸暂停低通气综合征:①在7小时睡眠中,呼吸暂停反复发作30次以上;②呼吸暂停低通气指数(AHI)>5。注:呼吸暂停1次是指气道停止气流持续时间≥10秒;低通气1次是指呼吸气流减少50%以上持续时间>10秒,并伴有动脉血氧饱和度下降≥4%;呼吸暂停低通气指数是指全夜睡眠期平均每小时呼吸暂停次数和低通气次数之和。

六、咽部影像学检查

X线检查最常用的是鼻咽侧位片,主要用于腺样体肥大的检查,根据鼻咽顶后壁黏膜增厚的程度及气道的宽窄,判断有无腺样体的肥大。CT及MRI检查适合于鼻咽部的占位性病变,可提示病变范围及与周围结构的关系。

第四节 喉部检查法

一、喉外部检查法

包括视诊及触诊,观察喉结的大小、位置是否居中及吞咽时喉活动情况等。注意喉软骨、舌骨、环甲膜等解剖标志,注意有无皮下气肿、囊肿、触压痛、畸形等。

二、间接喉镜检查法

间接喉镜检查法是喉部最常用和最简单的方法。检查体位：受检者端坐，上身稍前倾，头稍后仰，受检者张口伸舌，全身放松，检查者以消毒纱布包裹受检者舌前部，左手拇、中指挟持并向前牵拉舌体，右手持稍加热去雾不烫手的间接喉镜，经左侧口角放入口咽部。对咽反射敏感者，可使用1%丁卡因咽喉黏膜表面麻醉。检查顺序：镜面朝前下方，镜背将腭垂和软腭推向后上方，嘱患者反复发长"衣"音，使会厌上举，依次检查舌面、舌根、会厌、会厌谷、双侧室带和声带、梨状窝、环后区等部位，也可大致观察声门下区及上段的气管软骨环，注意这些部位的黏膜有无充血、水肿、增厚、溃疡、瘢痕、异物、新生物等。嘱受检者发"衣"音和吸气，可观察双声带内收和外展以及杓状软骨活动的情况（图5-13）。

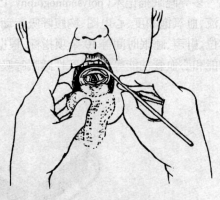

图 5-13　间接喉镜检查示意图

三、直接喉镜检查法

直接喉镜检查除了可进行喉咽和喉腔的直视检查外，还可用于施行手术、麻醉插管或其他治疗（图5-14）。为增加操作的稳定性和减轻检查者的体力，特别是在手术过程中，常采用支撑架或者悬吊支架进行固定。直接喉镜下应用显微镜检查又叫显微喉镜检查，显微喉镜检查可以更为精确地观察和处理病变。

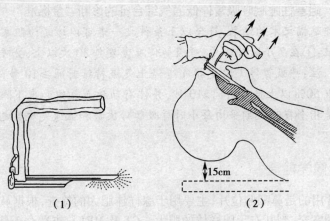

（1）　　　　　　　　（2）

图 5-14　直接喉镜检查法
（1）直接喉镜；（2）检查方法

四、纤维喉镜检查法

是用纤维电子鼻咽喉镜检查喉部，现已成为临床上广泛使用的方法，可经鼻或经口进行检查。可对鼻、鼻咽、口咽及喉咽、喉等解剖部位进行检查；还可进行活检、息肉摘除及个别异物的取出等（图5-15）。

纤维电子鼻咽喉镜检查的优点是：①痛苦小、创伤小；②操作简便，可在患者正常发音状

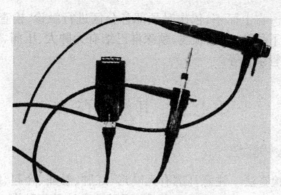

图 5-15　纤维电子鼻咽喉镜

态下观察咽喉部的各种病变;③镜体本身细软可弯曲,患者不需要特殊体位,尤其是有颈部畸形、张口困难者;④镜体末端可接近解剖及病变部位,利于咽喉部、声门上区的检查。缺点是:对于鼻腔狭窄者喉镜导入相对困难、图像容易失真变形。

五、动态喉镜检查法

又称频闪喉镜,借助发出不同频率的频闪头照在声带上,观察声带黏膜的运动情况,当频闪头的频率与声带振动频率有差别时,可观察到声带振动引起的黏膜波。病理情况下,声带的黏膜波可中断或消失,有利于发现常规内镜下不易发现的声带早期病变,如上皮增生、小囊肿、白斑或癌变等情况。

六、喉的影像学检查法

主要有常规 X 线检查(如颈侧位片、颅底位片、喉正侧位片等)及 CT 和 MRI 检查。MRI及 CT 对显示肿瘤大小及侵犯的范围更有价值。

第五节　气管、支气管与食管检查法

一、支气管检查法

支气管镜检查包括硬管支气管镜检查及纤维支气管镜检查。支气管镜检查具有诊断和治疗的双重功能,目的是明确气管、支气管的病变部位、范围和性质,用于原因不明的肺部疾病的诊断、异物的取出、气管、支气管病变的局部治疗及下呼吸道分泌物的吸除等。临床上应用的支气管镜有 3 种:硬管支气管镜、纤维支气管镜和电子支气管镜。

二、食管镜检查法

食管镜检查是应用硬管、纤维食管镜或上消化道电子内镜检查食管内病变的方法,目的是明确食管病变的部位、范围和性质。

第六节　颈部检查法

颈部检查包括视诊、触诊、听诊。注意观察颈部的位置,有无斜颈或强迫体位,两侧是否对称,皮肤有无溃疡、瘘管、瘢痕、肿块,有无甲状腺肿大、颈静脉有无怒张及颈动脉搏动有无异常,气管有无偏移等。自上而下,依次对颈部各分区进行触诊,检查甲状腺有无肿块、压痛,肿块是否随吞咽上下移动;注意颈浅、颈深淋巴结有无肿大、压痛、粘连等。听诊颈部有无痰鸣音、拍击音或血管杂音等。

第七节 耳部检查法

一、耳部的一般检查法

1. 耳廓及耳周的检查法　注意耳廓有无畸形、红肿、触痛、隆起、瘘管及瘘管周围有无红肿及瘢痕、赘生物等。指压乳突区有无压痛,耳周淋巴结是否肿大,有无耳屏前压痛和耳廓牵拉痛等。分泌物有无特殊腐臭味。

2. 外耳道及鼓膜检查法

（1）徒手检查法:包括双手法和单手法（图 5-16）,依次检查外耳道和鼓膜。检查外耳道时,注意有无盯聍、异物、肉芽及肿物,后上壁有无塌陷,鼓膜有无充血、内陷、外凸、穿孔、钙化、肥厚、浑浊等。外耳道被盯聍或外耳道分泌物堵塞者,需首先清理干净后再进行检查。

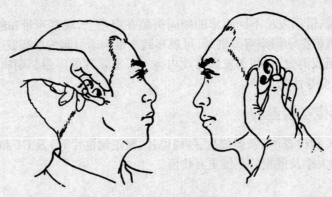

图 5-16　单手检耳法

（2）耳镜检查法:如外耳道狭小或耳毛多而长影响检查时,可将耳镜缓慢旋转放入撑开外耳道,便可看清鼓膜。耳镜放入时其前端勿超过软骨部,以免引起疼痛。

鼓气耳镜,可对外耳道加压,用于观察鼓膜活动度及难以观察的鼓膜小孔。电耳镜自带光源,便于携带,同时具有光照度好和放大作用,可精确观察鼓膜和中耳的结构。耳内镜是冷光源硬管内镜,类似于其他内镜,在观察的同时也可进行治疗。

3. 咽鼓管功能检查法

（1）捏鼻鼓气法:使用听诊器,将其前端换为橄榄头并置于受试者外耳道口,嘱受试者作捏鼻鼓气动作,正常咽鼓管将开放,致气流冲入鼓室,检查者可经听诊器听到鼓膜震动声,也可直接用耳镜检查鼓膜,观察到鼓膜震动,同时被检者自觉耳内有"轰"响及闷胀感,提示咽鼓管功能正常。

（2）波氏球吹张法:将波氏球的橄榄头置于受试者的一侧前鼻孔,并压紧封闭对侧前鼻孔,嘱受试者在做吞咽动作或者吞一大口水的同时挤压波氏球,此时正常咽鼓管呈开放状态,气流将冲入鼓室,检查者可从听诊器内听到鼓膜的振动声,受检者耳内有"轰"响及闷胀感。

（3）咽鼓管导管吹张法:用 1% 麻黄碱和 1% 丁卡因收缩并麻醉鼻腔黏膜。将听诊器两端的橄榄头分别置于患者和检查者的外耳道内。将导管弯头朝下,沿受检侧鼻底缓缓伸入鼻咽部抵达鼻咽后壁,再将导管向受检侧旋转90°,导管即进入咽鼓管咽口。用橡皮球向导管内鼓气,使气体经咽鼓管进入鼓室。如咽鼓管通畅,可听到吹风声和鼓膜振动(图5-17)。

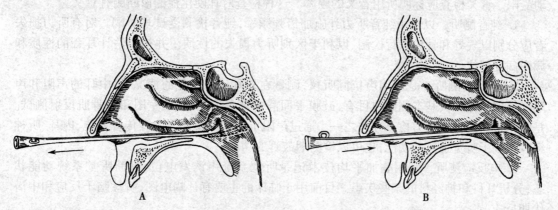

图 5-17 咽鼓管吹张导管法

注意事项:①操作时动作要轻柔,切勿使用暴力,以免损伤鼻腔或咽鼓管口的黏膜;②吹气时要把握力度和速度,以免用力过度导致鼓膜穿孔;③鼻腔或鼻咽部有脓液或分泌物时,应提前清除。

(4)咽鼓管纤维内镜检查法:将咽鼓管纤维内镜自咽鼓管咽口插入,再向咽鼓管吹气,观察其黏膜病变情况。对于鼓膜穿孔者,可通过鼓室滴药法、咽鼓管造影法或声导抗仪等方法检查咽鼓管功能。

二、听功能检查法

临床听力检查法分为主观测听法与客观测听法。主观测听法需要依靠受试者的主观判断,故又称为行为测听,包括言语测听、音叉试验、纯音测听检查等。客观测听法无需受试者的行为配合,故结果客观、可靠,包括声阻抗检查、电反应测听及耳声发射检查等,尤其适合伪聋、弱智和婴幼儿的检查。

1. 表声检查法 一般采用秒表,记录听到表声的距离,并与正常耳比较(受试耳听距/正常耳听距)。

2. 耳语检查法 在长6m的静室内进行。以耳语强度说出常用词汇,记录受试耳可以听清的距离并与正常耳比较(受试耳听距/正常耳听距)。

3. 音叉检查法 常用音叉频率为C_{256}和C_{512}。音叉放于距耳道口约1cm处,听得者为"气导";置于颅骨上听得者为"骨导"。

(1)骨导偏向(Weber)试验:音叉置于颅骨正中,令受试者指出响度偏向。如偏向健侧或听力损失较轻一侧,则患耳或听力损失较重侧为感音神经性聋;反之则为传导性聋;如在正中,则可能双耳听力正常,或为双耳气、骨导听力相应减退的综合结果。

(2)气、骨导差比较(Rinne)试验:比较音叉气导听到时间与骨导听到时间的长短。气导时间长于骨导者记为阳性(+),反之记为阴性(−),二者相等者记为(±)。若虽气导时间长于骨导,但二者均短于正常听力耳,则记为短(+)。(+)者为正常;(−)或(±)者提示听力损失为传导性或混合性;短(+)者主要见于感音神经性聋。

(3)骨导比较(Schwabach)试验:比较受试耳与听力正常耳的骨导时间长短。长于正常耳者见于传导性聋,短于正常者多为感音神经性聋或混合性聋。

(4)镫骨活动(Gelle)试验:音叉敲响后置于乳突,并以鼓气耳镜在外耳道加压。如加压时音叉响度有变化,则为阳性(+),表示镫骨活动;如响度不变,则为阴性(-),表示镫骨活动受限。音叉检查应标明所用音叉的频率。这种检查对耳硬化症的诊断颇有意义。

4. 纯音测听 以电子纯音听力计施加倍频频率,纯音检测受试耳听阈。对有听力损失者应分别以气导和骨导进行检测,以利于区别听力损失的性质。并初步估计耳聋的性质和病变病变部位。

5. 声阻抗测听 是应用声抗测听仪,测量在外耳气压变化的情况下,中耳的声阻和声顺峰值的变化。其基本测试项目有:鼓膜平面静态声顺值测定、鼓室图和镫骨肌反射测试。是临床常用的客观听力检查方法之一。通过声阻抗测试可以评价中耳传音系统、内耳、听神经以及脑干听觉通路的功能,也可以检测咽鼓管的功能。

6. 电反应测听 利用叠加平均技术记录听觉系统声诱发电位,判断听觉系统功能状态,分析耳科和神经科的某些疾患。目前用于临床的主要有耳蜗电图、听性脑干反应和中潜伏期反应。

7. 耳声发射检查(OAE) 耳声发射代表着耳蜗主动机制,可分为自发性(SOAE)和诱发性 OAE 两大类。临床上可应用诱发性 OAE 进行新生儿的听力筛选,简便、快速,有肯定 OAE 反应者可判为外周听力正常。与听觉诱发电位检查结合可鉴别耳蜗性和蜗后性听觉系统病变;对客观性耳鸣者检查 SOAE 有助于发现蜗性客观耳鸣。

三、前庭功能检查法

前庭系统与小脑、脊髓、眼球等器官有着广泛的联系,所以前庭功能检查包括平衡功能检查和眼震检查。前庭系统受到病理性或生理性的刺激后,末梢感受器产生的冲动传到前庭核,通过核间反射可出现眩晕、眼震、倾倒和自主神经系统反应等症状。

1. 平衡功能检查 是评价前庭脊髓反射、本体感觉及小脑平衡和协调功能的检查。

(1)闭目直立试验:是静平衡试验中最常用的一种方法。受检者双足并立,双手手指互扣于胸前并向两侧拉紧,观察受检者睁眼及闭眼时躯干有无倾倒。有倾倒者为阳性,提示平衡功能障碍。

(2)过指试验:检查者与受检者相对而坐,受检者睁眼、闭目各数次,用两手的示指轮流碰撞置于前下方检查者示指,正常人对指准确。如出现过指现象说明小脑、迷路有病变。

2. 眼震检查 眼震是眼球的一种不随意的节律性运动。由交替出现的慢相和快相运动组成。慢相为眼球转向某一方向的缓慢运动,为前庭刺激所引起;快相则为眼球的快速回位运动,为中枢矫正性运动。前庭的周围性病变、中枢性病变及某些眼病均可引起。

(1)自发性眼震:检查者在受检者前方 40~60cm 处用手指引导受检者的眼球向左、右、上、下、前方 5 个方向注视,观察其眼球有无眼震及眼震的方向、强度等。自发性眼震见于迷路、中枢及眼的病变。

(2)诱发性眼震

1)旋转试验:受检者坐于旋转椅上,头前倾30°,外半规管此时处于水平位,以 2 秒转一圈的速度使转椅顺时针方向旋转,连续 10 圈后突然停止,此时请受检者两眼向前平视,观察眼震的类型、方向、强度及持续时间等。正常人出现与旋转方向相反的眼震,水平略带旋转性,持续时间约 24~30 秒。持续时间过短或过长,均提示前庭功能异常。

2)冷热水试验:适用于鼓膜完整者。检查者分别将30℃及44℃冷热水注入受检者外耳道以诱发前庭反应,注水时间为 40 秒,要求先冷后温,注水量为 250 ~ 500ml,请受试者向前平视,然后观察眼震,并记录其消失的时间。正常结果:冷试验时间为 2 分钟,热试验时间为 100 秒。

四、影像学检查

包括乳突、颞骨岩部的 X 线拍片、颞骨 CT 扫描和 MRI 检查。CT 及 MRI 更能显示病变的范围、性质与程度。

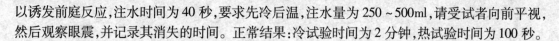
本章小结

耳鼻咽喉科学涉及听觉、平衡觉、嗅觉、发声及语言、呼吸及吞咽等功能,研究耳鼻咽喉的解剖与发育、生理与病理,以及疾病的诊断、治疗和预防。耳鼻咽喉诸器官的解剖特点是孔小洞深、结构精细、毗邻复杂,需借助各种设备进行疾病的诊治,在进行检查之前,应详细了解相关病史、症状,注意患者全身情况,循序进行,防止遗漏,动作轻柔,避免对受检者造成伤害。对不能进行视诊和触诊的解剖部位,可进行功能检查或影像学检查。因此,学习耳鼻咽喉科学要掌握好各种检查设备的使用和检查方法。

在我国广大农村,医疗条件相对不足,但耳鼻咽喉疾病是初级医疗的常见病,作为农村医学生,应当学好本章内容。

目标测试

1. 前鼻镜检查时第二头位观察不到下列哪项结构
   A. 部分嗅裂   B. 中鼻甲   C. 鼻中隔中部
   D. 鼻中隔下部   E. 中鼻道

2. 间接鼻咽镜检查中不应
   A. 受检者端坐   B. 受检者张口用鼻呼吸
   C. 检查者左手将舌牵出口外   D. 将鼻咽镜加温
   E. 将鼻咽镜置于软腭与咽后壁之间

3. 检查口咽部时压舌板按压的位置是
   A. 舌前 1/3 处   B. 舌前 2/3 处   C. 舌后 2/3 处
   D. 舌根部   E. 舌尖部

4. 最常用、简便的喉检查法是
   A. X 线检查   B. B 超检查   C. 间接喉镜检查
   D. 直接喉镜检查   E. 动态喉镜检查法

5. 小儿咳嗽剧烈,疑气管异物,但 X 线胸片无异常,为进一步确诊应考虑的检查方法是
   A. 支气管镜   B. 直接喉镜   C. CT 扫描
   D. 食管镜   E. 间接喉镜

6. 音叉林纳试验阴性为
   A. 传导性聋   B. 感音性聋   C. 混合性聋
   D. 正常   E. 以上均不是

(朱文憬)

第六章 耳鼻咽喉科常见疾病

第一节 鼻部疾病

学习目标

1. 掌握 鼻疖、鼻出血的临床表现及治疗要点。
2. 熟悉 急、慢性鼻炎、变应性鼻炎的临床表现及治疗要点。
3. 了解 急性鼻窦炎及慢性鼻窦炎临床表现及治疗要点。
4. 熟练掌握滴鼻法、鼻腔冲洗法等操作技能。
5. 能在带教老师指导下,学会上述疾病的病史采集和规范记录。学会下鼻甲黏膜下注射法、上颌窦穿刺冲洗法、鼻窦负压置换疗法及前鼻孔填塞止血法等方法。

鼻部疾病包括外鼻、鼻前庭、鼻腔和鼻窦的疾病,可分为感染、出血、变态反应、肿瘤、外伤、异物、先天性畸形和结构异常等。鼻是呼吸道与外界直接相通的器官,容易发生各种微生物的感染致鼻疖、鼻前庭炎、鼻腔和鼻窦的炎症。外鼻位于面部中央,易受外伤,外鼻是维持容貌端正的重要标志,因此,对先天或后天性鼻畸形的手术要求较高。鼻腔是位于两侧面颅之间的腔隙,其上、后、旁由左右成对的鼻窦环绕,与颅前凹、口腔和眼眶紧密毗邻,仅由一层薄骨板相互隔开,鼻窦开口于鼻腔,两者黏膜互相移行连为一整体,故严重的鼻外伤可伴发其周围结构的损伤,鼻部疾病亦可向邻近器官扩散,且可和全身其他系统或器官疾病相互影响。因此,对鼻部疾病的诊断和治疗要有整体的观念。

一、鼻疖

病例

女性患者,26 岁,左鼻胀痛 3 天。检查:左鼻前庭处有丘状隆起,周围红肿,顶端有一黄白色脓点,左侧鼻腔检查无特殊。

请问:1. 该患者临床诊断是什么?
　　　2. 应如何进行治疗?

鼻疖(furuncle of nose)是鼻前庭及外鼻皮肤毛囊、皮脂腺或汗腺的局限性急性化脓性炎症。金黄色葡萄球菌为主要致病菌。

【病因】

1. 多因挖鼻、拔鼻毛造成局部损伤,继发细菌感染。

2. 可继发于鼻前庭炎。

3. 机体抵抗力低下,如糖尿病、慢性便秘者易患本病。

【临床表现】

1. 局部红、肿、热、痛剧烈,明显触痛,可伴有畏寒、发热、头痛及全身不适等。因鼻前庭处皮肤缺乏皮下组织,皮肤直接与软骨膜相连,所以发生疖肿时疼痛剧烈。

2. 初期在局部见一丘状隆起,成熟时在疖肿顶端见黄白色脓点,下颌、颏下淋巴结可肿大、压痛。多在 1 周内疖肿自行破溃排除脓栓自愈。严重者,炎症可向深层和上方扩散,引起鼻翼、鼻尖部软骨膜炎及上唇和面颊部蜂窝组织炎。

3. 鼻疖处理不当或挤压,炎症可循内眦静脉、眼上下静脉向颅内扩散引起最严重并发症—海绵窦血栓性静脉炎。表现为寒战、高热、头剧痛、患侧眼睑及结膜水肿、眼球固定、突出或失明等,重者可危及生命。

> 💡 **考点提示**
>
> 面部"危险三角区"感染传入颅内的途径

【治疗】

(一) 全身治疗

注意休息,多饮水。病情重者或发生海绵窦血栓性静脉炎者,需给予足量的抗生素。

(二) 局部治疗

1. 疖肿未成熟时 早期局部热敷或理疗(如红外线、超短波等),促使炎症消退。或局部用10%鱼石脂软膏、1%黄降汞软膏涂抹,促进疖肿早日成熟。

2. 疖肿成熟时 可待其穿破或在无菌操作下用探针蘸少许纯石炭酸或15%硝酸银烧灼脓头促其破溃,亦可用刀尖或针尖挑破脓头,用小镊子取除脓栓,局部清洁消毒,涂以抗生素软膏。切忌挤压,以免感染扩散,引起严重的颅内并发症。

【预防】

1. 经常保持颜面及鼻部清洁。

2. 戒除挖鼻及拔鼻毛等不良习惯,积极治疗鼻部疾病。

3. 日常生活注意劳逸结合,忌辛辣食物。

4. 疖肿成熟时,切忌挤压,以免感染扩散。

5. 鼻疖屡发者,应检查是否有糖尿病等全身性疾病,配合医生积极治疗。

二、急性鼻炎

📖 **病例**

李××,男性,16 岁,学生,因受凉后双侧鼻塞、流涕伴鼻痛 4 天就诊。兼有打喷嚏,轻度乏力。检查:说话带鼻音,双侧鼻黏膜弥漫性充血呈鲜红色,下鼻甲肿大,鼻底有白色黏性分泌物。

请问:1. 该患者的初步诊断是什么?

2. 需与哪些疾病鉴别?

3. 如何拟定初步治疗方案?

急性鼻炎(acute rhinitis)是由病毒感染引起的鼻腔黏膜的急性炎症,俗称"伤风"、"感冒"。四季均可发病,以冬季多见,具有一定的传染性,主要以飞沫传播。

【病因】

1. 感染 病毒感染是主要病因,可继发细菌感染。最常见是鼻病毒,其次是流感病毒、副流感病毒、腺病毒及冠状病毒等。细菌感染常为继发性,如肺炎链球菌、葡萄球菌、流感嗜血杆菌等。

2. 诱因 机体抵抗力下降,常见诱因如:①全身因素,如受凉、营养不良、过度劳累、烟酒过度或全身性慢性疾病等。②局部因素,如鼻中隔偏曲、慢性鼻炎、慢性扁桃体炎、慢性化脓性鼻窦炎等。

【临床表现】

潜伏期 1～3 天,若无并发症,病程一般为 7～10 天。

1. 局部症状 初期表现鼻内干燥、灼热感、痒和喷嚏,继而出现鼻塞、水样鼻涕、嗅觉减退和闭塞性鼻音。若继发细菌感染,鼻涕变为黏脓性或脓性。若侵及咽鼓管,则有耳鸣及听力减退等症状。

2. 全身症状 可轻重不等,常有全身不适、畏寒、低热、食欲缺乏、头痛等。小儿全身症状较成人重,多有高热、甚至惊厥,常出现消化道症状。

3. 鼻腔检查 可见鼻黏膜充血、肿胀,尤以下鼻甲黏膜肿大明显,总鼻道或鼻底有较多水样或黏液脓性分泌物。

【鉴别诊断】

应注意与流行性感冒、变应性鼻炎相鉴别。小儿应与某些急性传染病如百日咳、猩红热、麻疹等早期症状相鉴别。

【并发症】

急性鼻炎可向邻近部位直接蔓延或通过不恰当的擤鼻,产生各种并发症,如鼻前庭炎、急性鼻窦炎、急性中耳炎、急性咽炎、急性喉炎、结膜炎等。

【治疗】

以支持及对症治疗为主,注意预防并发症。

(一)全身治疗

1. 一般治疗 多休息,多饮水,清淡饮食,通畅大小便以加速毒素排出。保持大便通畅。早期行发汗疗法,如生姜、红糖、葱白煎水热服,可减轻症状,缩短病程。

2. 对症处理 发热头痛,可服用解热镇痛药,咳嗽可用止咳祛痰剂。

3. 抗病毒治疗 如利巴韦林(病毒唑)、吗啉胍、抗病毒口服液或颗粒等。合并细菌感染或有并发症时使用抗生素。

4. 中医中药治疗 按中医风寒、风热二证辨证论治。可服用维 C 银翘片、感冒清、桑菊感冒片等。

(二)局部治疗

改善鼻腔通气,预防并发症。

1. 鼻内减充血剂 可选用盐酸羟甲唑啉喷雾剂、1%(小儿用 0.5%)麻黄碱滴鼻液等。此类药物连续用药不超过 7 天,以免引起药物性鼻炎。

2. 穴位针刺 如迎香、鼻通、足三里、合谷穴,或作上述穴位按摩,可减轻鼻塞。

考点提示

药物性鼻炎发生机制

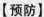

【预防】

1. 增强机体抵抗力 加强体育锻炼,注意劳逸结合,冬季应增加户外锻炼,以增强对寒冷的适应能力。

2. 避免传染 疾病流行期间,避免到人员密集的场所,注意开窗通风。患病期间,外出戴口罩,养成打喷嚏及咳嗽时,用手帕盖住口鼻的习惯,避免传播给他人。

3. 指导患者正确擤鼻。紧压一侧鼻翼,轻轻擤出对侧鼻腔的鼻涕或将鼻涕吸到咽后部吐出,切忌紧压双侧鼻翼用力擤鼻,以免引起鼻窦炎或中耳炎。

三、慢性鼻炎

> 王××,女,25 岁,反复鼻塞、多涕 4 年。开始为交替性鼻塞,天气寒冷时加重,近一年来鼻塞转为持续性,鼻涕多为白色黏液,有时为黄色脓涕,伴有头痛、嗅觉减退、耳闷塞感。检查:双侧下鼻甲为暗红色,明显肿大,表面凹凸不平,1% 麻黄碱滴鼻后,鼻腔通气改善不明显,鼻底有脓性分泌物。
>
> 请问:1. 该患者的初步诊断是什么?
>
> 2. 还需进行哪些检查?
>
> 3. 其初步治疗方案如何?

慢性鼻炎(chronic rhinitis)是鼻黏膜及黏膜下层组织的慢性炎症。以鼻黏膜肿胀、分泌物增多、无明确致病微生物感染,病程持续数月以上或反复发作为特点,间歇期仍不能恢复正常。临床上将其分为慢性单纯性鼻炎和慢性肥厚性鼻炎,二者病因相同,且后者多由前者发展、转化而来,常有过渡型存在。

【病因】

（一）局部因素

1. 急性鼻炎反复发作或治疗不彻底,发展成慢性鼻炎。

2. 鼻腔及鼻窦慢性疾病 如鼻中隔偏曲、鼻腔狭窄、鼻腔异物及肿瘤妨碍鼻腔通气引流,使病原体容易局部存留,以致反复发生炎症;如慢性鼻窦炎,炎性分泌物长期刺激鼻腔黏膜,因此慢性鼻炎与慢性鼻窦炎症性疾病常共存,称慢性鼻-鼻窦炎。

3. 邻近感染灶的影响 如慢性扁桃体炎、腺样体肥大等的长期刺激可导致慢性鼻炎。

4. 长期滴用血管收缩剂 如鼻内滥用萘甲唑林(滴鼻净)或麻黄碱滴鼻液等,尤其是萘甲唑林,可引起药物性鼻炎。

5. 职业环境因素 长期吸入各种粉尘(如石灰、煤尘、面粉等)或有害化学气体(如甲醛、二氧化硫等)及高温、潮湿、寒冷的环境均易诱发慢性鼻炎。

（二）全身因素

许多全身性疾病如免疫功能障碍、营养不良、糖尿病、心肝肾疾病、结核、贫血等均可导致机体抵抗力下降而易患本病。

（三）其他

长期过度疲劳、嗜烟酒等也可诱发慢性鼻炎。

【临床表现】

（一）慢性单纯性鼻炎

1. 症状　交替性、间歇性鼻塞,白天或活动后减轻,夜间、静坐、寒冷时加重,侧卧时下侧鼻塞,分泌物增多(一般为黏液性,继发感染时为脓涕),可有嗅觉减退、头痛、头昏、咽干、咽痛等症状。

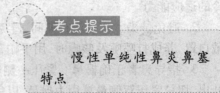

考点提示

慢性单纯性鼻炎鼻塞特点

2. 体征　鼻黏膜充血肿胀,尤下鼻甲为甚,呈暗红色,表面光滑、柔软、有弹性,对1%麻黄碱溶液反应敏感。分泌物主要位于鼻底、下鼻道或总鼻道。

（二）慢性肥厚性鼻炎

1. 症状　持续性鼻塞,嗅觉减退,常有耳闭塞感、耳鸣、头昏、头痛、咽痛、咽干等状。

2. 体征　下鼻甲黏膜肥厚,鼻甲骨肥大,黏膜表面不平,呈结节样或桑葚样,质硬,弹性差,对1%麻黄碱溶液反应不敏感。

附:慢性单纯性鼻炎与慢性肥厚性鼻炎的鉴别要点(表6-1)

表6-1　慢性单纯性鼻炎与慢性肥厚性鼻炎鉴别要点

临床表现	慢性单纯性鼻炎	慢性肥厚性鼻炎
鼻塞	间隙性、交替性	持续性
嗅觉减退	不明显	可有
头昏、头痛、咽干、咽痛	可有	常有
耳鸣、耳闭塞感	无	可有
下鼻甲检查	黏膜肿胀,暗红色, 表面光滑	黏膜肥厚,表面不平,呈结节状 或桑葚状,鼻甲骨肥大硬实
探针触压	弹性好	弹性差
对麻黄碱反应	敏感	不敏感

【治疗】

（一）慢性单纯性鼻炎

原则是根除病因,消除黏膜肿胀,恢复鼻腔通气引流。

1. 病因治疗　寻找病因,积极治疗原发病。

2. 鼻内减充血剂　可选用盐酸羟甲唑啉喷雾剂、麻黄碱可的松滴鼻液等。此类药物长期使用可引起药物性鼻炎,停药后可逐渐恢复,连续用药不超过7天。

3. 鼻腔清洗　鼻内分泌物较多或较黏稠时,可用生理盐水清洗鼻腔,清除鼻腔内分泌物,改善通气。

4. 中成药治疗　如千柏鼻炎片、藿胆丸、香菊片等。

5. 其他　如针刺疗法、封闭疗法等。

（二）慢性肥厚性鼻炎

治疗原则是缩小鼻甲,恢复鼻腔通气引流。

1. 手术治疗　对黏膜肥厚、减充血剂不敏感者,可考虑下鼻甲部分切除术(图6-1)。主要切除下鼻甲下缘及后端肥厚的黏膜。切除范围以不超过下鼻甲的1/3为宜,以防萎缩性

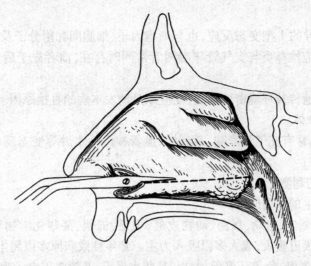

图6-1　下鼻甲黏膜部分切除术

鼻炎。下鼻甲骨肥大者,可行下鼻甲黏-骨膜切除术。

2. 其他　下鼻甲激光、冷冻、微波及射频等治疗。

【预防】

1. 锻炼身体,增强体质,防止感冒。

2. 养成良好的生活起居习惯,避免过度劳累,戒除烟酒嗜好。

3. 改善工作和生活环境,避免粉尘和有害气体的刺激。

4. 避免长期使用血管收缩剂,防止药物性鼻炎。

5. 急性鼻炎需彻底治愈,及时治疗全身及局部病因。

四、变应性鼻炎

病例

　　患者,女,23岁,阵发性鼻痒、喷嚏、鼻塞、大量清水样鼻涕3年。上述症状常年发作,尤以晨起明显,对生活质量影响很大,患者兄弟有类似病史。近来有胸闷、咳嗽4个月。查体:鼻黏膜苍白、水肿,双侧下鼻甲肿大,对1%麻黄碱敏感性较好,鼻内可见大量清水样分泌物。

　　请问:1. 该患者的初步诊断是什么?

　　　　　2. 其初步治疗方案如何?

　　变应性鼻炎(allergic rhinitis,AR)是指发生在鼻黏膜的变态反应性疾病,普通人群的患病率为10%~25%。以鼻痒、连续性喷嚏、大量的清水样分泌物和鼻塞为主要特点。变应性鼻炎分为常年性(PAR)和季节性(SAR)两种,季节性多与空气中某种花粉的浓度有关,故又称"花粉病",国内以常年性多见。

　　已证实,空气污染和变应性鼻炎的发病有明显的关系。室外,吸入鼻内的二氧化硫在鼻分泌物中氧化成硫酸,对鼻黏膜刺激性很强;室内,以碎木屑制作含有甲醛尿素胶的建筑材料可缓慢释放甲醛导致本病的发生。

【病因】

本病属 IgE 介导的 I 型变态反应,也与细胞因子、细胞间黏附分子及部分神经肽的相互作用密切相关。变应性鼻炎与支气管哮喘两者常同时存在,前者先于后者发生是哮喘的一个危险因素。

变应性鼻炎与遗传及环境密切相关,变应原是诱发本病的直接原因。

（一）特异性个体

即过敏性体质,常有支气管哮喘、荨麻疹、血管神经性水肿等变态反应性疾病的病史或家族史。

（二）变应原的刺激

是诱发本病发生的主要原因。

1. 吸入性 如屋尘、尘螨、真菌、动物皮屑、羽毛、棉絮、某些化学物质、农作物、树木播散的花粉等均由呼吸道吸入,成人多以吸入为主。常年性致病原多以屋尘为主要原因。

2. 食入性 如牛奶、鱼、虾、鸡蛋、大豆、某些水果等,儿童多以食入为主。

3. 其他 某些药品、感染病灶(如扁桃体炎、龋齿等)也可诱发变应性鼻炎。

【临床表现】

变应性鼻炎多数呈间隙性发作,常在接触过敏原后突发,发作后可迅速恢复正常。

（一）典型症状

1. 鼻痒和喷嚏 为首发症状。开始鼻内发痒,继而连续性喷嚏。花粉症过敏者可伴其他过敏症状。

2. 清涕 大量清水样鼻涕,有时可不自觉从鼻孔滴下。若继发感染,则成黏液脓性涕。

3. 鼻塞 间歇性或持续性,轻重程度不一。鼻塞多伴有嗅觉减退。

4. 可伴有头昏、头痛、耳鸣、听力下降及流泪等。

（二）检查

1. 鼻镜检查 鼻黏膜水肿,呈苍白色或淡蓝色,表面湿润,以下鼻甲为甚,鼻腔内有大量的清水样分泌物,反复发作可见鼻甲肥厚或息肉样变。

2. 变应原皮肤试验 最常用。用各种变应原浸液作皮肤点刺或皮内注射,20 分钟后观察结果,如对某种变应原过敏,则在相应部位出现风团或红晕,以判定致敏原。

考点提示

变应性鼻炎患者确定变应原最常用方法

3. 特异性 IgE 抗体检测 呈阳性,但受试剂盒中抗原种类的限制。

4. 鼻黏膜激发试验 较少用于临床,阳性出现症状。

5. 鼻腔分泌物涂片 可见嗜酸粒细胞增多。

【并发症】

主要有鼻息肉、变应性鼻窦炎、支气管哮喘和分泌性中耳炎等。

【治疗】

（一）避免接触过敏原

查清过敏原,尽量避免与其接触是最有效的防治措施。

（二）药物治疗

1. 糖皮质激素 抗炎抗过敏作用。全身用药仅用于较重患者,以局部用药为主,常使

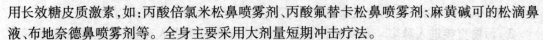

用长效糖皮质激素,如:丙酸倍氯米松鼻喷雾剂、丙酸氟替卡松鼻喷雾剂、麻黄碱可的松滴鼻液、布地奈德鼻喷雾剂等。全身主要采用大剂量短期冲击疗法。

2. 抗组胺药 可迅速缓解鼻痒、喷嚏和鼻分泌物亢进。第一代抗组胺药物如氯苯那敏(扑尔敏)、苯海拉明等多有中枢抑制作用。第二代抗组胺药物如氯雷他定、西替利嗪等疗效好,中枢抑制作用轻,但存在心脏并发症的风险。第三代抗组胺药物如地氯雷他定、非索非那定等,心脏并发症的风险明显降低。局部可用盐酸左卡巴斯汀鼻喷雾剂。

3. 肥大细胞稳定剂 2%色甘酸钠液滴鼻或喷鼻,适用于轻症患者。

4. 降低血管的通透性 可用维生素 C 和 10% 葡萄糖酸钙缓慢静滴。

5. 鼻内减充血剂 可选用麻黄碱可的松滴鼻液、麻黄碱地塞米松滴鼻液等。

6. 其他 可行下鼻甲黏膜冷冻、激光、射频、微波等治疗,降低鼻黏膜神经末梢敏感性。

（三）变应原特异性免疫治疗

用已找到的变应原制成脱敏剂,小剂量逐渐递增多次皮下注射,刺激机体产生大量封闭性 IgG 抗体,以阻断变应原与 IgE 抗体结合而改善症状。一般需 2 年或更长时间。

【预防】

1. 积极锻炼身体,增强自身免疫力。

2. 经常开窗通风,保持室内清洁、干燥,勤换衣服、多晒被褥,减少螨繁殖。

3. 勿养宠物,不用地毯及羽毛被褥,去除吸入性变应原。

4. 花粉症患者,尽可能避免外出或外出时戴口罩,以减少花粉吸入机会。

五、急性鼻窦炎

患者,女性,21 岁,一周前因受凉后出现双侧鼻塞、打喷嚏及流清涕,无发热及头痛。三天前出现全身酸软、畏寒、发热,最高体温 38.5℃,鼻涕明显增多,转为黄色脓涕,伴面颊部和前额部头痛,早上轻,午后重。检查:鼻黏膜急性充血肿胀,以中鼻甲为明显,中鼻道及鼻底可见大量黄色脓性分泌物。鼻窦 CT 示:双侧上颌窦壁黏膜增厚,窦腔内可见液平面。

请问:1. 该患者临床诊断是什么,应如何进行治疗?

2. 何为鼻源性头痛? 产生原因有哪些? 有哪些特点?

急性鼻窦炎(acute sinusitis)是指鼻窦黏膜的急性卡他性或化脓性炎症,常继发于急性鼻炎,严重者可累及骨质,甚至可引起周围组织和邻近器官的并发症。

临床上以上颌窦的发病率最高,因其窦口位置较高,不利引流,且居额窦和筛窦之下,易被其他处炎症累及。其次为筛窦,再次为额窦,蝶窦发病率最低。

【病因】

常见致病菌为肺炎球菌、溶血性链球菌、葡萄球菌和流感杆菌等,此外,厌氧菌感染也常见,临床上常表现为混合感染。牙源性鼻窦炎常为厌氧菌感染。

（一）局部原因

1. 急性鼻炎 鼻腔黏膜炎症经窦口向鼻窦蔓延,是引起鼻窦炎主要原因。

2. 各种妨碍窦口通气和引流的病变 如慢性鼻炎、鼻中隔偏曲、鼻腔填塞时间过久、鼻息肉、鼻腔异物和肿瘤等,均可阻塞窦口鼻道复合体,使鼻窦通气引流受阻而发炎。

3. 污物直接进入鼻窦　鼻窦外伤骨折,细菌或异物直接进入鼻窦;游泳跳水姿势不当或呛水时,污水进入鼻窦;用力擤鼻将鼻腔内分泌物挤入鼻窦,均可导致鼻窦感染。

4. 邻近器官的感染　如扁桃体炎、咽炎、腺样体炎等均可引起鼻窦炎。此外,上颌第2双尖牙及第1、2磨牙根尖感染、拔牙不慎损伤上颌窦时,均可致牙源性上颌窦炎。

5. 气压创伤　飞机迅速下降致鼻窦负压,鼻腔内污物被吸入鼻窦,引起非阻塞性航空性鼻窦炎。

（二）全身原因

过度疲劳、营养不良、维生素缺乏、变应性体质、内分泌失调、各种慢性病如贫血、结核、糖尿病、慢性肾炎等均可致机体抵抗力下降而诱发本病。

【临床表现】

（一）全身症状

常继发于上呼吸道感染或急性鼻炎,原症状加重,出现畏寒、发热、食欲减退、全身不适等。小儿症状较重,可出现呕吐、腹泻、抽搐等。

（二）局部症状

以多脓涕、鼻塞和头痛为主。

1. 鼻塞　多为持续性,系鼻黏膜充血肿胀和分泌物积存所致。因鼻塞常伴有暂时性嗅觉减退,筛窦炎嗅觉明显减退甚至丧失。

2. 多脓涕　鼻腔内有大量脓性或黏脓性鼻涕,难以擤尽。牙源性感染者,脓涕有腐臭味。前组鼻窦炎易向前鼻孔排出。后组鼻窦炎向后流入鼻咽部,患者有痰多之感。

3. 头痛或局部疼痛　为本病最常见症状。为脓性分泌物、细菌毒素及黏膜肿胀刺激和压迫神经末梢所致。一般前组鼻窦炎引起的头痛多位于前额部及颌面部,后组鼻窦炎引起的头痛多位于头颅深部或枕部。通常各鼻窦炎引起的头痛多有特定部位和明显时间规律性（图6-2）。

（1）急性上颌窦炎:前额部、同侧面颊部或上列磨牙痛,晨起轻,午后重。

（2）急性筛窦炎:鼻根或内眦部头痛,可放射至头顶部,一般较轻。前组筛窦炎头痛与急性额窦炎相似,后组筛窦炎则与急性蝶窦炎相似。

（3）急性额窦炎:前额部周期性疼痛,即晨起头痛,逐渐加重,午后减轻,晚间消失,次日又重复发作。

（4）急性蝶窦炎:头颅深部及眼球后方钝痛,可放射至头顶或枕部,晨起轻,午后重。

（三）检查

1. 局部红肿和压痛　急性上颌窦炎表现为面颊部、下睑红肿,尖牙窝处压痛,同侧上列牙叩痛;急性筛窦炎表现为鼻根及内眦部红肿、压痛;急性额窦炎表现为额部红肿,眶内上角处有压痛。

2. 前鼻镜检查　鼻黏膜急性充血、肿胀,尤以中鼻甲和中鼻道为甚。鼻腔内有大量的脓性分泌

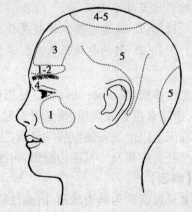

图6-2　鼻窦炎所引起的头痛部位

1. 急性上颌窦炎;2. 急性额窦炎;
3. 慢性额窦炎;4. 慢性筛窦炎;5. 慢性蝶窦炎

物,前组鼻窦炎脓液见于中鼻道,后组鼻窦炎脓液见于嗅裂。牙源性上颌窦炎一侧鼻腔脓性分泌物有恶臭味。

3. 鼻内镜检查　可直接和较精确观察各鼻道、窦口及附近黏膜的病理改变及脓性分泌物来源。

4. 鼻窦影像学检查　可见窦腔黏膜增厚,如有脓性分泌物积存,则窦腔密度增高,并可出现液平面。CT扫描对鼻窦内炎症病变显示更为清楚。

5. 上颌窦穿刺　在无发热或抗生素控制下可作上颌窦诊断性穿刺。如有脓性分泌物应作细菌培养及药物敏感试验。

【治疗】

原则是控制感染,通畅引流及预防并发症的发生。

（一）全身治疗

足量的抗生素及时控制感染。未明确致病菌者可选用广谱的抗生素,明确致病菌者应选用敏感的抗生素。明确厌氧菌者应同时用甲硝唑或替硝唑。全身慢性疾病或牙源性上颌窦炎应针对性治疗。

（二）局部治疗

1. 改善鼻腔及鼻窦通气引流　可选用麻黄碱可的松滴鼻液、呋喃西林麻黄碱滴鼻液等。

2. 体位引流　促进鼻窦内分泌物引流。

3. 物理疗法　局部热敷或红外线照射、超短波理疗等,促进炎症消退和改善症状。

4. 上颌窦穿刺冲洗　为诊断和治疗上颌窦炎常用方法。应在全身症状消退及局部炎症控制后施行。每周冲洗1～2次,每次冲洗后向窦内注入糖皮质激素、抗生素、替硝唑或甲硝唑。

【预防】

1. 加强体育锻炼,增强体质,预防感冒。

2. 积极治疗急性鼻炎及全身性疾病,清除邻近感染病灶。

3. 学会正确的擤鼻方法。

六、慢性鼻窦炎

> 王××,女,学生,22岁,反复鼻塞、流脓涕,伴双侧前额部痛3年。并有嗅觉明显减退,精神不振、易疲倦、记忆力减退和注意力不集中等症状。检查:鼻黏膜慢性充血、肿胀,鼻中隔稍右偏,双侧中鼻道内充满荔枝样半透明肿物,表面有大量的脓液,鼻窦区无明显压痛。
>
> 　请问:1. 该患者的初步诊断是什么?
>
> 　　　 2. 如对患者确诊,还需进行哪些检查?
>
> 　　　 3. 其初步治疗方案如何?

慢性鼻窦炎(chronic sinusitis)是指鼻窦黏膜的慢性化脓性炎症,较急性者多见,其中以慢性上颌窦炎最多见,常与慢性筛窦炎合并存在。可单侧或单窦发病,但双侧及双窦极为常见,常为多窦炎或全鼻窦炎。

【病因】

常因急性鼻窦炎反复发作或治疗不彻底迁延转化而来,病因与急性化脓性鼻窦炎相似。此外,本病与变态反应密切相关。致病菌多为流感嗜血杆菌、溶血性链球菌、葡萄球菌及厌氧菌等混合感染。

【临床表现】

（一）全身症状

多不明显,轻重不等。一般可有头昏、易倦、精神不振、食欲缺乏、失眠、记忆力减退、注意力不集中等慢性全身中毒症状。

（二）局部症状

1. 多脓涕　为主要症状之一。呈脓性或黏脓性。偏头或低头时增多,须想到上颌窦炎。早上起床活动增多,须想到额窦炎和筛窦炎。前鼻孔流脓涕,多来自前组鼻窦炎。后组鼻窦炎,咽部有痰多、异物感等症状。脓涕如有腐臭味,多见于牙源性上颌窦炎。

2. 鼻塞　为另一主要症状。由于鼻黏膜肿胀、息肉样变、息肉形成及分泌物增多所致。

3. 头痛　一般表现为钝痛或头部沉重感,常不明显。与细菌毒素吸收或窦口受阻有关。前组鼻窦炎头痛多在前额部,后组鼻窦炎头痛多在枕部。头痛有以下特点:①伴随流脓涕、鼻塞及嗅觉减退等症状。②多有时间性或固定部位。③鼻内用减充血剂、蒸汽吸入等治疗后头痛缓解。

4. 嗅觉减退或消失　常因鼻黏膜肿胀、肥厚、分泌物增多或嗅器变性所致。

5. 视功能障碍　主要表现为视力减退或失明,多与后组筛窦炎和蝶窦炎累及管段视神经或眶内所致。

（三）检查

1. 前鼻镜检查　鼻黏膜慢性充血、肿胀或肥厚,中鼻甲水肿、肥大,甚至息肉样变或息肉形成。前组鼻窦炎可见中鼻道及下鼻甲表面有黏脓性分泌物附着。后组鼻窦炎脓液可位于嗅裂或积蓄鼻腔后段流入鼻咽部。

2. 鼻内镜检查　可清楚看到前鼻镜检查不能窥视到的鼻窦窦口及其附近区域微小病变。

3. 口腔和口咽部检查　牙源性上颌窦炎上颌第二双尖牙或第1、2磨牙有病变,后组鼻窦炎咽后壁有脓液或干痂附着。

4. 影像学检查　鼻窦 CT 检查可显示窦腔的大小、黏膜的厚度、窦腔密度的高低、息肉阴影、病变范围等。

5. 上颌窦穿刺冲洗　有诊断和治疗意义。可了解窦内脓液性质、量、有无恶臭等,同时也可对脓性分泌物进行细菌培养和药敏试验,以指导用药。

上述检查以鼻内镜和鼻窦 CT 检查最为客观和直观,是诊断的主要依据。

【治疗】

（一）全身治疗

中医中药治疗鼻窦炎有丰富的临床经验,效果较好。可选用鼻渊舒口服液、鼻窦炎口服液等,可改善鼻腔通气,减少鼻腔分泌物。

（二）抗过敏治疗

慢性鼻窦炎多与变态反应有关,如有过敏状态,应行抗过敏治疗。

（三）局部治疗

1. 改善鼻腔及鼻窦通气引流　可选用麻黄碱可的松滴鼻液、呋喃西林麻黄碱滴鼻液等。

2. 上颌窦穿刺冲洗　是诊断和治疗上颌窦炎常用方法，每周1次。

3. 鼻窦负压置换疗法　用负压吸引法使药液进入鼻窦。常用于额窦炎、筛窦炎及蝶窦炎。最适用于慢性全鼻窦炎者。

4. 功能性内镜鼻窦手术　经规范的保守治疗无效后选择鼻窦手术。手术方式有传统手术和鼻内镜手术。功能性内镜鼻窦手术，如上颌窦自然口扩大术、额窦口开放术等，其通过剔除窦口鼻道复合体病变，以恢复窦口的引流和通气。即通过小范围或局限性手术解除广泛鼻窦阻塞性病变，尽可能保留鼻腔和鼻窦的基本结构，创伤小，效果好。目前已成为慢性鼻窦炎治疗的主要手术方式。

考点提示

　　功能性内镜鼻窦手术的原理

七、鼻出血

病例

　　患者，女，52岁，因右侧鼻腔出血20分钟急诊入院。检查：右侧鼻腔出血，较剧烈，BP 160/100mmHg，HR 110次/分。
　　请问：1. 鼻出血的原因有哪些？该患者鼻出血的原因可能是什么？
　　　　　2. 如何对患者进行治疗？

鼻出血（epistaxis）又称鼻衄，是临床常见症状之一。可单纯由鼻腔、鼻窦疾病引起，也可由某些全身性疾病所致，以前者多见。局部原因引起者多表现为单侧鼻出血，全身性疾病引起者多表现为双侧或交替性鼻出血。

【病因】

（一）局部因素

1. 外伤　如用力挖鼻、鼻外伤、颅底骨折、插鼻饲管等均可损伤鼻黏膜而发生鼻出血。

2. 鼻腔及鼻窦炎症　如急、慢性鼻炎、鼻窦炎、萎缩性鼻炎、鼻结核及鼻梅毒等，可引起鼻黏膜充血、干燥、糜烂或溃疡而致鼻出血。

3. 鼻中隔病变　鼻中隔偏曲、糜烂、溃疡或穿孔等均可引起不同程度的鼻出血。

4. 肿瘤　良性肿瘤如鼻中隔毛细血管瘤、鼻咽纤维血管瘤，均可致大出血；恶性肿瘤如鼻咽癌、鼻窦癌，早期分泌物中带血，晚期侵蚀大血管可致大出血。

5. 物理因素　高温、气候干燥或粉尘浓度过高的环境，常使鼻黏膜干燥而致鼻出血。

（二）全身因素

凡能导致动、静脉压增高，血管张力改变或凝血功能障碍的全身性疾病均可致鼻出血。

1. 引起动、静脉压增高的疾病　如高血压、动脉硬化患者，情绪激动或用力过猛时，可引起血压剧增而致鼻血管破裂出血；肺气肿和肺源性心脏病患者在剧烈咳嗽时，可使回心血液受阻致静脉压增高而致鼻出血，出血部位多在下鼻道后部的鼻-鼻咽静脉丛。

2. 血液病　①凝血机制异常的疾病，如血友病、纤维蛋白形成障碍、大量应用抗凝血药等。②血小板质和量的异常,如白血病、再生障碍性贫血、血小板减少性紫癜等。常引起不易控制的鼻黏膜弥漫性出血,可伴身体其他部位出血。

3. 急性传染病　如流感、疟疾、猩红热、伤寒、传染性肝炎等。出血部位多在鼻腔前段,量较少,鼻出血常发生在发热期。

4. 营养障碍或维生素缺乏　血液中缺乏维生素 C、P、K 或钙时,均可影响毛细血管的脆性和出凝血机制,导致鼻出血。

5. 其他　如慢性肝、肾疾病、风湿热、脾功能亢进、内分泌失调如月经期、绝经期或妊娠的最后 3 个月、长期接触某些化学物质如汞、磷、砷、苯等或长期服用水杨酸类药物等均可致鼻出血。

【临床表现】

1. 估计出血量　轻者涕中带血或滴血,可无任何症状。重者大量出血,不易止血,可引起失血性休克。反复出血可致贫血。失血量达 500ml 时,可出现面色苍白、头昏、口渴、乏力等症状。失血量超过 500ml 时,可出现出汗、血压下降、脉速无力。超过 1000ml 者可致休克。若收缩压低于 80mmHg,则提示血容量已损失约 1/4。

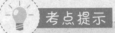
考点提示

儿童及青少年鼻出血的常见部位

2. 出血部位　儿童、青少年的鼻出血多发生于鼻中隔前下部的利特尔区。中老年鼻出血部位多见于鼻腔后部的鼻-鼻咽静脉丛或鼻中隔后部的动脉,此部位出血一般较为凶猛,不易止血。

【辅助检查】

1. 实验室检查　如全血细胞计数、出凝血时间、凝血酶原时间、凝血因子等检查,以了解患者全身情况。

2. 鼻腔、鼻咽部检查　病情稳定后,可行鼻内镜检查,以了解鼻腔及鼻咽部有无病变。

3. CT、MRI 检查　必要时做,以排除鼻腔、鼻咽部、鼻窦肿瘤。

【治疗】

原则是先止血,后查病因,再针对病因治疗。

鼻出血属于急诊,大量出血患者情绪常紧张和恐惧,应安慰、鼓励患者,使之镇静,消除紧张情绪。然后仔细检查鼻腔,迅速采取适宜的止血措施。

（一）一般处理

患者取坐位或半坐位,疑休克者取平卧位。给患者弯盘让其将血液吐入弯盘内,嘱患者勿将口中血液咽下,以免刺激胃部致恶心、呕吐。过度紧张患者必要时使用镇静剂。

（二）止血方法

1. 指压止血法　用于鼻腔前段少量的鼻出血。用手指捏紧双侧鼻翼 10~15 分钟,同时冷敷前额部和后颈部,促使血管收缩减少出血。如用 1% 麻黄碱或 1:20 000~1:1000 肾上腺素溶液棉片放入出血侧鼻腔后再行止血,效果更好。

2. 烧灼法　用于反复小量且出血部位明确者。先用 1% 丁卡因和适量的 1:20 000~1:1000 肾上腺素溶液棉片充分收缩和麻醉鼻黏膜,看清出血部位后,再用细探针或小棉签蘸少许 30%~50% 硝酸银或 30% 三氯醋酸烧灼出血点,直至局部形成白膜,烧灼部位涂以抗生素软膏。近年来,临床上采用射频、YAG 激光或微波烧灼。

3. 填塞法　适用出血较剧、渗血面较大及出血部位不明确者。

（1）前鼻孔填塞止血法：为最常用止血方法。

方法：填塞前先用1%丁卡因和适量的1:20 000～1:1000肾上腺素溶液棉片收缩和麻醉鼻腔黏膜。将无菌凡士林纱条（或碘仿纱条）一端反折约10cm，用枪状镊挟着反折处送至鼻腔后上方嵌紧，再将折叠部分上下分开，使短段贴于鼻腔上部，长段贴于鼻腔的底部，形成一向外开放的口袋，然后将长段纱条自上而下、从后向前压紧填满鼻腔（图6-3），剪去前鼻孔多余纱条。24～48小时取除纱条，碘仿纱条填塞时间可适当延长。对于出血较轻及出血点明确患者，可选吸收性材料如明胶海绵、淀粉海绵或纤维蛋白棉，并可在材料上蘸上三七粉、云南白药，填塞于出血部位。

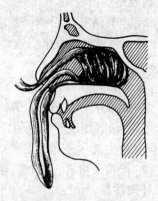

图6-3　前鼻孔填塞法

（2）后鼻孔填塞：前鼻孔填塞不能止血者或后鼻孔出血者，应作后鼻孔填塞止血法（图6-4）。先用纱布做成略大于后鼻孔大小的锥形纱球，纱球尖端系粗丝线两根，底部系一根，浸入凡士林中，消毒后备用。填塞时间一般不超过3天，最长不超过5～6天，填塞期间应给予抗生素，以免感染。

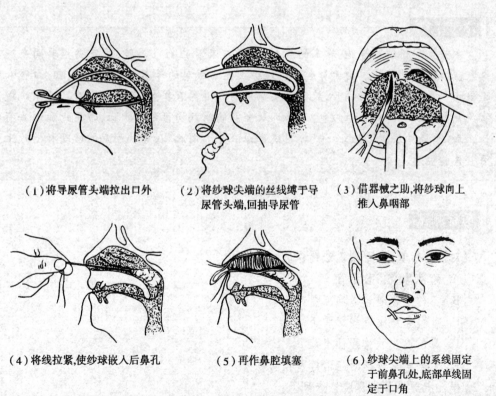

（1）将导尿管头端拉出口外　（2）将纱球尖端的丝线缚于导　（3）借器械之助，将纱球向上
　　　　　　　　　　　　　　　尿管头端，回抽导尿管　　　　　　推入鼻咽部

（4）将线拉紧，使纱球嵌入后鼻孔　（5）再作鼻腔填塞　　（6）纱球尖端上的系线固定
　　　　　　　　　　　　　　　　　　　　　　　　　　　　　于前鼻孔处，底部单线固
　　　　　　　　　　　　　　　　　　　　　　　　　　　　　定于口角

图6-4　后鼻孔填塞法

取出方法：①先撤除鼻内纱条。②借助血管钳，将留置于口腔纱球底部的丝线迅速经口取出。

4. 经鼻内镜止血法　用带吸引器的鼻内镜将血液吸除，看清出血点，在直视下行微填塞、激光、微波、高频电凝等止血治疗。对鼻腔各部,尤其是前鼻镜不易观察的上部、后部及鼻咽部等深在、狭窄区域明视下止血,准确可靠,极大地减少了对鼻黏膜的损伤,患者痛苦小,缺点是费用较高。

5. 血管结扎 目前一般应用较少,多应用于严重鼻出血,经上述各种治疗方法仍不能止血者。可根据出血来源选择上颌动脉、颈外动脉及上唇动脉等进行结扎。

（三）全身治疗

1. 病因治疗 止血后,查寻出血原因,针对病因治疗。

2. 止血剂 常用包曲酶(立止血)、卡巴克洛(安络血)、酚磺乙胺(止血敏)、6-氨基己酸等,可口服、肌注或静脉给药。

3. 维生素 补充维生素 C、K、P 等。

4. 严重失血者,应输血、输液补充血容量。

【预防】

1. 纠正挖鼻、拔鼻毛等不良习惯,预防鼻腔异物,矫正鼻中隔偏曲。

2. 补充足量维生素,多吃水果、蔬菜。

3. 对中老年人的涕中带血,应高度警惕鼻咽癌。

4. 对儿童反复鼻出血应及时寻找病因,给予治疗。

 本节小结

　　本节主要讲解了鼻腔、鼻窦的急、慢性炎症及鼻出血。鼻腔、鼻窦炎症共同表现有鼻塞、流涕、嗅觉障碍。由于鼻腔上、后、旁由左右成对的鼻窦环绕,与颅前凹、口腔和眼眶仅由一层薄骨板相互隔开,故鼻腔疾病可向邻近器官扩散,且可和全身其他系统或器官疾病相互影响。鼻出血为急症,局部及全身的疾病均可致鼻出血,常用止血方法有指压止血法、烧灼法、填塞止血法、鼻内镜止血法等。因此,在鼻部疾病的诊断和治疗上要有整体的观念。

目标测试

　　1. 对于急性鼻炎,下列说法错误的是

　　　　A. 急性鼻炎俗称感冒

　　　　B. 各种上呼吸道病毒均可引起

　　　　C. 可引起结膜炎和泪囊炎

　　　　D. 鼻前庭皮肤弥漫性炎症

　　　　E. 主要治疗包括对症治疗及预防并发症

　　2. 慢性肥厚性鼻炎鼻腔检查可见

　　　　A. 鼻黏膜呈苍白色,明显水肿

　　　　B. 鼻甲肥厚,呈暗红色,表面不平呈桑葚状

　　　　C. 黏膜肿胀,暗红色,表面光滑

　　　　D. 鼻道内多脓涕,豆腐渣样物堆积,有恶臭

　　　　E. 黏膜肥厚,暗红色,表面不平,呈桑葚状,鼻甲骨缩小

3. 变应性鼻炎发作期鼻镜检查

    A. 鼻甲肥厚,暗红色,表面呈结节状

    B. 黏膜肿胀,呈暗红色,表面光滑

    C. 黏膜鲜红色充血,鼻道内有大量脓性分泌物

    D. 鼻黏膜苍白、水肿、有多量的清水样分泌物

    E. 以上均不是

4. 变应性鼻炎最主要的治疗方法是

    A. 避免接触过敏原   B. 左卡巴斯汀鼻剂喷鼻

    C. 麻黄碱可的松滴鼻液滴鼻   D. 丙酸倍氯米松鼻喷雾剂喷鼻

    E. 口服维生素 C

5. 急性化脓性鼻窦炎以下列哪项治疗为主

    A. 1%麻黄碱滴鼻   B. 全身应用抗生素   C. 理疗

    D. 体位引流   E. 鼻窦负压置换疗法

6. 以下哪项不是慢性鼻窦炎的临床表现

    A. 鼻塞   B. 头痛明显   C. 流脓涕

    D. 嗅觉障碍   E. 中鼻道可见脓液

7. 下列关于鼻出血的说法应除外

    A. 儿童和青年人鼻出血易发生于鼻中隔利特尔区

    B. 血液病是鼻出血原因之一

    C. 老年人涕中带血丝者应考虑恶性肿瘤的可能

    D. 与鼻中隔偏曲无关

    E. 前后鼻孔填塞无效者可考虑行血管栓塞

8. 一鼻疖患者突然表现寒战、高热、头剧痛,应首先考虑并发

    A. 颊部蜂窝织炎   B. 眼蜂窝织炎

    C. 上唇蜂窝织炎   D. 海绵窦血栓性静脉炎

    E. 脑膜炎

9. 患者女,25 岁,持续性鼻塞 4 个月。长期滴用血管收缩剂,并有多用减弱效应。查体:鼻黏膜充血、肿胀明显,最可能的诊断是

    A. 急性鼻炎   B. 血管运动性鼻炎   C. 药物性鼻炎

    D. 变应性鼻炎   E. 慢性肥厚性鼻炎

10. 患者女,20 岁,常有鼻腔出血,多次来诊。检查:鼻中隔前下部可见一明显出血点。适合的止血方法是

    A. 可吸收性材料填塞   B. 不可吸收性材料填塞

    C. 血管结扎法   D. 烧灼法

    E. 血管栓塞法

(梁丽萍)

第二节 咽部常见疾病

学习目标

1. 掌握 急、慢性扁桃体炎的病因、临床表现、诊断及治疗要点。
2. 熟悉 急、慢性咽炎及咽异感症的临床表现及治疗要点。
3. 了解 阻塞性睡眠呼吸暂停低通气综合征及鼻咽癌的临床表现、诊断及治疗要点。
4. 熟练掌握口咽部检查、涂药、局部治疗等操作技能。
5. 能在带教老师指导下,学会上述疾病的病史采集和规范记录。

咽是呼吸道和消化道的共同通道,饮食、环境、生活习惯等种种原因使得咽部经常受到伤害而引起发病。咽部组织容易在呼吸及进食过程中引起病原体感染,进食不慎或外界暴力也可引起咽部损伤。某些血液、神经等系统的疾病和有些传染病可有咽部的临床表现。咽部常见症状有:咽痛、异物感、吞咽困难、呼吸困难以及鼻音、打鼾等异常。

一、急性咽炎

急性咽炎(acute pharyngitis)为咽黏膜、黏膜下组织和淋巴组织的急性炎症,多为上呼吸道感染的一部分,或为急性传染性疾病的早期,也可单发,多发生于冬春季节。

【病因】

1. 病毒感染 以柯萨奇病毒、腺病毒、副流感病毒为主,鼻病毒、流感病毒次之,通过飞沫和密切接触传染。

2. 细菌感染 可直接感染,也可继发于病毒感染,致病菌以链球菌、肺炎双球菌多见。

3. 诱发因素 高温、粉尘、刺激性气体、烟酒过度、寒冷等可诱发本病。

【临床表现】

1. 症状 起病多较急,始有咽部干、痒不适,继而咽痛,空咽时尤其明显,重者疼痛加重,可影响进食。疼痛也可放射至耳部。全身症状多较轻,常见有发热、头痛、食欲差、乏力等。

2. 体征 可见口咽黏膜急性弥漫性充血、肿胀,咽侧索及咽后壁淋巴滤泡表面可见黄白色点状渗出物,腭垂及软腭水肿,颌下淋巴结肿大、有压痛,鼻咽、喉咽部也可呈充血表现。

3. 生化检查 细菌感染者,白细胞升高。

4. 并发症 常见有急性中耳炎、鼻炎、鼻窦炎及其他呼吸道急性炎症,少数患者可引起急性肾炎、风湿热及败血症等。

【治疗】

1. 局部治疗 全身症状无或轻者,可选择局部用药。口含片:目前有多种口含片可选择,如:西瓜霜润喉片、复方草珊瑚含片、银黄含片、薄荷含片等,但对于儿童患者慎用。漱口液:临床有多种漱口液供选择,如复方氯己定漱口液等,使用时要避免将漱口液吞下,儿童患者可餐后饮用清水达到清洁局部的作用。

2. 全身治疗　全身症状明显者,如伴发热、白细胞增高、中性粒细胞增高者,主要是细菌感染或继发细菌感染,需应用抗生素,多首选用青霉素类药。考虑病毒感染者,首选抗病毒类药物。也可选用清热解毒、疏风解表类中药治疗,中成药有银翘解毒片、咽炎片等。并注意休息,多饮水,饮食宜清淡。出现并发症则按并发症治疗。

二、慢性咽炎

慢性咽炎(chronic pharyngitis)为咽黏膜、黏膜下及其淋巴组织的慢性弥漫性炎症,可为上呼吸道慢性炎症的一部分。多见于成年人,病程长,症状较顽固,治疗疗程长,部分患者疗效差。

【病因】

1. 局部因素　常见有急性咽炎、扁桃体炎反复发作,龋病、牙周炎等炎症蔓延,各种鼻部疾病、阻塞性睡眠呼吸暂停低通气综合征等所致的长期张口呼吸,烟酒过度,粉尘、空气污染等环境因素刺激,刺激性食物及胃食管反流性疾病等因素。

2. 全身因素　常见有贫血,消化不良,呼吸道慢性炎症,内分泌功能紊乱,糖尿病,维生素缺乏,免疫功能低下等。

【临床表现】

全身症状多不明显,局部症状可呈多种表现。主要症状包括咽异物感、干痒、烧灼感、微痛、刺激性咳嗽、恶心、咯少量黏稠痰等。据病理改变,临床可分3型。

1. 慢性单纯性咽炎　黏膜弥漫性充血,血管扩张,咽后壁有少量淋巴滤泡,可有黏稠分泌物附着在黏膜表面。

2. 慢性肥厚性咽炎　黏膜充血,呈暗红色,增厚明显,咽后壁淋巴滤泡增生显著,可融合成块,咽侧索充血肥厚,有时分泌物较多。

3. 慢性萎缩性咽炎　黏膜干燥,萎缩变薄,颜色苍白,多附有黏稠分泌物或黄褐色痂皮,有臭味,少数患者合并慢性萎缩性鼻炎。

【治疗】

1. 去除病因　加强锻炼,改善营养,补充维生素,提高免疫力;戒烟、酒等不良嗜好,保持周围环境空气清新;积极治疗邻近组织器官慢性炎症及全身慢性疾病。

2. 中医治疗　中医认为慢性咽炎有多种病症,如脏腑阴虚、虚火上扰、痰湿内阻等,应辨证论治,切不可盲目给药,如用药有方,则可以疗效显著,具体用药可参照相关中医论著。

3. 局部治疗

(1) 慢性单纯性咽炎:常用复方硼砂溶液、呋喃西林溶液等漱口液含漱或口含片治疗,可帮助缓解症状。

(2) 慢性肥厚性咽炎:对增生淋巴滤泡可用10%硝酸银、激光、微波、冷冻、电凝等清除增生的淋巴滤泡,滤泡较多者可分次进行。也可局部注射少量激素类、维生素B、肌苷等药物以减轻局部炎症,减少组织增生,促进组织代谢,缓解症状。

(3) 慢性萎缩性咽炎:可用2%碘甘油涂布,以刺激腺体分泌,改善局部微循环。

三、急性扁桃体炎

 病例

患儿,女,6岁,因"咽痛发热伴关节肿痛20余天"入院。查体:T:38.4℃,无皮疹,浅表淋巴结未及肿大,咽稍充血,双扁桃体Ⅰ°充血肿大,两肺(−),心脏(−),双肾区叩痛(−),右膝关节肿胀,有压痛,表面无红,稍热,活动受限,余肢体及各关节(−),NS(−)。血 ASO:2500.0IU/ml;血沉:49.3mm/h。血常规:白细胞6.20×10⁹/L,中性粒细胞相对值0.427,淋巴细胞相对值0.524;心脏B超及心电图正常;咽拭子培养:草绿色链球菌3+。

请问:1. 该患儿可能的临床诊断是什么?

2. 该患儿的病因及该病因还可能引起哪些疾病?

3. 应采取的治疗措施有哪些?

急性扁桃体炎(acute tonsillitis)为腭扁桃体的急性非特异性炎症,可伴有咽部周围组织的炎症。季节更替、气候变化时易发,尤其好发于青少年及儿童,发病率高。

【病因】

1. 致病原 多为细菌感染。细菌感染主要为乙型溶血性链球菌,非溶血性链球菌、葡萄球菌、肺炎双球菌等。病毒感染主要为腺病毒、鼻病毒等。细菌和病毒混合感染也不少见。偶见厌氧菌感染。

2. 机体抵抗力下降 患者常由于受凉、劳累、烟酒过度等,进而使得原存于咽部和扁桃体隐窝内的某些病原体大量繁殖,产生毒素而发病。本病具有传染性,主要经飞沫及接触传播,常呈散发。

【临床表现】

根据病理改变,临床表现可分为两型。

1. 急性卡他性扁桃体炎 多为病毒感染所致。炎症限于扁桃体表面黏膜与隐窝内,扁桃体实质多无明显炎症变化。全身症状较轻,可有低热、头痛、食欲差、乏力等,局部症状主要为咽痛,吞咽时更明显。检查可见扁桃体充血、肿胀。病程3~5天,可自愈,并发症较少。

2. 急性化脓性扁桃体炎 多为细菌感染或病毒感染后继发细菌感染所致。病变侵及腺体实质,起病急,全身症状和局部症状重,可有畏寒、高热、周身不适、便秘等,咽痛剧烈,吞咽困难,疼痛可放射至耳部。小儿病情严重可出现抽搐、惊厥及呼吸困难等。检查见扁桃体充血、肿大,腭舌、咽弓充血明显,隐窝口有黄白色脓点,并可融合成片状假膜,假膜局限于扁桃体表面,容易拭去。可伴有下颌角淋巴结肿大。白细胞增高和中性粒细胞核左移。

【诊断】

典型者依据临床表现即可诊断,但扁桃体表面无渗出物时应与猩红热、上呼吸道感染、流感、手足口病、疱疹性咽峡炎、血液病性咽峡炎等鉴别;扁桃体表面有渗出物时应与咽白喉、樊尚性咽炎等鉴别。

【并发症】

化脓性扁桃体炎可直接波及邻近组织,导致扁桃体周围炎甚至脓肿、急性中耳炎、鼻炎、鼻窦炎、喉炎、颈淋巴结炎等。也可因链球菌所致Ⅲ型变态反应,引起全身其他疾病,如急性风湿热、急性关节炎、急性肾炎、心肌炎等。

【治疗】

1. 一般治疗 适当隔离,卧床休息,多饮水,进易消化流质食物,注意保持大便通畅。

2. 抗感染治疗 急性卡他性扁桃体炎可给予抗病毒药物和抗生素治疗;对急性化脓性扁桃体炎,应用抗生素治疗,首选青霉素类药。局部用复方硼砂溶液或1:5000呋喃西林液含漱。也可给予清热、解毒、泻火中药治疗,中成药可用银翘解毒片、六神丸等。

四、慢性扁桃体炎

慢性扁桃体炎(chronic tonsillitis)是咽部常见疾病,多见于于儿童、青少年。

【病因】

1. 多由急性扁桃体炎反复发作转变为慢性。

2. 扁桃体窝引流不畅,一旦机体抵抗力下降,窝内细菌滋生,反复引起感染而演变为慢性炎症。

3. 也可继发于如猩红热、白喉、流感等传染病和鼻部炎症。

4. 自身变态反应被认为与本病发生有关。

5. 主要致病菌为乙型溶血链球菌、葡萄球菌、肺炎双球菌。

【临床表现】

1. 病史 多有扁桃体急性炎症反复发作病史。

2. 症状 平时可有咽痛、咽干、异物感、刺激性咳嗽、口臭等。小儿因扁桃体过度肥大(也可为生理性肥大,应加与区别),可出现呼吸不畅、睡眠打鼾、言语含糊、吞咽障碍,甚至影响生长发育。患者可有低热、头晕、乏力、消化不良等全身中毒症状。部分患者平时多无明显的自觉症状。

3. 检查 可见扁桃体和腭舌弓呈慢性充血,黏膜暗红色,用压舌板挤压腭舌弓,扁桃体隐窝口内可有脓性或干酪样物溢出。扁桃体有不等程度肿大,其表面凹凸不平,表面可见瘢痕,常与周围组织粘连。扁桃体大小可分为三度:Ⅰ度,扁桃体限于扁桃体窝内;Ⅱ度,扁桃体超越出腭舌弓;Ⅲ度,扁桃体接近中线、两侧扁桃体几乎相触。颌下淋巴结多有肿大。

【并发症】

慢性扁桃体炎可成为病灶,病灶内病原体可引发全身变态反应,产生全身其他疾病,如风湿热、风湿性关节炎、肾炎、心脏病等。

【治疗】

1. 手术治疗 慢性扁桃体炎反复发作者原则上可行扁桃体切除术。若为全身性疾病的"病灶",待相关疾病稳定后,应尽早手术。

2. 术前应使用抗生素(同急性扁桃体炎的治疗),防止因激惹局部而加重相关疾病或手术时炎症扩散,应在急性炎症控制后2～3周才可手术。

3. 在儿童,扁桃体对机体有重要的保护作用,扁桃体切除可能影响其免疫功能,应慎重。不宜手术者,可用保守疗法,如扁桃体隐窝冲洗等。中医对一部分保守治疗病例也有良好的临床疗效,也可使用增强机体免疫力的药物。同时应加强锻炼,增强体质和抗病能力。

五、咽异感症

咽异感症(abnormal sensation of throat)是对除疼痛外的各种咽部异常感觉的统称,是咽喉疾病临床最为常见的症状之一,患者自觉咽部有异物堵塞为主要症状的异常感觉,但检查常无明显器质性病变,是神经功能症之一。中医称为"梅核气"。

【病因】

1. 咽部的神经分布极为丰富,因而咽部的感觉也非常敏感,一些轻微病变,就会刺激咽部神经,产生异常感觉。

2. 自主神经功能的紊乱,是强化这种异常感觉的重要因素,增加其敏感度。并带来心理上的压抑,久之则忧郁或焦虑。

3. 全身因素 甲状腺功能减退,缺铁性贫血,烟酒过度等可通过神经反射和传导作用使咽部发生异常感觉。

4. 局部因素 慢性咽炎、慢性扁桃体炎、扁桃体角化症、会厌囊肿、舌扁桃体肥大、咽占位性病变,鼻炎、鼻窦炎,胃食管反流,颈部肿物、颈椎病等均可产生咽异常感觉。

【临床表现】

1. 局部症状 患者常感到中线位置锁骨上窝与口咽部之间有团块阻塞,吞咽唾液时异物感更为明显,而进食时异物感消失。阻塞位置常固定,也可上下移动。有时表现为紧压感、虫爬感、瘙痒感、痰粘着感。一般无疼痛,或仅有轻度咽痛。

2. 全身症状 常伴有焦虑、急躁、抑郁、紧张等精神症状,其中以恐癌症多见。患者常常怀疑诊断的失误,并反复就医。

3. 检查 咽部及邻近器官无明显异常。必要时可行 X 线检查颈突或颈椎情况,也可行食管钡剂 X 线检查或食管镜检查。

【诊断】

根据病史、症状、检查的全部资料加以分析,排除隐蔽在咽部、颈部、上呼吸道、上消化道等部位的器质性病变,方可诊断为咽异感症。

与吞咽障碍鉴别:若咽异感症病程较久,且只有堵塞感而无吞咽障碍,进食时症状反而不明显或消失,则食管占位性病变可能性较小。

【治疗】

1. 病因治疗 有局部和全身病变者,进行相应病变治疗,病因消除,症状也因此消除。

2. 心理治疗 对无明显器质性病变伴有精神症状者,应耐心疏导解释,给予充分证据,解除其心理负担。或者暗示疗法,也可镇静治疗。

3. 中医治疗 中医治疗在咽异感症的治疗中占有重要的地位。主要用疏肝、理气、行气、开郁、祛痰等法,常用半夏厚朴汤加减。

六、阻塞性睡眠呼吸暂停低通气综合征

 病例

患者,男,40岁,因"睡眠打鼾7年,渐加重并伴睡眠呼吸暂停2年"入院。既往患糖尿病及高血压病史2年。查体:一般状况好,肥胖体型,身高1.75m,体重88kg,血压145/90mmHg,口唇无发绀,其他(-);专科检查:鼻部双侧下鼻甲肥大,鼻中隔轻偏,咽腔舌根肥大,扁桃体Ⅱ度肿大,软腭松弛,口咽部狭窄,无小颌畸形,喉部(-),颈部皮下脂肪堆积,甲状腺(-)。辅助检查:SaO_2 81%,ECG未见异常,空腹血糖6.0mmol/L。

请问:1. 要进一步明确诊断应做的一项重要检查是什么?

2. 该疾病的诊断是什么?

3. 诊断明确后应进一步做哪方面的治疗?

阻塞性睡眠呼吸暂停低通气综合征(obstructive sleep apnea hypopnea syndrome,OSAHS)是指睡眠时上气道塌陷阻塞引起的呼吸暂停和低通气,伴有打鼾、睡眠结构紊乱、频繁发生血氧饱和度下降、白天嗜睡等症状。其特点是:口鼻无气流,但胸腹式呼吸仍然存在。好发于肥胖、老年人。

【病因】

1. 上呼吸道狭窄或阻塞 是OSAHS最主要原因,包括鼻中隔偏曲,鼻息肉,肥厚性鼻炎,鼻腔及鼻咽肿瘤,腺样体和腭扁桃体肥大,软腭松弛、肥厚,咽侧壁肥厚,舌根肥厚等。

2. 上气道扩张肌肌力减退 主要为颏舌肌、咽壁肌肉及软腭肌肉张力减退。

3. 诱因和加重因素 肥胖、甲状腺功能低下、糖尿病等全身性因素可影响上述两种因素而诱发本病,饮酒、吸烟等可加重病情。

【临床表现】

1. 夜间有入睡快、打鼾、呼吸暂停、憋醒、多梦、遗尿等。

2. 白天可出现晨起头痛、倦怠、嗜睡、记忆力下降、注意力不集中、性格改变等。

3. 心、脑血管疾病 病程长者可有高血压、心律失常等。

4. 检查 多为肥胖体型,专科检查可见一处或多处气道狭窄,多导睡眠描记术(PSG)检查异常,纤维鼻咽喉镜、CT扫描、MRI检查对诊断也有帮助。

【诊断】

根据病史、临床表现、专科科检查、影像学检查,及通过多导睡眠描记术(PSG)检查指标,可明确诊断。PSG是目前OSAHS诊断"金标准",详见(第五章第三节:五、多导睡眠描记术)。纤维鼻咽喉镜辅以Müller检查法也是评估上气道阻塞部位常用的手段。主要与中枢性睡眠呼吸暂停(CSAH)相鉴别。

【治疗】

1. 一般治疗 包括通过调整睡姿、侧卧位以减少舌根后坠,戒烟酒,坚持锻炼身体、控制饮食以减轻体重,睡前禁服镇静安眠药物。

2. 鼻腔持续正压通气(CPAP)　主要以持续正压通气来维持肌肉张力,防止上呼吸道塌陷阻塞,是治疗 OSAHS 最有效的方法之一。压力范围为 5 ~ 15cmH$_2$O。

3. 手术治疗　病因明确者可针对不同的狭窄部位,采用不同的手术治疗。常用有腭垂腭咽成形术(UPPP)及腭咽成形术、激光腭咽成形术、气管切开术等。

七、鼻咽癌

鼻咽癌(carcinoma of nasopharynx,NPC)是我国高发恶性肿瘤之一,华南沿海地区为高发区,尤以两广地区最为高发。40 ~ 60 岁为高发年龄组,男性发病率为女性的 2 ~ 3 倍,发病率超过 1/10 万。因部位隐蔽,早期症状不典型,容易漏诊。

【病因】

目前认为病因不明,但可能与以下因素有关。①遗传因素:本病有种族及家族聚集现象,已发现人类白细胞抗原(HLA)的遗传因素与鼻咽癌发生相关;②病毒因素:EB 病毒在鼻咽癌患者有较高的感染率,多种证据证明鼻咽癌的发病与 EB 病毒的感染密切相关;③环境因素:微量元素镍在鼻咽癌高发区水和食物中发现含量较高,动物实验证实镍可以促进亚硝胺诱发鼻咽癌;④其他不明的原因。

【病理】

98% 属低分化鳞癌,高分化鳞癌、腺癌、泡状核细胞癌少见。

【临床表现】

因解剖部位隐匿,鼻咽癌的早期症状不明显,增加了临床早期诊断的难度,常被误诊为卡他性中耳炎、鼻出血等。尤其在散发地区,因相关意识的淡漠,更易将某些临床表现忽视而漏诊。

1. 鼻部症状　早期可表现为涕中带血,多从口中吸出,时有时无,而不被患者重视。鼻塞始为单侧,可发展为双侧。

2. 耳部症状　肿物堵塞压迫咽鼓管口,可出现耳鸣、耳闷、听力下降、鼓室积液等。

3. 颈淋巴结肿大　半数以上患者以此为首发症状就诊,最初多为颈部 Ⅱ 区淋巴结的肿大,可进行性增大、质硬、活动受限,初为单侧,可发展为全颈淋巴结的广泛转移。

4. 脑神经症状　肿物由咽隐窝经破裂孔侵入颅内,常累及第 Ⅴ、Ⅵ 脑神经,进一步可侵犯第 Ⅳ、Ⅲ、Ⅱ 脑神经,出现头痛、面神经麻痹、复视、上睑下垂等表现。瘤体直接侵犯或颈部转移淋巴结压迫第 Ⅸ、Ⅹ、Ⅻ 脑神经,可出现软腭瘫痪、吞咽困难、声嘶、伸舌偏斜等后组脑神经损伤症状。

5. 远处转移　晚期可出现骨、肺、肝等多处转移,并出现相应症状。

【诊断】

病变位置隐匿,早期症状常不明显,常表现为从口中吸出的涕中带血;耳鸣、耳闷;颈部淋巴结肿大如出现可疑鼻咽癌鼻、耳、眼、颈部症状,必须仔细检查鼻咽部。内镜检查如发现咽隐窝肉芽肿样隆起或粗

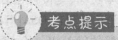

考点提示

鼻咽癌早期诊断

糙不平、易出血处,应及时活检,一次阴性,仍要追踪观察,多次活检。此外可行细胞学涂片、EB 病毒血清学检查、鼻咽、颅底 CT 及 MRI 扫描等了解肿瘤范围及颅底骨质破坏情况,颈部

触诊及颈部 B 超有助于明确颈部转移灶情况。

【治疗】

首选放射治疗,多采用^{60}Co 或直线加速器等高能放疗。可结合中医中药及免疫治疗。鼻咽部或颈部放疗后,残余病灶及复发病灶可考虑行挽救性手术,手术可提高患者的生存率,但不能改善生存质量。

 本节小结

咽科学疾病如急、慢性咽炎,急、慢性扁桃体炎等在初级诊疗疾病中发病率极高,正确诊断与治疗具有非常重要的意义。慢性扁桃体炎主要的治疗方法是手术治疗,手术范围小,但却存在许多问题,需正确把握。咽异感症也是一常见病,治疗上多选择中西医结合的方案。OSAHS 更是目前临床研究的热点问题,成人 OSAHS 的概念非常明确地定义了该类疾病,PSG 检查是目前临床诊断的"金标准",阻塞平面的确定对临床治疗有重要的指导意义,综合治疗的概念被众多学者认可,其中减肥、手术及 CPAP 是治疗的主要组成部分。鼻咽癌在我国尤其是两广地区有较高的发病率,在高发区应予以足够的重视,早发现、早诊断、早治疗特别重要,治疗以放疗为主,同时辅以其他治疗。

总之,咽科学虽内容较少,但却是十分重要,农村医疗工作应高度重视这类疾病的诊治。

目标测试

1. 急性咽炎临床表现特征下列哪项不符
   - A. 吞咽疼痛
   - B. 咽后部淋巴滤泡增生、表面可见片状白色伪膜
   - C. 悬雍垂及软腭水肿
   - D. 下颌角淋巴结肿大、压痛
   - E. 口咽部黏膜呈急性弥漫性充血、肿胀

2. 慢性咽炎临床表现特征以下哪项不符
   - A. 一般无明显全身症状
   - B. 咽部有异物感或灼热感
   - C. 扁桃体肥大充血
   - D. 咽后壁常有黏稠分泌物附着
   - E. 一般无明显疼痛

3. 急性扁桃体炎的局部症状主要表现为
   - A. 咳嗽
   - B. 咽痛
   - C. 呼吸困难
   - D. 吞咽困难
   - E. 放射性耳痛

4. 有关急性扁桃体炎的描述哪项是错误的
   - A. 为急性非特异性炎症
   - B. 急性卡他性扁桃体炎多为病毒引起
   - C. 常导致扁桃体周脓肿
   - D. 下颌角淋巴结肿大、扁桃体肿大充血是其特征

E. 具有传染性

5. 急性扁桃体炎的治疗,错误的有

    A. 抗生素首选青霉素   B. 局部漱口

    C. 必要时可糖皮质激素   D. 紧急手术,切除扁桃体

    E. 可中医中药治疗

6. 慢性扁桃体炎容易形成全身感染性"病灶"是因为

    A. 对链球菌产生变态反应   B. 自主神经系统失调

    C. 内分泌功能紊乱   D. 身体瘦弱

    E. 营养不良

7. OSAHS 患者睡眠姿势应取

    A. 半卧位   B. 平卧位   C. 头低脚高位

    D. 侧卧位或半坐卧位   E. 俯卧位

8. 与鼻咽癌关系密切的病毒是

    A. 流感病毒   B. 疱疹病毒   C. 鼻病毒

    D. 柯萨奇病毒   E. EB 病毒

9. 不属于鼻咽癌早期表现的是

    A. 回吸性血涕   B. 颈部肿块   C. 鼻塞

    D. 耳鸣耳闷   E. 剧烈头痛

10. 鼻咽癌治疗的首选方案是

    A. 手术   B. 药物   C. 放疗

    D. 中药   E. 综合

(朱文憬)

第三节　喉部常见疾病

学习目标

1. 掌握急性喉炎的临床表现及治疗要点。
2. 熟悉喉阻塞的病因、临床表现及治疗要点。
3. 了解急性会厌炎的临床表现及治疗要点。
4. 能在带教老师指导下,学会上述疾病的病史采集和规范记录。学会喉部脓肿切开引流术和气管切开术。

　　喉既是发声器官,又是呼吸道的门户,喉与外界环境直接接触,所以,与环境致病因素密切相关,如烟酒、高温、粉尘等可直接或间接导致发病。另外,感染、外伤、肿瘤、邻近器官的急性炎症等均可引起喉部疾病的发生。喉部疾病又常与一些职业因素有关,如吸入刺激性气体、发声过度和发声不当等,发声保护是声乐工作者、演员、教师等需要十分重视的问题。喉部疾病与全身疾病的关系也比较密切。

一、急性会厌炎

 病例

　　杨××、男、25 岁,咽干咽痒,咽喉剧烈疼痛 1 天入院。入院时检查:T 38.8℃,P 100 次/分,R 22 次/分,BP 106/70mmHg,急性病容,说话含糊不清,无声音嘶哑。间接喉镜检查可见会厌明显充血肿胀,双侧扁桃体Ⅱ°肿大。

　　请问:1. 该患者可能的临床诊断是什么?

　　　　　2. 如何进行治疗?

　　　　　3. 可能发生的并发症是什么?

　　急性会厌炎(acute epiglottitis)是指各种原因引起的会厌黏膜为主的急性炎症。会厌软骨舌面黏膜下组织疏松发生炎症时,易形成蜂窝组织炎甚至会厌肿胀,病情发展迅速,若不及时诊断并进行正确治疗,严重时可致呼吸道阻塞而引起窒息死亡。本病属耳鼻咽喉科急症之一,全年均可发生,成人多见,男性多于女性。

【病因及发病机制】

　　1. 感染　本病的主要原因,常见细菌有 B 型流感嗜血杆菌、溶血性链球菌、肺炎双球菌、金黄色葡萄球菌、变性杆菌等,也可有鼻病毒、腺病毒、副流感病毒的混合感染。寒冷受凉致机体抵抗力下降的情况下,继发于急性扁桃体炎、咽炎、鼻炎等邻近组织器官急性炎症。

　　2. 变态反应　空气、食物或药物中的变应原容易与会厌软骨黏膜接触,过敏性体质患者可因局部发生Ⅰ型变态反应形成急性会厌炎。

　　3. 异物、外伤、吸入有害气体,烟雾的有害化学物质,放射性损伤等也可引起急性会厌炎。

【临床表现】

　　1. 起病急骤,常有寒战高热、精神萎靡、全身肌肉酸痛不适、面色苍白、四肢冰凉、脉搏细速、血压下降,甚至发生昏厥。

　　2. 多数患者常在夜间出现剧烈的咽喉疼痛,吞咽时咽部肌肉收缩加上食物压迫会厌,导致疼痛加重以及吞咽困难,较重者饮水呛咳、疼痛可放射至下颌、颈部、耳部,自觉咽喉部有肿物堵塞,说话含糊不清,但无声音嘶哑。会厌高度肿胀可引起吸气性呼吸困难、吸气性喉鸣,甚至窒息。

　　3. 间接喉镜检查　可见会厌明显充血肿胀,严重时可形成会厌脓肿,呈球形。对不能配合间接喉镜检查的幼儿需作直接喉镜检查,检查时动作要轻柔,避免加重呼吸困难或挤压脓肿导致脓肿破裂引起误吸,发生检查意外时注意保持呼吸道通畅,防止窒息。

　　4. 辅助检查　血象显示白细胞总数增多,中性粒细胞比例增高。对不典型病例,可作喉部 X 线侧位片或 CT 扫描检查有助于诊断。

【治疗】

治疗原则为控制感染、保持呼吸道通畅。

　　1. 一般治疗　因发热、吞咽困难及呼吸困难,患者容易出现脱水、缺氧,应注意维持体液平衡。注意休息,减少活动,降低氧耗,必要时给氧。

　　2. 药物治疗　应住院治疗,严密观察病情变化,全身及时足量使用有效抗生素和糖皮质激素,如青霉素类、地塞米松肌注或静滴给药可较快提高血药浓度。

3. 雾化吸入   可用庆大霉素、地塞米松、α-糜蛋白酶作超声雾化吸入。

4. 脓肿切开引流   病情严重者,可在手术室内应急措施齐备的条件下,局部麻醉后通过直接喉镜作脓肿的切开引流术。

考点提示

防止引起并发症

5. 患者出现Ⅲ°及Ⅳ°喉阻塞时应及早作气管切开术。

6. 预防   向患者介绍急性会厌炎的相关知识,积极预防呼吸道急性感染、有害刺激和喉外伤,加强锻炼,增强机体抵抗能力。

二、急性喉炎

病例

李××、女、23 岁,咽干咽痒 3 天伴声音嘶哑 1 天。3 天前因旅途疲劳,寒冷受凉出现咽干咽痒,2 天前因演出练歌后出现声音嘶哑。检查:咽后壁黏膜有急性充血,淋巴滤泡肿大,尚未作喉镜检查。

请问:1. 该患者可能的临床诊断是什么?
2. 进一步明确诊断需要做哪些检查?
3. 如何进行药物治疗?

急性喉炎(acute laryngitis)是指以声门区喉黏膜为主的急性炎症,常为上呼吸道急性炎症的一部分。声门区是上呼吸道最狭窄的部位,尤其是在幼儿,轻微的炎症也会造成明显的梗阻,引起窒息。本病为耳鼻咽喉科常见病之一,好发于冬春两季,成人/小儿均可发病。

【病因及发病机制】

1. 感染   常继发于感冒,多为腺病毒感染,继发细菌感染,如副流感病毒、呼吸道合胞病毒、鼻病毒、金黄色葡萄球菌、溶血性链球菌、流感嗜血杆菌、肺炎双球菌等。

2. 发音不当,用嗓过度时气流冲击声带引起声带振动,可引起声带充血水肿。

3. 有害气体、粉尘吸入、烟酒过度、异物损伤等为常见的诱发因素。

4. 儿童患者可为流感、麻疹、水痘、百日咳等呼吸道传染病的并发症所致。

【临床表现】

1. 成人全身感染中毒症状较轻,常有畏寒发热、乏力、全身不适、食欲下降。声音嘶哑是成人急性喉炎最具特征性的表现,轻者声音变粗、音调变低,重者失声。伴有咽喉疼,发声时咽喉痛加重,但不妨碍吞咽,分泌物刺激呼吸道黏膜引起干咳,继发细菌感染后咳嗽咳痰,痰多为黏脓性。

小儿急性喉炎多见于三岁以下的幼儿,常有高热、易于夜间突发吸气性呼吸困难。呼吸困难严重时,可出现"三凹征"或"四凹征",发绀,烦躁不安,甚至发生窒息。其原因是:①小儿喉腔狭小,声门肿胀时容易阻塞;②喉软骨柔软,吸气时容易塌陷;③声门

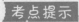

考点提示

小儿急性喉炎的临床体征

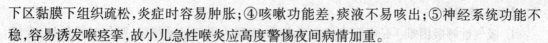

下区黏膜下组织疏松,炎症时容易肿胀;④咳嗽功能差,痰液不易咳出;⑤神经系统功能不稳,容易诱发喉痉挛,故小儿急性喉炎应高度警惕夜间病情加重。

2. 间接喉镜检查　可见喉腔黏膜弥漫性充血、水肿,表面可有分泌物附着。声带充血、肿胀,发声时运动对称,声门可有闭合不全现象。

3. 潜在并发症　常见于急性气管炎、急性肺炎、窒息等。

4. 辅助检查　血象显示白细胞总数增多,中性粒细胞比例增高。

【治疗】

1. 一般治疗　注意休息,多饮水,禁止发声,避免小儿哭闹,尽量休息声带,防止呼吸困难加重。

2. 药物治疗　尽早足量使用有效抗生素,充血肿胀显著者加用糖皮质激素。

3. 雾化吸入　用庆大霉素、地塞米松和生理盐水作超声雾化吸入,或在热水中加薄荷作蒸汽吸入。

4. 降温治疗　体温过高的患者及时进行物理降温或药物降温治疗,维持正常体温。

5. 支持疗法　特别是继发于呼吸道传染病的小儿急性喉炎,因病程较长,应注意加强营养,维持体液平衡。

6. 气管切开　一旦出现Ⅲ度以上喉梗阻时应作气管切开术。

7. 预防　增强机体免疫力,防止上呼吸道感染,避免用嗓过度,积极配合治疗,注意休息,促进恢复。

三、喉阻塞

蒋××、男、42岁,因喉外伤致呼吸困难1小时。检查:R 35次/分,P 136次/分,面色苍白,呼吸急促,口唇发绀,烦躁不安,四凹征明显。

请问:1. 该患者临床诊断是什么?

2. 该患者应如何进行治疗?

喉阻塞(laryngeal obstruction)亦称喉梗阻,是由各种原因引起的喉及邻近组织的病变使喉部通道发生狭窄或阻塞,引起吸气性呼吸困难为主要表现的综合征。耳鼻咽喉科常见急症之一。幼儿发生喉阻塞的机会高于成人,如不及时治疗,可危及生命安全。

【病因及发病机制】

1. 炎症　如急性会厌炎、小儿急性喉炎、咽后或咽旁脓肿、急性喉气管支气管炎,喉白喉、喉结核、破伤风等。

2. 异物　喉内较大的异物如豆类等嵌顿于声门或声门下腔均可发生不同程度的机械性喉阻塞,并导致喉痉挛。

3. 喉损伤　如喉挫伤、挤压伤、切割伤,呼吸道烧伤、气管插管引起的喉损伤等。

4. 肿瘤　喉癌最为常见。喉乳头状瘤、咽肿瘤、甲状腺肿瘤也可引起喉阻塞。

5. 变态反应　食物、药物或其他原因导致的变态反应性喉头水肿等。

6. 其他　如喉蹼、喉软骨畸形、喉瘢痕狭窄及双侧声带麻痹等。

【临床表现】

1. 吸气性呼吸困难　是喉阻塞的主要症状,表现为吸气运动增强,吸气时间延长,吸气深而慢,但通气量不增加。对呼气影响不明显,其原因在于:正常声带略向内上倾斜,吸气时声带外展使声门裂开大。但喉部病变可使声带外展受限,使原本狭窄的声门更加狭窄引起吸气性呼吸困难为主(图6-5)。呼吸困难逐渐呈混合型(吸气呼气都有困难),快而浅,常伴有全身缺氧症状。

2. 吸气性软组织凹陷　因吸气时空气不易通过喉腔进入肺内,呼吸运动增强,导致胸腔内负压增大,胸廓周围软组织受负压作用而向内凹陷。胸骨上窝、锁骨上窝、肋间隙软组织内陷称为"三凹征",儿童还可以上腹部软组织内陷,又称"四凹征"(图6-6)。

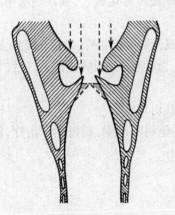

图6-5　吸气性呼吸困难示意图

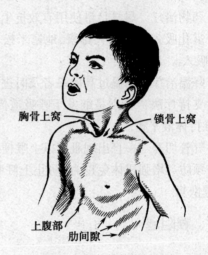

图6-6　吸气性软组织凹陷

3. 吸气性喉喘鸣　吸入的气流通过狭窄的声门裂时,形成气涡冲击声带,使声带颤动而发出的尖锐的喉鸣声。喉喘鸣的大小常与阻塞程度呈正比。

4. 声音嘶哑　病变累及声带者,有不同程度的声音嘶哑,甚至失音。

5. 全身表现　因吸气性呼吸困难而导致缺氧。患者出现端坐呼吸,不易入睡,现烦躁不安,面色苍白,出汗等。严重可有口唇及指甲发绀以及脉搏细速,心力衰竭,大小便失禁,昏迷及窒息症状。

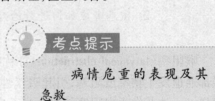

考点提示

病情危重的表现及其急救

临床上将喉阻塞分为四度。

Ⅰ度:安静时无呼吸困难,活动或哭闹时出现轻度吸气性呼吸困难,稍有吸气性喉喘鸣及轻度三凹征。

Ⅱ度:安静时有轻度吸气性呼吸困难、吸气性喉喘鸣及三凹征,活动或哭闹时加重.但不影响睡眠及进食,尚无烦躁不安、皮肤黏膜发绀等缺氧表现。

Ⅲ度:明显吸气性呼吸困难,喉喘鸣较响,三凹征显著,有烦躁不安、脉搏加快、轻度皮肤黏膜发绀等缺氧表现。

Ⅳ度:极度吸气性呼吸困难甚至不能呼吸,恐惧挣扎,全身发绀,有重要脏器功能障碍表现。若得不到及时救治,最后大小便失禁、窒息,以致呼吸、心搏停止。

6. 辅助检查　间接喉镜检查可了解病因。

【治疗】

治疗原则为迅速解除呼吸困难,防止发生窒息而死亡。根据喉阻塞的原因和呼吸困难的程度,采用药物治疗或手术治疗。

Ⅰ度和Ⅱ度:明确病因,积极的对病因治疗,严格观察呼吸情况。如喉部炎症给予足量有效抗生素及糖皮质激素。

Ⅲ度:原则上应常规气管切开,给氧,积极的病因治疗。在严密观察病情变化,做好气管切开准备,若病情未见好转应尽早行气管切开术。

Ⅳ度:立即做气管插管或气管切开术,吸氧,预防窒息的发生。紧急情况下先行环甲膜穿刺术或气管插管术,然后再行气管切开术。同时积极进行病因治疗,预防并发症。

指导病情好转的患者进行生活起居,饮食,心理调节,介绍喉阻塞的病因和预防知识。

本节小结

本节所述疾病为喉科常见病多发病。要重点掌握急性会厌炎和急性喉炎的诊断治疗及其引起的喉阻塞的分度及处理原则。急性会厌炎患者尽快控制感染,解除呼吸困难,预防窒息的发生。正确认识预防急性喉炎的发生,声带的保护,儿童急性喉炎引起的喉阻塞重要性。喉阻塞患者应积极病因治疗的同时掌握气管插管术或气管切开术。喉部疾病要积极预防,早诊断,早治疗,避免并发症和窒息的发生。

目标测试

1. 急性会厌炎最具特征性表现是

    A. 呼吸困难   B. 咽喉干痒   C. 声音嘶哑

    D. 咳嗽咳痰   E. 咽喉疼痛

2. 急性会厌炎最常见的病因是

    A. 感染因素   B. 变态反应   C. 有害气体

    D. 先天畸形   E. 创伤

3. 咽喉疼痛剧烈,不伴声音嘶哑,咽部检查无明显异常,应考虑的诊断是

    A. 急性喉炎   B. 急性扁桃体炎   C. 急性会厌炎

    D. 急性咽炎   E. 喉阻塞

4. 确诊急性会厌炎最有价值的是

    A. 寒战高热   B. 剧烈咽喉痛   C. 呼吸困难

    D. 喉镜检查   E. 颈部淋巴结肿大压痛

5. 小儿急性喉炎与成人不同,小儿可发生

    A. 声音嘶哑   B. 咳嗽

    C. 夜间突发性吸气性呼吸困难   D. 发热

    E. 咽喉疼痛

6. 急性喉炎患者的治疗正确的是

    A. 禁声   B. 遵医嘱给予抗生素和激素治疗

    C. 雾化吸入   D. 含喉片

E. 以上都是

7. 喉阻塞的主要表现是

A. 吸气性喉喘鸣   B. 声音嘶哑   C. 昏迷

D. 咳嗽咳痰   E. 吸气性呼吸困难

8. 喉阻塞的最主要原因是

A. 炎症   B. 外伤   C. 异物

D. 变态反应   E. 肿瘤

9. 对于Ⅳ度呼吸困难的患者,应采取的措施**错误**的是

A. 严密观察呼吸,备好气管切开包   B. 因地制宜,就地抢救

C. 立即行气管切开   D. 环甲膜切开

E. 吸氧

(陶克陶胡)

第四节 耳 部 疾 病

学习目标

1. 掌握   外耳道炎的临床表现及治疗要点。
2. 熟悉   鼓膜外伤、分泌性中耳炎、化脓性中耳炎、梅尼埃病的临床表现及治疗要点。
3. 了解   突发性耳聋的临床表现及治疗原则。
4. 熟练掌握耳镜检查方法,纯音性听力检查,外耳道冲洗等操作技能。
5. 能在带教老师指导下,学会上述疾病的病史采集和规范记录。学会鼓膜切开引流术和鼓膜置管术。

    耳是听觉器官,是人们接受信息的主要感官之一,常因各种疾病和噪音等受到损害,可导致耳鸣、耳聋、眩晕,婴幼儿的耳聋致聋哑。听觉和语言障碍导致患者的社交、学习、工作及生活将会受到影响。耳部常见疾病有炎症、耳聋、肿瘤等。其中炎症占首位。

一、外耳道炎

    外耳道炎(otitis externa)是指外耳道皮肤或皮下组织的弥漫性非特异性炎症。根据病程分为急性外耳道炎和慢性外耳道炎。

【病因及发病机制】

    1. 污水入耳   游泳或洗澡时,污水可将细菌带入外耳道,局部抵抗力下降而发生细菌感染。

    2. 损伤   用锐器挖耳损伤皮肤、异物擦伤皮肤,破坏皮肤屏障,细菌入侵导致外耳道感染。

    3. 诱因   全身性疾病如糖尿病、营养不良、贫血患者,因全身抵抗力下降而易患外耳道炎。

常见致病菌有金黄色葡萄球菌、溶血性链球菌、大肠杆菌、变形杆菌等。

【临床表现】

    1. 局部表现   轻者自觉耳痒不适,较重者外耳道疼痛,张口、咀嚼时加重,伴有耳痒,灼

热感。外耳道内有黏稠脓性分泌物流出,多无臭味。

2. 一般检查 急性外耳道炎常有耳廓牵拉痛和耳屏压痛,外耳道皮肤弥漫性充血,轻度肿胀,重者可有糜烂及渗液,鼓膜大致正常或受外耳道炎影响表现轻度充血,耳周淋巴结可肿大压痛。慢性外耳道炎可见外耳道皮肤增厚,脱屑,有白色豆渣样分泌物堆积,甚至造成外耳道狭窄。

3. 辅助检查 分泌物作细菌培养及药敏试验有助于明确病因并指导治疗。

【治疗】

1. 全身治疗 病情较重者给予广谱抗生素或给予少量糖皮质激素,注意不要使用耳毒性药物,以免损害听力。

2. 局部治疗 该病的治疗以局部治疗为主。常用硼酸冰片滴耳液或2%酚甘油滴耳液滴耳,分泌物较多时应先用3%过氧化氢清洁外耳道,可放置无菌纱条,每天1~2次换药。再滴用喹诺酮类滴耳液如环丙沙星滴耳液等。

3. 预防 消除不良挖耳习惯,耵聍栓塞者,应请医务人员处理,避免损伤外耳道。尽量避免污水入耳内,保持外耳道清洁,干燥。

二、鼓膜外伤

 病例

周××、男、36岁,因外伤后左耳听力下降伴耳闷塞感2天入院。检查:耳镜检查可见左耳鼓膜呈不规则穿孔仅存在耳环,穿孔处可见血迹。听力检查:传导性耳聋。

请问:1. 该患者的临床诊断是什么?

2. 应做哪种手术治疗?术后注意哪些?

鼓膜外伤(tympanic membrane trauma)是指直接或间接外力作用导致的鼓膜破裂。可导致听力下降和继发中耳化脓性感染,应引起重视。

【病因及发病机制】

1. 直接外力 常见于锐器造成的损伤,如用挖耳勺、发夹,牙签等挖耳道不慎刺伤鼓膜。昆虫入耳、颞骨骨折可引起鼓膜损伤。

2. 间接外力 掌击耳部、剧烈爆炸、高处跳水、咽鼓管吹张等引起的声波和气压冲击可致鼓膜破裂。

【临床表现】

1. 局部表现 鼓膜破裂时突发性剧烈耳痛,随即出现的耳鸣、听力下降较明显,甚至眩晕、恶心。

2. 一般检查 外耳道内可有少许血迹。耳镜检查可见鼓膜充血,鼓膜穿孔处有血迹,鼓膜穿孔形状视损伤程度而异。直接外力作用一般引起鼓膜后下方穿孔,间接外力作用可致鼓膜前下方穿孔。

3. 辅助检查 纯音听力测试呈传导性聋或混合性聋。疑合并颞骨骨折,可行颅底CT扫描等影像学检查。

4. 潜在并发症 急性化脓性中耳炎。

【治疗】

1. 一般治疗　保持外耳道清洁干燥。用棉签消毒外耳道,取出外耳道内耵聍、异物、血痂,于外耳道口置无菌棉球,防止灰尘及异物进入中耳道。严禁洗耳及滴药。加强营养,注意保暖,预防感冒,禁止咳嗽咳痰和擤鼻涕,促进鼓膜伤口愈合。

2. 药物治疗　预防继发感染,全身使用广谱抗生素治疗3~5天。若无继发感染,鼓膜穿孔2~3周后可自行愈合。

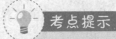

考点提示

　　鼓膜穿孔后如何预防中耳感染

3. 手术治疗　穿孔较大或长期不愈者可行鼓膜修补术。

4. 预防　告知患者鼓膜外伤的预防知识和鼓膜穿孔而引起的中耳感染的危害。

三、分泌性中耳炎

病例

　　闫××、女、6岁,家长半年前发现患儿听力下降,20天前因感冒而听力下降明显加重,并伴有耳痛,耳鸣及眩晕等表现后就诊入院。检查:耳镜检查可见鼓膜充血,以周边明显,锤骨柄向后上移位。纯音听力测试呈传导性耳聋。声导抗检查示双耳B型曲线。

　　请问:1. 该患者的临床诊断是什么?
　　　　　2. 应如何进行治疗?
　　　　　3. 如手术治疗,术后应如何预防中耳感染?

分泌性中耳炎(secretory otitis media)是指一类以鼓室积液和听力下降为主要特征的中耳非化脓性炎症性疾病。或称卡他性中耳炎、非化脓性中耳炎等,中耳积液可为浆液或黏液,中耳积液极为黏稠者称胶耳。冬、春季多发,青少年发病率较高于成人,且症状不典型,不易引起家长重视,是青少年听力下降的重要原因之一。

【病因及发病机制】

本病病因复杂,目前认为与多种因素有关:

1. 咽鼓管阻塞　多见于儿童腺样体肥大、急性鼻炎及鼻窦炎、鼻咽部肿瘤、后鼻孔填塞止血时间过长等均可致咽鼓管阻塞。咽鼓管咽口不能正常开放,空气不能进入中耳腔,中耳腔内空气逐渐被吸收,形成负压,中耳黏膜下静脉淤血、扩张,通透性增加,鼓室内出现漏出液,中耳黏膜发生病变,腺体分泌增强,形成中耳积液。

2. 感染　部分病例中耳积液中可检出流感嗜血杆菌、肺炎链球菌。因此认为分泌性中耳炎可能为一种轻性或低毒性的细菌感染所致。

3. 变态反应　由于某些原因引起体内变态反应导致中耳腔黏膜下腺体分泌增强,咽鼓管黏膜肿胀,引流不畅导致鼓室积液。小儿免疫系统还没有完全发育成熟可能是小儿分泌性中耳炎发病率较高的原因之一。

考点提示

　　分泌性中耳炎的主要病因

【临床表现】

1. 听力下降　小儿常见表现为对声音反应迟钝,看电视常调大音量,注意力不集中,记忆力下降。典型患者有"自声增强"现象。常由患者在擤鼻、改变头位、牵拉耳廓是听力暂时改善。

2. 耳闭塞感　是常见的主诉之一,成人患者较明显。按压耳屏时该症状暂时缓解。

3. 耳痛　急性分泌性中耳炎起病初期可有轻微耳深部针刺样疼痛,小儿耳痛常在夜间发作。慢性分泌性中耳炎耳痛不明显。

4. 耳鸣　多为间歇性低音调耳鸣。患者头部运动、擤鼻涕时,耳内有出现气过水声。

5. 耳镜检查　急性分泌性中耳炎可见鼓膜松弛部或全鼓膜轻度弥漫性充血,鼓膜内陷时光锥缩短、消失或变形,锤骨柄向后上移位,锤骨短突明显外突。鼓室积液时鼓膜呈淡黄色或琥珀色。慢性分泌性中耳炎可见鼓膜内陷,呈乳白色,鼓膜紧张部看见扩张的血管。若液体不黏稠,并且未充满鼓室,可透过鼓膜见液平面。

6. 辅助检查　纯音听力计测试:呈轻、中度传导性聋。声导抗测试:声导抗图对诊断有重要的价值,常表现为平坦型(B型)或高负压型(C型)曲线。

【治疗】

1. 药物治疗　全身使用抗生素控制感染,耳闭塞感严重者可短期加用糖皮质激素,减轻咽鼓管炎性水肿,促进分泌物排出,保持鼻腔及咽鼓管通畅。鼻塞严重者可用1%麻黄碱液滴鼻,每日3~4次,或盐酸羟甲唑啉等滴鼻有助于咽鼓管功能恢复。

2. 病因治疗　积极治疗引起分泌性中耳炎的原发病如小儿腺样体肥大、鼻炎或鼻窦炎、扁桃体炎等。

3. 手术治疗　鼓膜穿刺术(图6-7)、鼓膜切开术、鼓膜切开置管术(图6-8)。

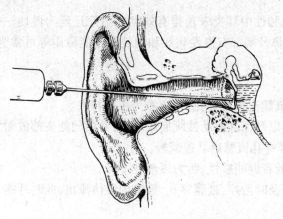
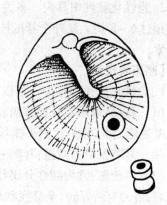

图6-7　鼓膜穿刺术示意图　　　　图6-8　鼓膜切开加置管术

4. 预防　加强身体锻炼,预防感冒等疾病的发生。指导患者实施捏鼻吞咽或捏鼻鼓气法,使咽鼓管导管吹张,有助于咽鼓管功能的恢复。对10岁以下儿童应行筛选性声导抗测试,避免延误诊治。鼓膜切开或鼓膜切开置管者,禁止游泳及淋浴,避免耳内进水,导致中耳感染。高空飞行者在上行或下行时,做吞咽动作或张口说话,打开咽鼓管,保持中耳与外界通气压力平衡。

四、化脓性中耳炎

病例

　　张××、女、49岁,因左耳间断性流脓伴听力下降10余年入院。无耳鸣,分泌物有臭味。耳镜检查见左侧鼓膜松弛部大穿孔,有脓液及豆渣样分泌物。
　　请问:1. 为明确诊断,应进一步作何种检查?
　　　　　2. 该患者需要行何种手术治疗?

　　化脓性中耳炎(suppurative otitis media)是指中耳黏膜、骨膜、甚至深达骨质的化脓性炎症。分为急性化脓性中耳炎和慢性化脓性中耳炎。期中慢性者病变常波及全部中耳结构(鼓室、鼓窦、乳突、咽鼓管),严重者感染扩散可引起颅内及颅外并发症。本病好发于儿童、青壮年,冬、春季节多见,常继发于上呼吸道感染之后。耳鼻咽喉科常见病之一。

【病因及发病机制】

　　常见致病菌为金黄色葡萄球菌、肺炎双球菌、链球菌、铜绿假单胞菌、变性杆菌、克雷伯杆菌等。

　　1. 急性化脓性中耳炎　致病菌可通过下列途径进入中耳道:①鼓管途径:最常见,急性鼻炎、急性鼻窦炎或呼吸道传染病期间,用力擤鼻、体位变化或炎症蔓延等均可使致病菌沿咽鼓管侵入鼓室;游泳、跳水、婴儿卧位吮乳时若发生呛水、呛乳,致病菌也可经咽鼓管进入鼓室诱发化脓性中耳炎;②鼓膜途径:鼓膜穿孔时,外耳道致病菌可经外耳道进入鼓室;③血行感染:很少见,菌血症、败血症、脓毒血症时细菌通过血液循环进入中耳黏膜下血管引起中耳炎。

　　2. 慢性化脓性中耳炎　多为急性化脓性中耳炎未获得有效彻底治疗迁延为慢性,一般病程超过6~8周。此外全身抵抗力差、鼻及咽部有慢性病灶和咽鼓管功能障碍等可常为诱发因素。

【临床表现】

　　1. 急性化脓性中耳炎　常以耳痛、鼓膜充血或穿孔、耳流脓为主要特点。

　　(1) 耳痛:鼓膜穿孔前耳痛较剧烈,以耳深部波动性跳痛或刺痛,并向同侧头部放射痛,小儿常表现为哭泣不安、摇头抓耳。鼓膜穿孔流脓后耳痛减轻。

　　(2) 耳鸣及听力减退:耳鸣一般为低音调间歇性,听力逐渐性下降。

　　(3) 耳流脓:常为脓性分泌物,如不及时治疗,鼓膜穿孔,鼓室内液体流出,此时耳痛、耳鸣减轻,听力有所好转,全身症状减轻。

　　患者常有发热,小儿呈高热,自觉乏力,食欲减退等全身感染中毒症状。

　　2. 慢性化脓性中耳炎　根据病理及临床表现,慢性化脓性中耳炎可分为三种类型,即单纯型、骨疡型、胆脂瘤型。临床上以反复耳内流脓、鼓膜穿孔、听力减退为特点。

　　(1) 单纯型:临床上最常见,病变局限于中耳黏膜,表现为间歇性耳流脓,脓液呈黏液性或黏脓性,一般不臭。有轻度间歇性耳鸣,听力下降较轻。

　　(2) 骨疡型:病变至骨质破坏,尤其听小骨损伤明显,可发生并发症。表现为长期持续性耳流脓,脓

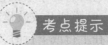

考点提示

　　慢性化脓性中耳炎不同类型的特点

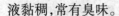

液黏稠,常有臭味。

(3)胆脂瘤型:由于鼓膜、外耳道的复层鳞状上皮坏死脱落并与胆固醇结晶混合而形成团块状物。表现为长期耳内流脓,量少,有特殊臭味。常伴有疼痛、头晕等不适。听力下降早期不明显,后期加重。胆脂瘤对周围组织有压迫或侵蚀作用,易引起颅内、外并发症。

3. 耳镜检查 急性化脓性中耳炎患者的鼓膜穿孔前可见鼓膜弥漫性充血,向外膨出,正常解剖标志难以辨识。鼓膜穿孔后,脓性分泌物从中耳腔溢出,早期血性脓液,后期为黄白色黏脓性而且量多。小儿乳突及鼓窦区可有轻微红肿压痛。慢性化脓性中耳炎患者:①单纯型可见鼓膜紧张部中央型穿孔,鼓室壁黏膜充血肿胀;②骨疡型可见鼓膜紧张部大穿孔或边缘性穿孔,鼓室内有肉芽或息肉形成;③胆脂瘤型可见鼓膜紧张部后上方边缘性穿孔或松弛部穿孔,鼓室内有灰白色鳞屑状或豆渣样物(图6-9)。

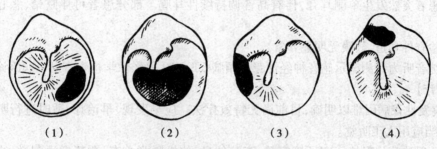

(1)　　　　　(2)　　　　　(3)　　　　　(4)

图6-9　鼓膜穿孔部位示意图

(1)紧张部前下方穿孔多提示咽鼓管感染;(2)紧张部大穿孔,锤骨柄部分腐烂;
(3)边缘性穿孔;(4)松弛部穿孔

4. 潜在并发症 硬脑膜外脓肿、耳原性脑膜炎、耳原性脑脓肿、耳后骨膜下脓肿等。

5. 辅助检查 纯音听力计测试多为传导性聋,少数可为混合性聋。血象检查白细胞总数增多。颞骨 CT 扫描有助于诊断,是目前最常用的检查方法。

【治疗】

1. 药物治疗 尽早全身使用足量有效抗生素控制感染,首选青霉素类,以静脉滴注为主,症状消失后仍需继续用药 3～5 日方可停药。病情较重者可适量加糖皮质激素减轻炎症反应。鼓膜穿孔前,可用 2% 酚甘油滴耳,消炎止痛,还可用 1% 麻黄碱滴鼻液滴鼻改善咽鼓管通畅。鼓膜穿孔后,每天先用 3% 过氧化氢溶液彻底清洗外耳道脓液 2～3 次,拭干水分,再滴用抗生素溶液,常用喹诺酮类或氯霉素甘油,禁用具有耳毒性的氨基糖苷类抗生素(庆大霉素、新霉素等)。鼓膜穿孔后禁止滴用 2% 酚甘油滴耳。感染控制炎症消退后,鼓膜穿孔多可自行愈合。

2. 手术治疗 单纯型待患耳停止流脓 1 个月以上,咽鼓管通畅者,可行鼓膜修补术。对骨疡型有骨质破坏者,可行鼓膜探查和鼓室修补术。胆脂瘤型诊断明确者,应尽早行乳突根治术,彻底切除病变组织,防止颅内、颅外并发症的发生。同时或择期行中耳成形术,促进听力恢复。

> 💡 **考点提示**
>
> 急性化脓性中耳炎的药物治疗要点

3. 预防 积极参加体育锻炼,增强体质,预防上呼吸道感染。指导正确的擤鼻方法和哺乳姿势,避免乳汁经鼻腔反流进入中耳腔诱发本病。鼓膜穿孔未愈者,不宜跳水、游泳、洗头、洗澡时注意污水流入耳道。术后告知患者正确的外耳道清洗方法、擤鼻方法和定期回医院复查的意义。

五、突发性聋

突发性聋(sudden deafness)是指突然发生的重度感音神经性聋。常见于单耳发病,中青年人发病率较高,目前病因不明。

【病因及发病机制】

与病毒感染、迷路动脉发生痉挛、血栓形成导致内耳微循环障碍、内耳圆窗破裂、过度疲劳、微量元素缺乏等因素有关。

【临床表现】

1. 患者突然发生单侧耳聋,伴有高音调持续性耳鸣。部分患者可伴眩晕、恶心及呕吐等症状。

2. 检查外耳道、鼓膜无明显异常。

3. 纯音听力计测试示感音神经性聋。颅脑 CT、MRI 等影像学检查有助于病因诊断。

【治疗】

因突发性聋病因难以明确,目前尚无特效疗法。应早发现,早治疗,适时进行听觉语言训练,适当应用人工听觉。

1. 一般治疗　保持病室环境安静,充分休息,放松紧张心态,严禁烟酒刺激,给予清淡易消化的半流质饮食。如伴有恶心、呕吐者应卧床休息。

2. 药物治疗　根据耳聋的病因与类型选择有效药物。如静滴 10% 低分子右旋糖酐,改善内耳循环。可用地塞米松等糖皮质激素,抗炎、抗过敏药物,减轻内耳炎性水肿。促进修复可给予三磷酸腺苷(ATP)、辅酶 A、细胞色素 C、维生素 C、维生素 B 等药物。高度可疑病毒感染者可选用抗病毒药治疗。

3. 其他治疗　早期采用高压氧舱治疗可改善内耳缺血缺氧。耳聋明显者可考虑配戴助听器。

六、梅尼埃病

 病例

　　刘××、女、46 岁,无明显诱因的情况下突然出现眩晕、耳鸣、恶心 3 小时入院。无发热、头疼。检查:神志清楚,精神焦虑,面色苍白,坐、站均感眩晕,心、肺、腹部无异常,眼底、外耳道及鼓膜正常。

　　请问:1. 该患者的临床诊断是什么?

　　　　　2. 应如何进行治疗?

梅尼埃病(Meniere disease)是指原因不明的以膜迷路积水为主要病理特征的内耳病。中青年发病率较高,多为单耳发病,少数是双耳发病,常反复发作。

【病因及发病机制】

原因不明,可能与病毒感染、变态反应、内分泌功

> 考点提示
>
> **梅尼埃病的主要表现**

能紊乱、精神因素等导致内耳微循环障碍,组织缺氧,内淋巴生化特性发生改变,内淋巴液生成过多或吸收障碍是主要的致病原因。

【临床表现】

临床上以发作性眩晕、波动性耳聋、耳鸣、耳胀满感为主要特征。

1. 眩晕 多为无先兆突发性剧烈旋转性眩晕,常伴恶心呕吐、面色苍白、出冷汗、血压下降等症状。眩晕可反复发作,发作的持续时间一般为数十分钟、数小时,很少数可超过24小时。活动时眩晕加重,患者不敢睁眼,经休息后多数可缓解。发作间歇期以数日或数年不等。

2. 耳鸣 多为蝉鸣样,呈持续性,眩晕发作时加重。眩晕多次发作者,耳鸣转为永久性。

3. 耳聋 一般为单侧耳聋,发作间歇期可部分或完全恢复,多次发作后逐渐加重,最终导致永久性感音神经性聋。

4. 一般检查 患者闭目卧床、呈强迫体位、眼球震颤、意识清晰。耳镜检查鼓膜正常、不充血。

5. 辅助检查 纯音听力计检测题示感音神经性聋。前庭功能检测对发作时可见自发性水平型或水平旋转型眼球震颤,多次发作者可出现前庭功能减退或丧失。颞骨CT扫描有助于排除内耳道及颅脑病变。

【治疗】

1. 一般治疗 急性发作期应卧床休息,给予高蛋白,高维生素,低脂肪,低盐食物,忌烟酒、浓茶,适当限制入水量。解释病情,清除紧张恐惧心理。

2. 药物治疗 急性发作期可给予镇静剂、抗组胺药对症治疗,如地西泮、艾司唑仑、盐酸异丙嗪等对症治疗。间歇期结合全身情况及局部表现,可试用:①糖皮质激素,如泼尼松、地塞米松;②维生素类,如B族维生素、维生素C;③血管扩张剂,如盐酸氟桂利嗪、倍他司汀;④抗胆碱药,如山莨菪碱;⑤利尿剂,如氢氯噻嗪、氯噻酮;⑥高渗性脱水剂,如50%葡萄糖静脉注射或20%甘露醇快速静脉滴注。

3. 手术治疗 对于眩晕发作频繁,耳鸣耳聋严重而且药物治疗不能控制眩晕发作者,可考虑手术治疗,如迷路切除术。

4. 健康教育 间歇期要鼓励患者适当锻炼身体,增强体质,劳逸结合,避免从事高空作业和剧烈运动。禁用耳毒性的药物,以免加重耳的损害。积极治疗以病毒引起的上呼吸道感染和全身性疾病。

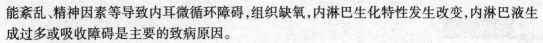 本节小结

　　本节所述疾病为耳科常见病多发病,重点掌握外耳道炎,分泌性中耳炎,化脓性中耳炎的诊断及治疗方法。应具有听力检测,耳镜检查,外耳道冲洗,鼓膜切开引流及置管治疗等技术操作的实施能力。应熟悉外耳道炎和鼓膜穿孔的预防和处理。突发性耳聋和梅尼埃病的发病率相对较低,但早期诊断和去除病因及诱发因素特别重要。中耳道疾病要积极预防,早诊断,早治疗,避免颅内外并发症的发生。

目标测试

1. 关于鼓膜外伤,下列哪项是正确的
   A. 无耳鸣
   B. 穿孔多在松弛部
   C. 穿孔形状视损伤而异
   D. 耳大量出血
   E. 以上都正确

2. 急性分泌性中耳炎的特点不包括
   A. 耳闷塞感
   B. 鼓膜内陷
   C. 鼓室积液
   D. 传导性聋
   E. 鼓膜钙化

3. 鼓室积液的典型声导抗为
   A. A 型
   B. B 型
   C. C 型
   D. A_s 型
   E. A_d 型

4. 半小时前,外伤引起鼓膜穿孔,正确的处理方法是
   A. 全身应用抗生素
   B. 耳内滴用抗生素
   C. 立即手术补鼓膜穿孔
   D. 禁忌耳内滴药
   E. 以上都正确

5. 急性化脓性中耳炎最常见的感染途径为
   A. 咽鼓管途径
   B. 外耳道-鼓膜途径
   C. 血行感染途径
   D. 机体抵抗力下降
   E. 以上都是

6. 急性化脓性中耳炎鼓膜未穿孔之前下列哪个药物可有消炎止痛作用
   A. 3%的过氧化氢溶液
   B. 2%酚甘油
   C. 2.5%氯霉素甘油
   D. 1%红霉素溶液
   E. 0.3%氧氟沙星

7. 慢性化脓性中耳炎最突出的症状是
   A. 长期耳流脓
   B. 耳鸣、耳聋
   C. 耳闷塞感
   D. 耳痛
   E. 耳流血

8. 突发性聋静滴10%低分子右旋糖酐的目的是
   A. 扩张内耳血管
   B. 抑制变态反应
   C. 增强免疫功能
   D. 降低血液黏滞度
   E. 促进细胞代谢

9. 梅尼埃病的病理改变主要为
   A. 鼓膜穿孔
   B. 中耳积液
   C. 内耳膜迷路积水
   D. 前庭神经炎症
   E. 听力下降

（陶克陶胡）

第五节　耳鼻咽喉、气管及食管异物

 学习目标

1. 熟悉　耳鼻咽喉异物的临床表现及治疗。
2. 了解　气管及食管异物的病因、临床表现及治疗。
3. 能在带教老师指导下,学会上述疾病的病史采集和规范记录。
4. 熟练掌握鼻腔、咽喉部及外耳道异物的取出操作技能。
5. 能在带教老师指导下,学会上述疾病的病史采集和规范记录。

耳、鼻、咽、喉、气管及食管异物是耳鼻咽喉科的常见急症,发病突然,病情危急,严重者可致呼吸循环衰竭,若得不到及时正确的救治,常迅速危及生命或死于严重并发症。

一、鼻腔异物

鼻腔异物是指鼻腔中存在外来的物质。儿童多见,常因玩耍时塞入鼻腔内。近年来成人因工矿爆破引起的工伤、猎枪弹丸以及军事演习所致的弹片误伤者也在增多。

【病因及发病机制】

鼻腔异物有内源性和外源性两大类:

1. 内源性异物 如鼻石、鼻痂、凝血块等。

2. 外源性异物 有动物性、植物性和非生物性三种。动物性异物,如昆虫、蛔虫、蛆、毛滴虫、水蛭等;植物性异物,如果壳、花生、豆类、果核等;非生物性异物,如铁锈类异物、纽扣、玻璃珠、纸卷、玩具、石块、泥土及纱条、棉片等医源性异物之类。

【临床表现】

儿童鼻腔异物主要症状为单侧鼻塞、鼻出血或流臭味脓涕。铁锈类异物要注意警惕破伤风的发生。昆虫等活体动物性异物常有爬行感。纸卷、纱条、花生米、凝血块等堵塞时可有头痛、鼻塞等症状。成年人多因工伤、误伤或战伤所致,除外伤面部外,还可有视神经(管)、血管损伤而致视力障碍、大出血等。

经鼻镜检查常可发现异物。对碎石、金属类异物必要时行 X 线拍片 CT 检查定位。

【治疗】

根据异物的情况采取不同的方法取出。棉片、纱条等直接用镊子取出,豆类、花生米等用异物钩放入异物后方再向前钩出(图6-10),切勿用镊子夹取。尤其是圆滑的异物可因夹取滑脱,将其推向后鼻孔或鼻咽部,甚至误吸入喉腔或气管内。活体动物性异物可先用1%丁卡因麻醉之,然后钳夹取出。因爆炸或战伤所致的金属异物,须在明确定位后,经过充分估计和妥善准备,选择相应的手术进路和方法,必要时需在 X 线荧光屏观察下,施行手术取除,方可减少危险

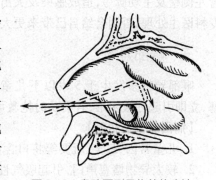

图6-10 鼻腔圆形异物的钩出法

性,提高成功率。异物取出后,用1%链霉素滴鼻剂、呋喃西林麻黄碱滴鼻液滴鼻,以消炎防腐,便于引流,改善鼻腔通气。

二、咽部异物

咽部异物是耳鼻喉科常见急症之一,在耳鼻喉科急诊人数中占60%以上。易被发现和取出,如处理不当,常延误病情,发生严重并发病。

【病因及发病机制】

咽部异物的常见原因有:①进食匆忙,注意力不集中,误将鱼刺、鸡骨等咽下所致。②儿童喜将玩物含入口中,哭闹、嬉笑或跌倒时,异物易坠入咽部。③酗酒、昏迷患者发生误咽(如假牙脱落)。④手术粗心将止血棉球遗留扁桃体窝中而形成咽部异物。⑤企图自杀,有意吞入异物。⑥鼻咽异物,多因呛咳或呕吐时,误将药片、食物等挤入鼻咽部。

【临床表现】

异物常位于扁桃体窝内、舌根、会厌谷、梨状窝等处（图6-11）。主要症状为异物刺痛感、吞咽困难。鱼刺等尖细异物刺破咽黏膜可见少量血液（血性唾液），若穿透黏膜，埋葬于咽后壁，引起继发感染，甚或酿成脓肿。鸡骨等较大异物可致呼吸困难。鼻咽异物常发生鼻塞，存留过久可有腥臭味。经鼻咽镜、间接喉镜检查即可明确诊断。

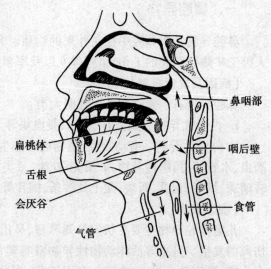

图 6-11　咽部异物容易停落的部位及可能进入的方向

【治疗】

鱼刺等异物位于口咽部时，直接用镊子取出。若位于喉咽部时，可在直接或间接喉镜下用咽异物钳取出。伴有炎症者应给予抗生素进行抗炎治疗。异物刺入咽壁并发咽后或咽旁脓肿者，经口或颈侧切开排脓，取出异物。鱼刺、鸡骨等异物卡在咽部时，严禁喝醋或用力吞咽馒头、饭团、韭菜等食物，特别是鸡骨等不规则尖锐异物进入食管第二狭窄后难以取出，很容易损伤食管管壁，甚至刺破食管左侧壁及主动脉弓，造成感染及大出血，更不可自行用手指、筷子、镊子、钳子等抠取，应请专科医生处理，否则会给自己带来更大的痛苦，后果严重。

三、喉部异物

喉部异物多发生于 5 岁以下儿童。声门为呼吸道最狭窄处，一旦异物嵌塞，易致喉阻塞，立即引起呼吸困难，若不及时抢救可很快窒息死亡。

【病因及发病机制】

1. 儿童常因哭、笑、玩耍等将口含食物或其他异物吸入喉内，造成喉部异物。

2. 较大异物堵塞声门，引起吸气性呼吸困难，可很快发生窒息死亡。

3. 较小的异物可因喉部痉挛而停留在喉腔，或尖锐的异物停留于喉部，引起声嘶、喉痛、呼吸和吞咽困难。

常见的异物有鱼骨、果核、瓜子、花生米、果冻等。成人偶有不慎将别针、铁钉等异物吸入喉部。

【临床表现】

异物进入喉部，部分阻塞喉腔时，可致呛咳、喉鸣、声嘶、喉痛。较大的异物阻塞声门区或声门下区时，可在短时间内引起吸气性呼吸困难，出现"三凹征"、口唇发绀、吸气性喉喘鸣、窒息，严重者导致死亡。临床上通过喉镜检查、X 线喉侧位片进行定位确诊。

【治疗】

喉部异物应尽早在间接喉镜或直接喉镜下取出。若有严重的呼吸困难时，先行环甲膜穿刺术，待缓解后再在喉镜下取出异物。若为声门下较大异物也可在气管切开处向上取出。术后要给予抗炎治疗。

【预防】

5 岁以下的儿童吃鱼先去净肉中鱼刺,吃西瓜先将瓜子去掉,应避免把瓜子、花生、小玩具等物品放在口中嬉戏,进食时不要大声哭笑、打骂或恐吓,以免误吸误食。

四、外耳道异物

外耳道异物是指外界动植物或非生物类小物体误入外耳道的异常情况。

【病因及发病机制】

外耳道异物多见于儿童,小儿玩耍时喜将小物体塞入耳内。成人临床少见,多为外伤、挖耳时异物遗留或昆虫侵入等。常见异物有动物性(如昆虫等)、植物性(如豆类、谷粒等)、非生物性(如玻璃珠等)三类。

【临床表现】

因异物大小、种类而异。大的异物或豆类等遇水膨胀的异物可阻塞外耳道引起耳痛、耳胀、听力下降。尖锐异物可刺伤鼓膜,导致眩晕、咳嗽。活昆虫异物可使患者惊恐不安,出现耳痛、耳鸣,甚至损伤鼓膜。

【治疗】

根据外耳道异物的种类、形态、大小和所在位置的深浅,选择适当的方法取出异物:①若异物为活的昆虫,先用油类、酒精等滴入耳内,或用浸有乙醚的棉球置于外耳道数分钟,将昆虫麻醉或杀死后用镊子取出或用外耳道冲洗法冲洗,将其淹死后冲出,也可以视情况用耵聍钩直接将其钩出或用枪状镊取出,还可尝试在暗室中以亮光贴近耳部将虫诱出。②被水泡胀的谷粒等异物先用95%酒精滴耳,时期脱水收缩后,再行取出。③若为圆球形异物如玻璃珠等,可用耵聍钩,沿外耳道壁与异物之间的缝隙伸到异物后方,将异物向外拨动(图6-12)。切勿用镊子或钳子夹取,以防异物滑入耳道深部。④质轻而细小异物,可用凡士林或胶黏物质涂于棉签头上,将异物粘出,或用带负压的吸管将其吸出。细小能移动异物,亦可用冲洗法将其冲出,冲洗时应注意勿正对异物冲洗,以免将异物冲入深处。

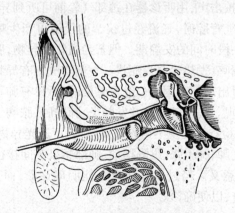

图6-12 外耳道异物钩出法

遇水膨胀、易起化学反应、以及有鼓膜穿孔者,忌用冲洗法。钳取异物时,头部必须绝对固定,以免损伤耳道和鼓膜。小儿不能合作者,可在全身麻醉下进行取出。如异物嵌顿在外耳道深部,不能取出,可经耳后切口,除去外耳道部分骨质后取出。

五、气管与支气管异物

病例

患者,女,3岁。极度呼吸困难12分钟急诊。12分钟前边进食果冻边玩耍嬉笑,突然出现呛咳及极度呼吸困难。检查:患儿意识不清,全身发绀,呼吸微弱,脉搏细弱,脉律不齐。

请问:1. 该患儿初步诊断何病?

2. 应如何紧急处理?

气管与支气管异物是指外界物质或自身的牙齿、血块、鼻痂等被误吸进入气管与支气管。多发生于5岁以下儿童,成人偶见,是耳鼻咽喉科的常见疾病。异物存留一般以气管异物最多,其次是右支气管异物、左支气管异物,右侧发病率高于左侧。

【病因及发病机制】

1. 幼儿口含物品玩耍或用力吸食湿滑食物如果冻等不慎将异物误吸入气管、支气管。

2. 儿童牙齿发育不全,不能将硬食物如瓜子、花生等嚼碎。喉的反射功能亦不健全,当进食此类食物遇到哭、笑、跌倒、惊吓时,易将食物吸入呼吸道,是气管与支气管异物最常见的原因。

3. 其他:鼻腔异物钳取不当;全麻或昏迷患者护理不当等可将异物误入气管。

【临床表现】

1. 病史 常有异物吸入史,若吸入异物较小或较少,就诊不及时,也容易被忽略。

2. 症状与体征 典型病例在吸入异物进入气管时,异物刺激黏膜突发剧烈呛咳和反射性喉痉挛而出现憋气、口唇发绀等。气管黏膜损伤者可咯血。较小异物可贴附于气管壁,症状不明显。轻而光滑的异物如瓜子等则随呼吸气流在气管内上下活动导致阵发性咳嗽,若被气流冲向声门下时产生拍击声,用听诊器在颈部气管前可听到异物撞击声,触诊时可有撞击感。较大异物阻塞部分气管腔时,气流经过狭窄的气道可产生哮鸣音。异物进入支气管后咳嗽减轻或消失,可有一段时间的安静期。但若为植物性异物,脂酸刺激引起支气管黏膜炎症,可引起咳嗽、痰多、喘鸣、发热等全身症状。一侧支气管有异物时,多无明显呼吸困难。双侧支气管均有异物时,可出现呼吸困难。继发感染时,听诊有肺不张、肺气肿,病侧呼吸音降低或闻及湿性啰音等表现。病程较久可并发肺炎、肺脓肿、脓胸、支气管扩张、慢性肺源性心脏病等。胸部X线摄片检查可发现不透光金属异物,可透光异物不能显示,早期肺部透视也可基本正常,若出现肺气肿、肺不张、纵隔摆动、肺部感染等间接征象对于推断可透光异物的有无及位置有重要参考意义。经过上述检查不能明确诊断,而又疑为气管、支气管异物时,可考虑行支气管镜检查,以便确诊。

【治疗】

气管、支气管异物是危及生命的急症,应及时诊断,尽早用直接喉镜、支气管镜及纤维支气管镜等取出异物,以保持呼吸道通畅。若有呼吸困难,应立即行气管切开术。术后注意观察病情,给予抗生素及糖皮质激素类药物,以便控制感染,防止喉水肿及其他并发症的发生。待呼吸困难缓解后,再行手术取出异物。

六、食管异物

食管异物是指因饮食不慎,误咽异物,而致异物停留或嵌顿于食管的异常情况。是五官科常见急症之一,可发生在任何年龄,以老人及儿童多见。好发部位多在食管生理狭窄处,最常见于食管入口。

【病因及发病机制】

成人因注意力分散、进食仓促、嬉闹不慎误吞鱼刺、针钉等异物,老人因睡眠或吃粘性食物时不慎咽下假牙;小儿喜欢口含玩具或进食时嬉笑哭闹,不慎易将玩物或大块食物吞下形成食管异物;企图自杀或因精神病吞服金属等异物。

【临床表现】

1. 病史　常有异物误咽史或自吞异物史,但神志不清、精神失常者问诊困难。

2. 症状　典型病例常主诉颈根部或胸骨后疼痛,吞咽困难、流涎不止。异物较大者常因压迫气管、主动脉弓,导致急性呼吸循环衰竭而死亡。食管异物可损伤食管引起食管炎、食管穿孔、纵隔炎、锁骨下动脉或主动脉弓破裂、气管食管瘘等并发症。

3. 检查　颈部及胸部正侧位 X 线摄片可发现高密度显影异物,不显影的异物,应行食管钡剂检查,骨刺类需吞服少许钡棉,以确定异物所在部位,或行食管镜检查。

【治疗】

根据患者的年龄、异物的状况等尽早取出异物。禁食、补液,及时行食管镜取出异物,注意手术前后抗炎处理。成人位于食管入口处的异物可用直接喉镜取出,小而尖锐的异物行纤维食管镜取出,巨大异物有致命危险时,可请相关科室会诊,行开胸术取出异物。

【预防】

教育小儿要改掉口含玩物的习惯,老人戴假牙者应睡前取下,进食时不吃较粘的食物。误咽异物后忌用馒头、饭团等挤压异物入胃的方法,以免加重食管损伤,应就近就医取出异物。

 目标测试

1. 气管异物临床表现不应有的是(　　)

    A. 剧烈呛咳、憋气　　　　B. 两肺呼吸音不一致　　　　C. 拍击音

    D. 哮鸣音　　　　　　　　E. 窒息

2. 下列何项不是喉阻塞的临床表现的是(　　)

    A. 声音嘶哑　　　　　　　B. 口唇发绀　　　　　　　　C. 三凹征

    D. 吸气性喉喘鸣　　　　　E. 呼气性呼吸困难

3. 关于食管异物,错误的是(　　)

    A. 食管异物的发生与饮食习惯、食管疾病等因素有关,与年龄、性别无关

    B. 多为进食匆忙、注意力不集中误吞所致

    C. 食管异物多停留于食管入口处

    D. 食管狭窄等可因食管阻留形成异物

    E. 食管异物停留于第二狭窄处可造成致命性大出血

4. 治疗外耳道异物不正确的是(　　)

A. 年幼患儿宜在短暂全麻下取出异物,以免因术中不合作造成损伤或将异物推向深处

B. 如异物较大,且于外耳道深部嵌顿较紧,需于全麻或局麻下取出异物

C. 异物位置未超过外耳道峡部,未嵌顿于外耳道者,可用耵聍钩直接取出

D. 活的昆虫类异物,不必将其麻醉或杀死,可直接用镊子取出

E. 被水泡胀的豆类异物,先用95%乙醇滴耳,使其脱水收缩后取出

5. 患者出现剧烈呛咳和吸气性呼吸困难,并伴有声音嘶哑、喉痛、吸气性喉喘鸣及发绀等,可考虑下列何种异物(　　)

    A. 鼻腔异物   B. 咽部异物   C. 喉部异物

    D. 气管异物   E. 食管异物

6. 患者女,15岁,吃鱼时突感吞咽痛,急诊行食管吞钡棉照片发现T_4水平有挂棉征,最可能的诊断是(　　)

    A. 食管异物   B. 食管癌   C. 气管异物

    D. 食管狭窄   E. 食管穿孔

7. 患儿,女,6岁,因持续鼻塞、流涕半年,误认为鼻炎多方治疗无效。来我科检查,见左侧鼻腔有大量脓涕,吸除脓涕后发现鼻腔有一黑褐色物嵌顿,钩取出一塑料模块。该患者应诊断为(　　)

    A. 咽异物   B. 喉异物   C. 鼻腔异物

    D. 急性鼻窦炎   E. 慢性鼻窦炎

（杨子桐）

第三篇 口腔科学

第七章 口腔的应用解剖与生理

学习目标

1. 掌握 牙齿的组织组成,乳牙和恒牙的萌出时间和顺序。
2. 熟悉 口腔前庭和固有口腔的组成、解剖形态结构。
3. 了解 牙的分类及牙位记录法,牙周组织组成。
4. 学会牙齿的应用解剖与生理知识,并能在临床应用。

第一节 口腔的应用解剖与生理

口腔以牙列为分界线,闭口时由上下牙列、牙槽骨和牙龈组织将口腔分为口腔前庭和固有口腔两部分。其前端以口裂开口于外界,后端以咽峡通咽,上壁是由硬腭和软腭共同形成的口腔顶部,下壁为舌和口腔底,两侧壁为颊部。口腔为消化道的起始部,具有重要的生理功能,它参与摄食、吸吮、咀嚼、味觉、消化、吞咽、语言与辅助呼吸等(图 7-1)。

一、口腔前庭

口腔前庭为唇、颊与牙列、牙槽突及牙龈间的潜在腔隙。在口腔前庭各壁上,有很多具有临床意义的解剖标志。唇、颊黏膜移行于牙槽黏膜的转折沟为口腔前庭沟,构成口腔前庭的上下界,前部称龈唇沟,后部称龈颊沟。黏膜下组织松软,是局部麻醉常用的穿刺部位及手术切口部位。前庭沟中线上呈扇形或线形的黏膜小皱襞称为上、下唇系带,上唇系带较下唇系带明显,制作义齿时,基托边缘应注意避

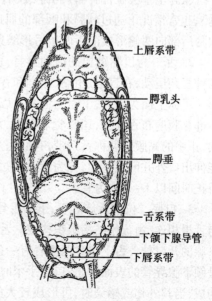

图 7-1　口腔解剖示意图

（图中标注）上唇系带／腭乳头／腭垂／舌系带／下颌下腺导管／下唇系带

让。平对上颌第二磨牙牙冠的颊黏膜上有一乳头状突起,腮腺导管开口于此。可在此检查腺体分泌情况或行腮腺导管造影注射。

1. 唇 上界为鼻底,下界为颏唇沟,两侧以唇面沟为界,口裂将其分为上、下唇两部分。上、下唇游离缘系皮肤黏膜移行区,称为唇红,上唇正中唇红呈珠状向前,下方突出为唇珠,唇红与皮肤交界处为唇红缘。上唇正中鼻小柱下方有一纵行浅沟称人中,这些解剖部位在唇部手术及美容整形中均为重要标志。唇部皮肤富有毛囊、皮脂腺与汗腺,为面部疖、痈的好发部位。唇部黏膜下有很多小黏液腺,开口于黏膜,腺管受损伤阻塞时,易形成黏液腺囊肿。

2. 颊 上界为颧骨下缘,下界为下颌骨下缘,前以唇面沟、后以咬肌前缘为界。由皮肤、皮下组织、表情肌、颊脂体、颊肌和黏膜等构成。血供丰富,其内有面神经分支经过并支配其运动,组织松弛、具有弹性。大张口时,上、下颌之间颊黏膜上有一三角形隆起,称颊垫尖,其深方为疏松结缔组织包裹的脂肪组织,是下牙槽神经麻醉的重要标志。

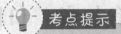

考点提示

下牙槽神经麻醉标志

二、固有口腔

1. 腭 为固有口腔的顶盖。分隔口腔与鼻腔,参与发音、语言及吞咽等运动。由前部 2/3 硬腭与后 1/3 肌性软腭所组成。硬腭由上颌骨的腭突与腭骨水平板构成支架,表面覆以软组织。两中切牙的腭侧有一黏膜隆起称切牙乳头,深面为切牙孔,是鼻腭神经血管的出口,为腭前部局部麻醉的重要标志。在硬腭后缘前方约 0.5cm,腭中缝与上颌第三磨牙腭侧龈缘连线的中外 1/3 处黏膜上有一浅凹陷,其深面为腭大孔,腭前神经与腭大血管经此孔走行,分布于后牙腭侧牙龈与黏骨膜。

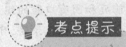

考点提示

腭前神经麻醉标志

软腭呈垂幔状,前与硬腭连续,后为游离缘,其中份有一小舌样物体,称为腭垂(悬雍垂),正常情况下通过软腭和咽部的肌肉彼此协调运动,共同完成腭咽闭合,行使语言功能。软腭后部向两侧形成前后两条弓形皱襞为腭舌弓和腭咽弓,两弓之间容纳腭扁桃体。

2. 舌 为口腔重要的活动器官,占据整个固有口腔,由舌内和舌外两组肌肉协调完成各种复杂运动,在言语、咀嚼、味觉和吞咽功能活动中发挥重要作用。

舌体上面为舌背,下面为舌腹。以人字沟为界,舌前 2/3 为舌体,舌后 1/3 为舌根。舌体部黏膜遍布舌乳头,司味觉和触觉功能。舌腹黏膜薄而光滑,返折与舌下口底黏膜相延续,正中的黏膜皱襞称舌系带,有的儿童舌系带附着靠近舌尖且粗短,限制舌体运动,使舌不能伸出口外并问上卷起,称为舌系带过短,造成吮吸、咀嚼及语言障碍,需做舌系带矫正术,矫正时间以 1～2 岁为宜。

3. 口底 位于舌体之下,下颌舌骨肌和舌骨舌肌之上,周围被下颌骨体部所包绕,后部与舌根相连,由疏松结缔组织构成。舌系带两侧各有一黏膜突起称舌下肉阜,是颌下腺与舌下腺的开口处。舌下肉阜两侧各有一条向后外斜行的舌下襞,为舌下腺小管的开口部位,也是颌下腺导管的表面标志;口底手术时,注意勿损伤导管和神经。口底由大量疏松结缔组织构成,当其外伤或感染时,可形成较大的血肿、水肿或脓肿,将舌挤推向上后,易造成呼吸困难或窒息,应特别警惕。

第二节　牙体及牙周组织的应用解剖与生理

一、牙齿

1. 牙齿的发育与萌出　牙齿的发育是一个长期、复杂的过程。人一生中有两副牙齿，根据出牙时间和形态分为乳牙和恒牙。乳牙一般从胚胎第2个月开始发生，2岁半左右全部萌出。6～7岁开始脱落，被恒牙替换，13岁左右全部替换。恒牙在胚胎第4～5个月开始发生，一般6～13岁先后萌出28颗，第三磨牙通常在18岁以后萌出。每个牙齿的发育过程都包括生长期、矿化期和萌出期，这种复杂的发育过程是机体其他器官所没有的。

2. 牙的组成

（1）外部观察从外观上看，牙体由牙冠、牙根及牙颈三部分组成。

1）牙冠：是牙体外层被牙釉质所覆盖的部分。正常情况下，牙冠的大部分显露于口腔内，邻近牙颈部的一小部分被牙龈所覆盖。将显露于口腔的牙龈以外的牙体部分称为临床牙冠，其牙冠与根以牙龈为界；而解剖牙冠是以牙颈部为界的牙冠。牙冠可分为五个面，即近中面，远中面，舌（腭）面，唇（颊）面和咬殆面（切缘）。

2）牙根：在牙体外层由牙骨质覆盖的部分称牙根。正常情况下牙根完全被包埋于牙槽骨的牙槽窝内，其周围由牙周韧带所悬吊，是牙齿的支持部分。

3）牙颈：牙冠与牙根交界处呈一弧形曲线，称为牙颈，又称颈缘或颈线。

（2）剖面观察：从牙体的纵剖面可见牙体由3种硬组织（牙釉质、牙骨质、牙本质）和一种软组织（牙髓）组成。

1）牙釉质：位于牙冠表层、半透明的白色硬组织，是牙体组织中高度钙化的最坚硬组织。对牙本质和牙髓具有保护作用，牙釉质没有感觉，缺失后不会再生。牙釉质在牙尖处最厚，沟窝处较薄，牙颈部最薄。

2）牙骨质：构成牙根表层、色泽淡黄的硬组织。牙骨质借牙周膜将牙体固定在牙槽窝内，当牙表面受到损伤时，牙骨质可新生且有修复功能。

3）牙本质：是构成牙主体的硬组织，色淡黄，位于牙釉质与牙骨质的内层，其所围成的空腔称为牙髓腔。在根尖处形成一小孔称为根尖孔，是牙髓腔通向牙周组织的唯一通道。

4）牙髓：是牙髓腔内的疏松结缔组织，内含血管、神经和淋巴管、成纤维细胞和造牙本质细胞，具有营养牙体和形成继发性牙本质的功能。牙髓神经为无髓鞘纤维，对外界刺激异常敏感，稍受刺激即可引起剧烈疼痛，而无定位能力（图7-2）。

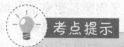

考点提示

牙体的组织组成

3. 牙的分类及牙位记录法

（1）按牙的萌出和存留时间分为乳牙和恒牙。

1）乳牙：婴儿出生后6个月左右牙开始萌出，至2岁半左右陆续萌出20颗牙称为乳牙。最早萌出的乳牙是下颌乳中切牙，依次为乳侧切牙、第一乳磨牙、乳尖牙和第二乳磨牙。自6～7岁乳牙开始陆续脱落，为新生的恒牙所替换，至12～13岁，所有的乳牙被恒牙替换完毕。

2）恒牙：是继乳牙后的第二副牙列，脱落后再无牙齿萌出而替代之。最早萌出的恒牙是下颌第一恒磨牙，约6岁在第二乳磨牙的远中萌出，不替换任何乳牙。依次萌出顺序为中

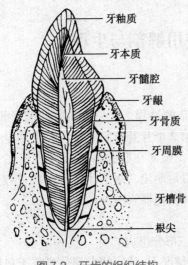

牙釉质

牙本质

牙髓腔

牙龈

牙骨质

牙周膜

牙槽骨

根尖

图7-2 牙齿的组织结构

切牙、侧切牙、第一前磨牙、尖牙、第二前磨牙、第二磨牙和第三磨牙,第三磨牙一般在18岁左右开始萌出。

6~7岁以后,直到12~13岁,乳牙渐为恒牙所替换,此时期称为替牙期,或为混合牙列期。12~13岁以后为恒牙期,所以常规牙齿正畸一般在13岁以后实施。

(2)牙位记录法:目前临床上常用的方法是部位记录法。

以"+"符号将上、下牙弓分为4区。符号的水平线用于区分上、下;垂直线用于区分左、右。⌐ 代表患者的右上区,称为A区;⌐ 代表患者的左上区,称为B区;⌐ 代表患者的右下区,称为C区;⌐ 代表患者的左下区,称为D区。用阿拉伯数字1~8分别依次代表中切牙至第三磨牙;用罗马数字Ⅰ~Ⅴ分别依次代表乳中切牙至第二乳磨牙。

1)乳牙的临床牙位:用罗马数字书写表示如下。

例如:左下颌第一乳乳磨牙书写为 Ⅳ 或ⅣD。

2)恒牙的临床牙位:用阿拉伯数字书写如下。

例如:右上颌第一前磨牙书写为 4 或4A。

二、牙周组织

牙周组织包括牙龈、牙槽骨、牙周膜。上述组织共同完成支持牙的功能,所以牙周组织又可称为牙支持组织。

1. 牙龈 牙龈为包围和覆盖在牙颈部和牙槽突边缘的口腔黏膜,质地坚韧,呈浅粉红色。靠近牙颈处的游离牙龈,称为游离龈。它与牙齿间的空隙,称为龈沟,正常龈沟深度不超过2mm。两邻牙之间的龈突起,称为龈乳头。

2. 牙槽骨 牙槽骨是上、下颌骨包围和支持牙根的部分,亦称牙槽突。与颌骨体之间并没有明确的界限。牙槽骨是一种高度可塑性组织,亦是人体骨骼中最为活跃的部分。可随着牙齿的生长发育、脱落替换和咀嚼压力而变动。牙槽骨受压力时吸收、受牵引力时增生,因此临床上利用此特性对牙齿行正畸治疗,将牙齿排列整齐。

3. 牙周膜 牙周膜是致密的结缔组织,环绕牙根,位于牙根与牙槽骨之间并与牙龈结缔组织相连接,在根中1/3处最薄。内含丰富的神经、血管,具有营养、感觉的功能。牙周膜中大量的胶原纤维一端埋入牙骨质,另一端埋入牙槽骨中,将牙固定在牙槽窝内,具有悬韧带的作用,能抵抗和调节牙所承受的咀嚼压力,亦称牙周韧带。

本章小结

本章主要介绍了口腔的重要解剖标志、牙齿的萌出替换与分类记录方法,以及牙体、牙周组织的构成。本章内容与临床关系密切,是口腔临床课所必需的形态学基础。学生在学习过程中,应当通过观察解剖标本、牙体模型、解剖图谱及教学多媒体等进行学习。要逐步建立"理论与临床"、"分析与综合"相结合的思维模式,强化锻炼自己分析问题和解决问题的能力。

目标测试

1. 儿童时期萌出的第一颗乳牙是
   A. 上颌乳中切牙　　　　　　B. 下颌乳中切牙　　　　　　C. 上颌乳侧切牙
   D. 下颌乳侧切牙　　　　　　E. 下颌乳尖牙

2. 儿童时期萌出的第一颗恒牙是
   A. 上颌中切牙　　　　　　　B. 下颌中切牙　　　　　　　C. 上颌侧切牙
   D. 下颌侧切牙　　　　　　　E. 下颌第一磨牙

3. 乳牙的数目应为
   A. 22 个　　　　　　　　　B. 24 个　　　　　　　　　C. 26 个
   D. 20 个　　　　　　　　　E. 18 个

4. 牙体组织不包括
   A. 牙釉质　　　　　　　　　B. 牙本质　　　　　　　　　C. 牙髓
   D. 牙周膜　　　　　　　　　E. 牙骨质

5. 牙周组织不包括
   A. 游离龈　　　　　　　　　B. 龈乳头　　　　　　　　　C. 牙本质
   D. 牙周膜　　　　　　　　　E. 牙槽突

6. 腭前神经麻醉的标志
   A. 切牙乳头　　　　　　　　B. 上唇系带　　　　　　　　C. 腭大孔
   D. 颊垫尖　　　　　　　　　E. 翼下颌皱襞

（任　冬）

第八章　口腔颌面部检查

学习目标

1. 掌握　常用口腔检查器械的功能及使用方法；牙齿松动度检查方法。
2. 熟悉　问诊、视诊、探诊、扣诊及叩诊方法。
3. 了解　口腔检查前的准备工作；辅助检查的临床意义。
4. 具备口腔医学的基本理论和临床操作技能，能在基层卫生医疗机构中从事口腔常见病、多发病的诊治和预防工作。

口腔检查是诊断和治疗口腔疾病的基础。在详细询问病史后，进行认真细致的临床检查和必要的辅助检查，经过综合判断和分析，方可作出正确诊断，才能达到合理、有效的治疗。重点检查牙齿、牙周、口腔黏膜，必要时还应进行全身检查。

一、口腔科常规检查

（一）口腔检查前准备

患者靠坐在治疗椅上，检查上颌时，患者头部略后仰，上牙𬌗平面与地面约呈45°角，高度比检查者肘部略高；检查下颌时，下牙𬌗平面与地面平行，高度约与检查者肘部平齐。检查者通常位于患者右侧。要求光照充分，常使用治疗台上的冷光源即可。

（二）常用检查器械

临床口腔检查一般使用一次性无菌口腔包，其中包括口镜、镊子和探针（图8-1）。

1. 口镜　用于牵拉唇、颊或推压舌体，利用镜面反光可以观察直视不到的部位并增强照明。金属镜柄可用于叩诊牙齿。

2. 牙科镊子　为口腔专用镊，用于夹持敷料，检查牙齿松动度。

3. 牙科探针　头尖细，一端呈弧形，另一端呈弯角形。用于探查牙体的缺损、龋洞深浅、龈下结石等。另有带刻度的钝头探针专门用于探测牙周袋深度。

（三）牙体与牙周检查

1. 问诊　询问患者就诊的主要原因，疾病的发生、发展、治疗经过及效果、既往史、家族史等。

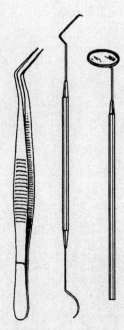

图8-1　口镜、镊子、探针

2. 视诊　观察牙齿的排列咬合,注意其形态、色泽、数目,有无龋坏、残根等,注意牙龈颜色,有无肿胀、增生、出血、溢脓和瘘管等。

3. 探诊　应探明龋洞或缺损的部位、深浅、大小,有无探痛及牙髓是否暴露。还可探查牙周袋深度、龈下结石情况、瘘管方向等。

4. 叩诊　用口镜柄或镊柄垂直和侧方轻叩牙齿,有根尖周炎及牙周病变的患牙多有不同程度的叩击痛。

5. 牙齿松动度检查　多用牙科镊子操作,前牙用镊子夹持牙冠的切端;后牙将镊尖合拢置牙𬌗平面中央,摇动镊子观察牙齿松动情况。一般齿颊(唇)舌向松动幅度<1.0mm,为Ⅰ度松动;颊(唇)舌向松动幅度1.0~2.0mm,为Ⅱ度松动;松动幅度>2.0mm,为Ⅲ度松动。

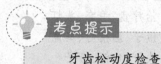

考点提示

牙齿松动度检查

6. 扪诊　用手指扪压牙龈缘或根尖部牙龈,观察有无溢脓、压痛或波动,有助于牙周病和根尖周炎的诊断。

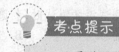

考点提示

牙髓活力检查

7. 嗅诊　借助医生的嗅觉以帮助诊断。如坏疽的牙髓组织有特殊的腐臭味,坏死性牙龈炎有特殊的腐败腥臭味。

二、口腔科辅助检查

1. 牙髓活力测试　常根据牙髓对温度或电流的不同反应来协助诊断牙髓活力是否存在。正常情况下,牙髓对20~50℃的温度刺激不产生反应。一旦发生炎症,则对温度刺激反应敏感;如发生变性或坏死,则反应迟钝或消失。

(1)温度测试:牙髓温度测试包括冷测法和热测法。

1)冷测法:选用冷水、小冰棒、酒精棉球等作为冷刺激源,在患牙唇、颊面颈1/3处进行测试。

2)热测法:选用热水、热牙胶棒等作为热刺激源,在患牙唇、颊面颈1/3处进行测试。

(2)电流检查:用电牙髓检测器(电牙髓活力计)。

2. 普通X线检查　包括牙片、咬𬌗片、全口曲面断层片等。用于牙体、牙周疾病的检查。

3. 病理活组织检查　在病变部位或可疑病变部位采取少量组织进行冷冻或常规病理检查,简称为活检。常用于唇、颊、舌、口底等部位肿瘤类疾病的诊断。

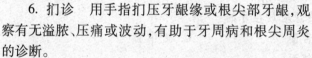

本章小结

本章重点讲解了口腔检查常用器械的功能和使用方法及常规检查方法,简要讲解了临床上常用的辅助检查方法。正确的口腔检查是诊断和治疗口腔疾病的基础。本章内容比较简单易懂,同学在学习时应重点掌握口腔检查常用的3种器械的使用方法,课后可以利用课堂所学知识在同学之间相互进行检查,以加深对理论知识的理解,为以后进入临床实习打下坚实的基础。

目标测试

1. 口腔颌面部检查时,医生应坐在患者头部的
   A. 前方 B. 左前方 C. 右侧或右后方
   D. 左后方 E. 后方

2. 口腔检查常用的检查器械是
   A. 治疗盘、手套、头灯 B. 口镜、口腔镊子、探针
   C. 镊子、酒精灯、口镜 D. 口镜、手电筒、镊子
   E. 头灯、口镜、镊子

3. 某牙齿颊、舌向松动幅度 1.0～2.0mm,应考虑为
   A. Ⅰ度松动 B. Ⅱ度松动 C. Ⅲ度松动
   D. Ⅳ度松动 E. Ⅴ度松动

4. 牙髓活力测试温度测试时,刺激源应放在牙的
   A. 唇、颊面 B. 舌面 C. 近中面
   D. 唇、颊面颈 1/3 处 E. 邻面

（任　冬）

第九章　口腔科常见疾病

第一节　牙体及牙髓病

 学习目标

1. 掌握　龋病、急性根尖周炎的临床表现;急性牙髓炎的临床表现及应急处理。
2. 熟悉　龋病的好发牙位及致病因素;牙髓炎、根尖周炎的病因。
3. 能运用所学知识并学会口腔内科基本理论知识和技能,牢固掌握口腔内科常见病的诊断方法。

一、龋病

 病例

　　女,28岁,5个月前发现右上颌后牙遇冷热食物刺激或食物嵌塞而疼痛,近1周疼痛逐渐加重,疼痛持续时间逐渐延长而就诊。查: 7│远中𬌗面可见一个龋洞,冷热水刺激疼痛,探痛明显,无叩痛,牙齿无松动。

　　请问:1. 该患儿可能的临床诊断是什么?

　　　　　2. 应如何进行治疗?

　　龋病(dental caries)是以细菌为主的多种因素作用下,牙体硬组织发生慢性进行性破坏性的一种疾病,表现为牙齿无机物的脱矿和有机物的分解崩溃,使牙齿硬组织色、质、形等均发生改变。龋病是现代人类的常见病、多发病之一,它给人类造成的危害甚大,病变向牙体深部发展后,可引起牙髓病、根尖周病等并发症。但因龋病症状不明显,人们对龋病的重视程度不够,因此,防龋、治龋尤为重要,世界卫生组织已将其与心血管疾病和癌症并列为人类三大重点防治疾病,应引起足够重视(图9-1)。

【病因及发病机制】

龋病是在细菌、食物、宿主及时间四大因素相互作用下发生的。

1. 细菌　龋病是一种细菌感染性疾病,目前公认的致龋菌有:变形链球菌、乳酸杆菌、放线菌,其中最主要的致龋菌为变形链球菌。细菌致龋是以牙菌斑的形式存在。牙菌斑是一种致密、黏稠、非钙化、胶质样的膜状细菌团,细菌在菌斑中繁殖、分解蔗糖、产酸使菌斑下方的牙体组织脱钙、分解而缺损出现龋洞。

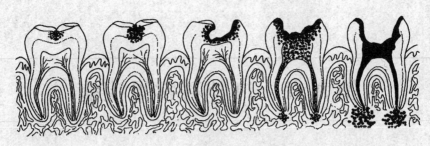

图 9-1 龋病的发展过程

2. 食物 食物在口腔内的局部作用与龋病的关系非常密切,主要是富于黏性的糖类,对龋病的发生起重要的促进作用。其程度与糖的物理性状、摄入量、频率、时间和方式有关。纤维性食物如蔬菜、肉类等对牙面有机械性摩擦与清洗作用,且不容易发酵,不利于龋病的发生。

3. 宿主 影响龋病发生的宿主因素主要指牙齿、唾液与机体的全身状态三方面。牙齿的沟、窝、点、隙、邻面、颈部以及牙拥挤、重叠、错位等均易积存牙菌斑,有助于龋病的发生。唾液的性质、流量、流速、成分对龋病发病有重要的作用,唾液分泌量少、流速慢,易患龋;全身营养状态差、某些矿物质(如氟、钙、磷等)、维生素的缺乏等都是致龋因素。

4. 时间因素 龋病的发生和发展是一个慢性过程,从初期龋到临床形成龋洞一般需 1.5 ~ 2 年。因此保持口腔卫生、控制菌斑形成,减少糖类食物在口腔内停留的时间,可有效地预防龋病。

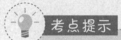

考点提示

龋病的致病因素

【临床表现】

龋病好发于磨牙,其次是前磨牙、尖牙、切牙。好发牙面依次为:𬌗面、邻面、颊面、舌面。龋病通常由牙釉质表面开始,逐渐向深层发展,主要临床表现是牙齿色、形、质的改变。临床根据病变部位深浅,将龋病分为浅龋、中龋和深龋。

1. 浅龋(牙釉质龋或牙骨质龋) 龋坏程度仅限于牙釉质或牙骨质,尚未达到牙本质层。龋坏部位的釉质表面脱钙、粗糙,形成白垩色或黄褐色、不透明、无光泽的斑块。患者无任何自觉症状。

2. 中龋(牙本质浅龋) 龋坏已由牙釉质或牙骨质进展到牙本质浅层,可见龋洞形成,洞内有着色的软化牙本质与食物残渣,患牙对外界的冷、热、酸、甜刺激较为敏感,刺激去除后症状立即消失。

3. 深龋(牙本质深龋) 龋洞较深达到牙本质深层,距牙髓组织较近,遇冷、热、酸、甜刺激或食物嵌入龋洞内均可引起疼痛。用探针探查龋洞亦常有酸痛感,但无自发性疼痛。

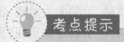

考点提示

龋病的临床表现

【治疗】

龋病治疗的目的在于终止病变的进展,恢复牙齿的外形和功能,保持牙髓的生理活力。最常用的方法是充填术,清除腐坏牙体组织,制备洞形,选择合适的牙科材料恢复牙体的解剖形态和生理功能。对未形成龋洞的浅龋、无法制备洞形的中龋,可采用药物治疗,将软化牙本质去除,严密隔离唾液并擦干牙面,用75%氟化钠甘油糊剂、8%氟化亚锡溶液、含氟凝胶等多种氟化物,涂搽牙面,亦可达到停止龋蚀进展的目的。

 知识链接

儿童窝沟封闭

儿童窝沟封闭就是用一种高分子复合树脂材料,涂在儿童牙齿窝沟内,液态的树脂在进入窝沟后固化变硬,形成一层保护性的屏障,使牙齿免受食物和细菌的侵蚀,从而增强牙齿抗龋能力,有效预防龋病的发生。因此窝沟封闭主要针对儿童与青少年新萌出的恒磨牙。第一磨牙是承担咀嚼功能最主要的牙齿,由于萌出早,如不注意保护,很容易患龋病,因此成为窝沟封闭的主要对象。通常第一磨牙6～7岁完全萌出,是封闭的最佳年龄。

二、牙髓炎

牙髓炎(pulpitis)是细菌感染或其他物理、化学刺激而产生的一种特殊防御性炎症。牙髓的感染可以通过根尖孔扩散到根尖周组织,引起根尖周炎。

【病因】

牙髓炎的病因较复杂,主要有以下几方面。

1. 细菌因素　牙髓炎多继发于深龋,主要是细菌、毒素通过牙本质小管刺激牙髓引起,牙周病时也可通过根尖孔或侧支根管感染牙髓,造成逆行性牙髓炎。

2. 物理刺激　制备洞形及牙体预备时,产热刺激牙髓可引起牙髓炎。

3. 化学刺激　龋病治疗时刺激性强的消毒药物,如酚、樟脑、硝酸银等,可刺激牙髓发生病变,或者以磷酸锌黏固粉作深龋垫底充填材料刺激牙髓,酸蚀剂和黏结剂使用不当,均可引起牙髓炎。

【临床表现】

1. 急性牙髓炎

(1) 自发性阵发性剧痛:未受到任何外界刺激的情况下,患牙突然发生剧烈的自发性尖锐疼痛。炎症早期,疼痛持续的时间较短,缓解的时间较长;炎症晚期,则疼痛的持续时间延长,缓解时间缩短。

(2) 夜间痛:由于体位关系,往往在夜间睡眠时疼痛加重。

(3) 温度刺激加剧疼痛:冷、热刺激可激发患牙的疼痛。炎症早期,冷、热刺激均加剧疼痛;炎症晚期,牙髓炎化脓时热刺激加剧疼痛,冷刺激可缓解疼痛。

(4) 疼痛不能定位:患者不能明确指出患牙,且疼痛常沿三叉神经分布区域放射至患牙同侧的上、下颌牙或头、颞、面部。

考点提示

急性牙髓炎的临床表现

2. 慢性牙髓炎　是临床最常见的一类牙髓炎,大多是由深龋进一步发展而来,也可由急性牙髓炎转变而来。慢性牙髓炎可出现阵发性隐痛或者钝痛,有过自发痛病史。长期温度刺激或食物嵌入龋洞中可有剧烈的疼痛,去除刺激源疼痛会缓慢消失。患者常可定位患牙,自觉患牙咬合不适或轻度叩痛。

【治疗】

1. 应急治疗　对急性牙髓炎患者首要的处理措施是缓解疼痛,常用的方法如下。

(1) 开髓引流:是急性牙髓炎止痛的最有效措施。用高速涡轮钻从髓角处将髓腔穿通,建立引流,缓解髓腔内高压,洞内放置丁香油棉球,开放引流、止痛。

(2) 药物止痛:若无条件开髓,可将洞内放置丁香油、樟脑酚棉球,同时口服止痛药物,能暂时缓解疼痛。

(3) 针灸止痛:常选用合谷、迎香、下关、颊车等穴位,针刺缓解疼痛。

2. 专科治疗

(1) 保存牙髓治疗:牙髓炎早期可选择保留活髓的治疗方法,如盖髓术、活髓切断术。

考点提示

急性牙髓炎的应急治疗措施

(2) 保存患牙:牙髓炎晚期不能保存活髓的牙齿时可选用保存牙体的治疗方法,如干髓术、根管治疗、牙髓塑化治疗。

三、根尖周炎

根尖周炎(periapical periodontitis)是指牙齿根尖周围组织的炎症,多由于牙髓病的感染通过根尖孔扩散而来。

【病因】

引起根尖周病的主要原因是感染,其次是外伤及化学刺激。感染来源于髓腔,炎症牙髓的病原刺激物通过根尖孔,引起根尖周组织的感染;牙齿受到各种外力,如碰伤、咬合创伤及医源性损伤等,均可引起根尖周炎;另外根管治疗或牙髓治疗时的化学药物也会引起根尖周炎。

【临床表现】

1. 急性根尖周炎

(1) 急性浆液性根尖周炎:患者有持续性牙痛,自觉患牙有浮起感、咬合痛,能够指明患牙。检查患牙可见龋坏,牙冠变色。牙髓活力测试无反应,叩诊疼痛(+) ~ (++)。

(2) 急性化脓性根尖周炎:随着炎症的进展,根尖牙周膜破坏溶解,液化成脓液,使局部压力变大,疼痛加重,根据脓液相对集聚在根尖周的不同区域,临床上将其分为3个阶段(图9-2)。分为根尖脓肿阶段、骨膜下脓肿阶段、黏膜下脓肿阶段。

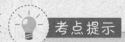

考点提示

急性根尖周炎的临床表现

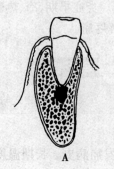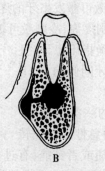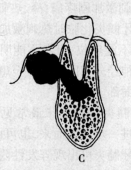

图9-2　急性化脓性根尖周炎的3个发展阶段

A. 根尖脓肿阶段;B. 骨膜下脓肿阶段;C. 黏膜下脓肿阶段

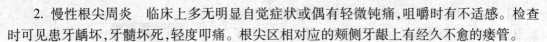

2. 慢性根尖周炎 临床上多无明显自觉症状或偶有轻微钝痛,咀嚼时有不适感。检查时可见患牙龋坏,牙髓坏死,轻度叩痛。根尖区相对应的颊侧牙龈上有经久不愈的瘘管。

【治疗】

1. 应急治疗

(1)开放髓腔:是控制急性根尖周炎的首要措施,及时开放髓腔,使根尖周渗出物通过根尖孔,经根管向龋洞内引流,达到缓解症状的目的。

(2)脓肿切开:急性根尖周炎骨膜下及黏膜下脓肿可行脓肿切开引流,有效控制炎症。

(3)全身治疗:全身可用抗生素、镇痛药、维生素等综合治疗。

2. 专科治疗 急性炎症控制后应进行专科治疗,严格而正规的根管治疗术是彻底治疗根尖周炎最常用的方法。

> 💡 **考点提示**
>
> 急性根尖周炎的应急治疗

(任 冬)

第二节　牙周组织病

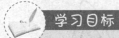

> **学习目标**
>
> 1. 掌握　牙龈炎、牙周炎、智齿冠周炎的临床表现及治疗要点。
> 2. 熟悉　牙龈炎、牙周炎、智齿冠周炎的病因。
> 3. 能在带教老师指导下,学会正确的刷牙与控制菌斑等预防措施。

牙周组织病是指发生在牙齿支持组织,包括牙龈、牙周膜、牙槽骨的疾病的总称。其中以牙龈炎和牙周炎最为常见。

一、牙龈炎

牙龈炎(gingivitis)是主要位于游离龈和龈乳头的炎症。牙龈炎的病变是可逆的,一旦病因去除,炎症消退,牙龈便可恢复正常。但如果病因未去除,炎症未被控制,牙龈炎可进一步发展成为牙周炎。

【病因】

牙菌斑是引起牙龈炎的始动因素,牙垢和牙石堆积、食物嵌塞、不良修复体、正畸装置及牙颈部龋等均可引发或加重牙龈的炎症,某些全身因素如内分泌紊乱、维生素 C 缺乏、营养障碍等也可引起或加重牙龈炎。

【临床表现】

一般无明显症状,偶有牙龈发痒、发胀感。患者往往因机械刺激如刷牙、咀嚼等引起牙龈出血来就诊。口腔检查发现患者牙齿软垢、牙石堆积,牙龈边缘或龈乳头充血、红肿、呈暗红色,牙龈边缘变厚,龈乳头圆钝,质地松软,点彩消失,探诊易出血。

【治疗】

1. 彻底去除局部刺激因素 龈上洁治术是去除牙石和菌斑的基本治疗手段。龈上洁治术是用龈上洁治器械或超声波洁牙机除去牙齿表面的菌斑、软垢及牙石,并磨光牙面的一种方法,消除菌斑和牙石对牙龈的刺激,以利于牙龈炎的愈合。

2. 指导患者采取正确的刷牙方法及其他保持口腔卫生的措施,如牙线及牙签的正确使用。让患者了解牙龈炎如不及时治疗,发展到牙周炎时对口腔健康带来的危害,增强患者防病意识。

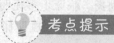

考点提示

牙龈炎的治疗措施

二、牙周炎

病例

女性,58 岁,退休干部,诉牙齿出血、咀嚼无力 3 个月余。口腔检查:牙周有大量牙结石及牙垢附着,下颌侧切牙和尖牙临床牙冠变长,牙龈萎缩Ⅱ°,牙松动Ⅲ°,两牙牙周袋 4~5mm,袋内有溢脓,探诊牙龈出血。

请问:1. 该患者可能的临床诊断是什么?
      2. 应如何进行治疗?

牙周炎(periodontitis)是牙周组织发生的一种慢性破坏性疾病,即牙龈、牙周膜、牙槽骨均受累。

【病因】

牙周炎常由慢性龈炎发展而来,其病因与牙龈炎病因基本相同。

【临床表现】

1. 牙龈的形态、颜色上的改变较牙龈炎更广泛、更严重。牙龈组织水肿,颜色暗红,刷牙、咀嚼甚至吸吮均可出血。

2. 牙周袋形成 牙周袋是病理性加深的龈沟,是牙周炎最重要的病理改变之一,也是诊断牙周炎的重要依据。由于牙周膜破坏,牙槽骨逐渐吸收,牙龈与牙根面分离,龈沟加深而成为牙周袋(图9-3)。

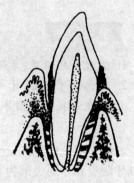

图 9-3 牙周袋形成

3. 牙周袋溢脓及牙周脓肿 由于细菌感染,呈化脓性炎症改变,而发生袋内溢脓,引流不畅,轻压牙周袋外壁,有脓液溢出,并伴有明显口臭。

4. 牙齿松动 牙周膜破坏,牙槽骨吸收,牙齿支持功能丧失,出现牙齿松动、移位。

5. 辅助检查 X 线摄片检查可见牙槽骨吸收。

考点提示

牙周病的临床表现

【治疗】

1. 一般治疗 嘱患者按医嘱服用螺旋霉素、甲硝唑等抗生素;用3% 双氧水冲洗牙周袋,并夹取适量碘甘油置于牙周袋内。

2. 洁治和龈下刮治,彻底去除软垢、菌斑、牙石等局部刺激因素。矫正食物嵌塞,调整咬合关系。

3. 处理牙周袋 搔刮牙周袋内壁的炎性肉芽组织,局部用3% 过氧化氢溶液和生理盐水反复冲洗牙周袋,袋内放置2% 米诺环素凝胶、四环素药线等具有抑菌、消炎、收敛作用的药物。

4. 牙周手术 经局部治疗牙周袋仍不能消除者,可行牙周手术清除牙周袋,常用的手术方法有牙龈切除术及翻瓣术。

三、下颌第三磨牙冠周炎

下颌第三磨牙冠周炎(pericoronitis)指下颌第三磨牙萌出过程中,牙冠周围软组织发生的炎症,又称智齿冠周炎。常发生于18～30岁的青年,是口腔科常见病和多发病。

【病因】

人类在进化过程中,下颌骨体逐渐缩短,致使第三磨牙萌出受阻,因为阻生的或正在萌出的第三磨牙牙冠被牙龈部分或全部覆盖,形成较深的盲袋,食物残渣和细菌易隐藏于盲袋内,当机体抵抗力下降或细菌毒力增强及咀嚼食物损伤时,智齿冠周炎可急性发作(图9-4)。

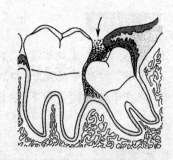

图9-4 龈袋与冠周炎的关系

【临床表现】

智齿冠周炎大多呈急性过程,炎症的早期多无明显全身症状,仅感患部牙龈肿痛不适,影响咀嚼,继而出现吞咽痛或自发性跳痛,可沿耳颞神经分布区出现反射性疼痛。当炎症侵袭咀嚼肌时可出现不同程度的张口受限,甚至出现牙关紧闭。口腔不洁时可出现明显口臭。随着局部症状的加剧,常出现周身不适、头痛、畏寒、发热、食欲减退等全身症状。

口腔检查可见下颌第三磨牙萌出不全、有龈瓣覆盖、盲袋形成。牙冠周围的软组织充血、红肿,龈瓣边缘糜烂、触痛,盲袋内有脓性分泌物溢出。查体在肿胀的下方探及低位阻生牙,龈瓣下有脓性分泌物溢出,重者可形成冠周脓肿。患侧颌下淋巴结肿大、压痛。感染可向邻近组织扩散,可引起颌面蜂窝织炎、下颌骨骨髓炎甚至全身性感染。

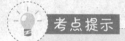

考点提示

智齿冠周炎的临床表现

【治疗】

治疗原则:急性期消炎、镇痛、建立引流、防止感染扩散和增强机体抵抗;急性期过后应早期处理病灶牙。

1. 全身药物治疗 全身治疗应注意休息,流质饮食,应用有效的抗生素肌注或静脉注射青霉素、头孢类抗生素等。

考点提示

冠周炎的治疗原则

2. 局部治疗

(1)龈袋冲洗涂药:用3%过氧化氢液(双氧水)、生理盐水、0.1%洗必泰或1:5000高锰酸钾液冲洗,以清除龈瓣间隙内的食物残渣、细菌及分泌物;冲洗后用无菌棉球蘸碘甘油或2%碘酊涂入龈瓣内,每日1～3次。具有较好的清洁、消炎、镇痛作用,是治疗冠周炎的有效方法。

(2)切开引流术:如龈瓣下形成脓肿的,可在表面麻醉或局部麻醉下切开脓肿,置入橡皮条或细碘仿纱条以建立引流。

(3)冠周龈瓣切除术:当急性炎症消退后或脓肿切开治愈后,对有足够萌出位置、牙位正常的智齿,可在局麻下切除智齿冠面龈瓣,以消除龈瓣间隙,避免炎症再发并有助于智齿的正常萌出。

(4)智齿拔除术:如智齿牙位不正,或阻生牙以及冠周炎反复发作者,急性炎症已控制后,均宜尽早拔出病牙。

(刘柳芳 任冬)

第三节 常见口腔黏膜病

 学习目标

1. 熟悉 复发性口腔溃疡、口腔白斑的临床表现及治疗要点。
2. 了解 口腔单纯疱疹、口腔念珠菌病的临床表现及治疗要点。
3. 能在带教老师指导下,学会上述疾病的病史采集和规范记录。

 病例

女性,56岁,口腔黏膜多发溃疡3天,因疼痛影响进食来就诊。口腔检查可见唇、颊、舌尖、软腭处多发溃疡,边缘整齐,溃疡中央稍凹下,周围红晕,表面覆以灰黄色假膜。

请问:1. 该患者可能的临床诊断是什么?
      2. 应如何进行治疗?

口腔黏膜病是指发生在口腔黏膜及软组织上的疾病的总称。

一、复发性口腔溃疡

复发性口腔溃疡(recurrent aphthous ulcer,RAU)又称复发性口疮,是一种常见的口腔黏膜溃疡性损害,患病率高达20%左右,居口腔黏膜病之首,多见于青壮年。具有周期性、自限性、反复发作的特点。

【病因】

本病的病因仍不明确,其诱因可能与免疫功能低下、感染因素、局部创伤、精神紧张、内分泌紊乱及维生素或微量元素缺乏等有关。

【临床表现】

1. 轻型(图9-5) 约占RAU的80%,患者初发时多为此型。好发于青壮年,病程7~10天左右,可反复发作。好发于非角化区如唇、颊、软腭等黏膜。溃疡发作时呈"红、黄、凹、痛"特征,溃疡中央稍凹下,周围红晕,表面覆以灰黄色假膜,有自发烧灼痛,遇刺激疼痛加剧,影响患者说话与进食。轻型阿弗他溃疡数目不多,每次为3~5个,散在分布愈合后不留瘢痕,一般无明显全身症状。

2. 疱疹样 溃疡小而多,散在分布于黏膜任何部位,似满天星,直径2mm,邻近的溃疡可融合成片,疼痛较重。愈合后不留瘢痕,可伴头痛、低热、全身不适等全身症状。

3. 重型 溃疡大而深,边缘不整而隆起,形成"弹坑状"损害,直径>1cm,可深达黏膜下层腺体至肌层,基底微硬,表面有灰黄色假膜或灰白色坏死组织。溃疡疼痛剧烈,病程可持续数月,愈合后留瘢痕。

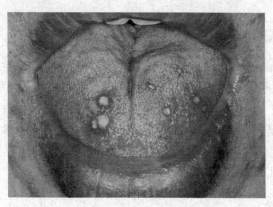

图9-5 轻型复发性口腔溃疡
舌背溃疡,圆形或椭圆形,边界清(上海交通大学口腔医学院供图)

【治疗】

1. 一般治疗 嘱患者充分休息,清淡饮食,遵医嘱指导其用药,如贴敷口腔溃疡药膜、使用中药散剂、补充维生素等。

2. 局部治疗 使用3%硼酸液或0.2%氯己定液等含漱,或用1%普鲁卡因或2%利多卡因液经稀释于饭前漱口,起镇痛作用。大溃疡且孤立者可用10%硝酸银或50%三氯醋酸烧灼溃疡面,操作时注意隔离唾液、压舌,避免溃疡周围正常的口腔黏膜被烧伤。

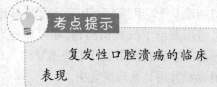

考点提示

复发性口腔溃疡的临床表现

二、口腔单纯性疱疹

单纯性疱疹(herpes simplex)又名疱疹性口炎,由单纯疱疹病毒所致的皮肤黏膜病,是一种常见的口腔黏膜急性传染性发疱性病变。

【病因】

单纯性疱疹主要通过呼吸道、皮肤和黏膜密切接触传播,感染腰以上部位的皮肤黏膜和器官。口和口周围发生的疱疹,99%是由Ⅰ型疱疹病毒感染引起的。

【临床表现】

本病发生于6岁以下儿童,6个月至2岁婴幼儿更多见。初起时,患儿发热、头痛、流涎、拒食、烦躁不安。1~2天后,口腔黏膜充血、水肿、出现成簇针尖大小透明水疱,相互融合成片状糜烂面,覆盖有淡黄色假膜,周围充血发红。颌下淋巴结肿大、压痛。7~10天溃疡可自行愈合,不留瘢痕。

【治疗】

1. 一般治疗 让患儿充分休息,给予高热量易消化的流质或软食;必要时进行隔离,避免与他人接触。

2. 药物治疗 使用0.5%达克罗宁糊剂涂敷创面、服用抗病毒药物阿昔洛韦、更昔洛韦、利巴韦林等,必要时静脉输液,补充维生素B和维生素C。

3. 健康指导 让患儿家属了解本病的发病原因及特点,按医嘱用药,并注意保持患儿的口腔清洁。

三、口腔念珠菌病

口腔念珠菌病(oral candidiasis)是由白念珠菌感染引起的口腔黏膜病,可发生于任何年龄的人群,以新生儿最多见,发生率4%,又称雪口病或鹅口疮。

【病因】

白念珠菌一般情况下不致病,当口腔不洁或长期使用广谱抗生素及免疫抑制剂时,该菌大量繁殖而导致本病。新生儿常在母亲分娩过程中被阴道念珠菌感染,或者通过被念珠菌污染的哺乳器及母亲乳头感染。

【临床表现】

新生儿鹅口疮多在出生后2~8日发病,好发于婴幼儿的唇、颊、舌、腭等黏膜处。早期病损区黏膜充血,出现针头大小的白色小点,融合成界限清楚的白色或蓝白色丝绒状斑片,稍用力可拭掉,暴露渗血的糜烂面。患儿常烦躁不安、啼哭、拒食,偶有低热、全身反应较轻。辅助检查显微镜下可见致病菌丝和孢子。

【治疗】

在哺乳前用2%~4%碳酸氢钠液清洗患儿口腔,清洗时用消毒纱布,抑制白色念珠菌的生长和繁殖;口腔涂0.5%甲紫(龙胆紫)液,每日涂3次;重症患者遵医嘱给予抗真菌药物,如氟康唑、伊曲康唑。指导患儿家属经常用温开水洗涤婴幼儿口腔,经常清洗消毒哺乳用具及母亲乳头。

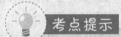

考点提示

新生儿鹅口疮的临床表现

知识链接

手 足 口 病

手足口病是由肠道病毒引起的,是以手、足皮肤疱疹和口腔黏膜疱疹或破溃后形成溃疡伴发热为特征的疾病。皮肤疱疹多在发病第2天出现,皮疹呈离心性分布,常见于手指或足趾背面、指甲周围及足跟边缘;婴幼儿或皮疹多者,还可见于手掌、足底、臀部、大腿内侧以及会阴部。先是玫瑰色红斑或斑丘疹,1天后即有部分皮疹形成半透明的疱疹,临床上有不痒、不痛、不结痂、不留瘢痕的"四不"特征。治疗主要是抗病毒及对症治疗,可服用维生素B、维生素C及抗病毒药物,或用抗生素、鱼肝油涂抹口腔,消炎止痛。患儿充分休息,保证患儿衣服清洁,避免皮疹感染。口腔溃疡的幼儿要注意口腔卫生,进食前后可用生理盐水或温开水漱口。

四、口腔白斑病

口腔白斑病(oral leukoplakia)是指口腔黏膜上以白色为主的损害,不具有其他任何可定义的慢性损害特征;一部分口腔白斑可转化为癌,属于口腔黏膜癌前病变。

【病因】

病因至今尚无定论,其发生可能与吸烟、饮酒、辛辣或过热食物、不良修复体以及龋洞的锐缘等局部刺激有关;全身因素如维生素A的缺乏、内分泌紊乱、念珠菌感染等也与白斑的发生有关。

【临床表现】

口腔白斑以中年男性多见,好发于颊、舌缘、唇、上腭、口底等部位。患者口腔黏膜上可见白色损害,口腔黏膜有粗糙感、干涩感、味觉减退,当伴有溃烂时,可有刺激痛。病损区斑块表面形成皱褶,称皱纸状白斑;病损区黏膜充血,表面有白色或乳白色结节或颗粒,称为颗粒状白斑;病损区表面高低不平,伴毛刺状或绒毛状突起,易发生皲裂和溃疡,称为疣状白斑。

【治疗】

去除刺激因素如戒烟、戒酒,少食刺激性食物,去除口腔不良修复体、拔除残根、残冠等;口服维生素 A、维生素 E,局部用 0.1% ~0.3% 维 A 酸软膏或鱼肝油涂擦;必要时可手术。对已治愈的白斑患者,嘱其按医嘱每 3~6 个月定期复查。

(刘柳芳 任冬)

第四节 牙 拔 除 术

学习目标

1. 了解 牙拔除术的基本步骤和方法。
2. 熟悉 拔牙器械、拔牙的禁忌证与非禁忌证。
3. 能在带教老师指导下,学会上述疾病的病史采集和规范记录。

牙拔除术是口腔颌面外科最常用的手术,是治疗某些牙病和由其引起的局部或全身一些疾病的手段,也是应用最广泛的手术。对经过治疗而不能保留,对局部或全身健康状况产生不良影响的病灶牙,应尽早拔除。

【适应证】

牙拔除术的适应证是相对的,应根据医疗水平及患者自身条件进行选择。在确定拔牙时,应全面考虑手术时和手术后可能发生的局部和全身反应。

1. 牙体病 严重龋病因龋坏不能保留的牙,牙冠严重破坏已不能修复,而且牙根或牙周情况不适合做桩冠或覆盖义齿等。

2. 根尖病 不能用根管治疗、根尖切除等方法保留的根尖周病患牙。

3. 牙周病 松动度Ⅲ度,牙周围骨组织大部分破坏或反复感染治疗无效者。

4. 外伤牙 牙因外伤折裂至龈下,或同时有根折,骨折线上明显影响骨折愈合的牙。

5. 多生牙、错位牙、埋伏牙 导致邻近软组织创伤,影响美观,或导致牙列拥挤。如上颌第三磨牙颊向错位导致口腔溃疡,无对颌牙伸长,影响对颌义齿修复。

6. 阻生牙 反复引起冠周炎,或引起邻牙牙根吸收和破坏,位置不正,不能完全萌出的阻生牙,一般指第三磨牙。

7. 治疗需要 因正畸治疗或义齿修复而需要拔除的牙;恶性肿瘤进行放射治疗前,为预防严重并发症而需要拔除的牙;良性肿瘤波及的牙;因不能保留或治疗需要而应该拔除的牙。

8. 滞留乳牙 滞留的乳牙影响恒牙正常萌出者,应予拔除。但在成人牙列中的乳牙,下方无恒牙(先天缺失)时,如乳牙无松动且有功能者,则不必拔除。

9. 病灶牙 引起上颌窦炎、颌骨骨髓炎、颌面部间隙感染的病灶牙,可能与某些全身性疾病,如风湿病、肾病、眼病有关的病灶牙,在相关科室医师的要求下需拔除的牙。

【禁忌证】

拔牙的禁忌证也是相对的。应根据具体情况,慎重考虑后决定。必要时,应同有关各科医生,共同决定。如必须拔除,还应做好周密的术前准备。

1. 炎症与恶性肿瘤 急性炎症期、恶性肿瘤、放射治疗后的患者,对位于患病区、治疗区中牙的拔除应持慎重态度,以避免感染扩散。

2. 心血管系统疾病 严重高血压、心力衰竭、心肌梗死、心绞痛发作频繁者不宜拔牙。

3. 糖尿病 未控制的糖尿病是拔牙的禁忌证,如需拔牙,在血糖在 8.8mmol/L 以内,又无酸中毒症状时进行。由于患者抗感染能力差,应在术前、术后给予抗生素治疗。

4. 血液病 严重贫血、白血病、出血性紫癜及血友病等,拔牙后可能出现出血不止及引起败血症等严重并发症时,为拔牙禁忌证。

5. 甲状腺功能亢进 拔牙可导致甲状腺危象的发生,必须拔牙时,应在治疗后,基础代谢率控制在+20%以下,脉搏不超过 100 次/分时进行。手术前后应采取抗感染措施,局麻药中不应加肾上腺素。

6. 妊娠和月经期 对于引起极大痛苦、必须拔除的牙,在妊娠期间皆可进行,但对选择性手术,则应全面衡量,在怀孕的第 4、5、6 月期间进行手术较为安全。因妊娠期前和妊娠后 3 个月拔牙易引发流产或早产。月经期拔牙,可能发生代偿性出血,一般主张延缓手术。

7. 肾炎 肾功能衰竭或肾病严重者,均不宜行拔牙手术。

8. 肝炎 急性肝炎期间不应拔牙。慢性肝炎肝功能有明显损害者,会导致术后出血。肝炎患者需拔牙时应作凝血酶原和凝血时间检查,术中还应加用止血药物。

【拔牙前准备】

1. 患者的思想准备 牙拔除术大多在局麻下进行,术前应进行必要的解释工作,以取得患者的主动配合。

2. 术前检查 简要询问病史,特别注意有无拔牙禁忌证,必要时应作各种相关的补充检查,如血压、心电图、血液化验、胸透等。详细的局部检查,确定要拔除牙的位置、数目,选择麻醉方法及药物。

3. 患者体位 拔牙时多采取坐位。拔上颌牙时,患者头后仰,张口时上颌牙的平面与地面成 45°~60°角。拔下颌牙时,患者端坐,椅位放低,张口时下颌牙的殆平面与地面平行,术者一般应立于患者的右前方。

4. 术区处理 术区及麻醉穿刺区以 2% 碘酊消毒。复杂拔牙应口腔洁治,口外消毒。

5. 器械准备 除常规口腔科检查器械,如口镜、镊子以及探针外,根据需拔除牙选择相应的牙钳和牙挺,同时准备牙龈分离器和刮匙。如需行翻瓣、劈冠、分根、去骨或进行牙槽突修整的患者,则应准备手术刀、剪、骨膜分离器、带长钻头的涡轮机、骨凿、锤、骨钳、骨锉、持针器、血管钳、组织钳以及缝针、缝线等。

【牙拔除术的基本方法和步骤】

1. 分离牙龈 分离牙龈的目的是避免安放牙钳时损伤牙龈,导致术后牙龈出血。分离应达牙槽嵴顶(器械可与骨接触),并应将牙龈轻轻掀离根面(图 9-6)。

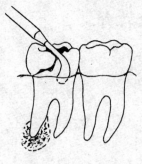

图 9-6 牙龈分离

2. 安放拔牙钳 选择正确的牙钳,张开钳喙,核对牙位后紧贴牙面沿牙冠内外侧推插至龈下,紧握钳柄,夹牢患牙。

3. 拔除病牙 牙钳夹紧后,拔除时力的应用主要有三,即:摇动、扭转(上前牙)和牵引(即拔除)。

4. 拔除牙的检查及拔牙创的处理 刮匙探查牙槽窝,牙槽窝内有无残留物,如有异物应刮除,使牙槽窝充满鲜血,牙槽窝置纱布卷,嘱患者咬紧,半小时后吐出。拔除的牙应检查牙根是否完整、牙龈有无撕裂、牙槽窝应作压迫复位,修整过高的牙槽中隔、骨嵴或牙槽骨壁,棉卷压迫止血。

【拔牙后注意事项】

1. 拔牙后勿用舌舔创口,更不宜反复吸吮。

2. 拔牙后当日不要漱口和刷牙,次日可刷牙但勿伤及创口,以预防出血。

3. 拔牙后 2 小时后可进软食,食物不宜过热,避免用拔牙侧咀嚼。

4. 拔牙当天可能有少量渗血,属正常现象,如有鲜血不断流出应及时复诊。

5. 拔牙后 1 ~ 2 天创口有轻度疼痛,可服用止痛药。如疼痛日趋加重应及时复诊。

【术后并发症及其防治】

1. 拔牙后出血 拔牙半小时后仍有明显新鲜出血或拔牙当日已经止血,次日后再发生出血者,均称为拔牙后出血。绝大多数为局部原因,如炎症期拔牙、软组织撕裂、牙槽窝内残留肉芽组织、牙槽内小血管破裂、血凝块保护不佳而脱落等。

一旦发生出血,首先应安慰患者,消除其恐惧心理。局部止血方法有:重新压迫、局部放置明胶海绵或止血药、碘仿纱条填塞、刨口拉拢缝合等。在怀疑牙槽窝内有肉芽组织或异物时,应在局麻下彻底清除后加压止血。如与全身因素有关,并请相关科室会诊。

2. 拔牙后感染 常规拔牙后,拔牙创感染极罕见。多发生于翻瓣去骨手术后,常为慢性感染。异物的残留,如碎牙片、牙石、残留的肉芽组织为感染的原因。故拔牙后应彻底清创,除去异物。有时拔牙创也发生慢性感染,多由于异物在拔牙后未被清除所引起。

3. 干槽症 多见于下后牙,尤以下颌第三磨牙最常见。术后 2 ~ 3 天后,创口处持续性疼痛,并可向耳颞部、下颌下区或头顶部放射,疼痛剧烈一般镇痛药物不能止痛。拔牙窝内可空虚或有腐败变性的残留血凝块,并有恶臭。局部淋巴结可有肿大,压痛。偶有发生张口受限、低热、全身不适等症状者。

干槽症处理原则为:彻底清创,隔离外界刺激,促进肉芽组织生长;用3%过氧化氢小棉球反复擦拭拔牙窝直至完全清洁,再用生理盐水冲洗,然后用碘仿纱条紧密填塞,7 ~ 10 天后取出;全身应用抗生素。

(刘柳芳 任冬)

第五节 口腔疾病的预防与健康教育

 学习目标

1. 熟悉 龋病的预防和控制措施。
2. 了解 刷牙的正确方法,牙周疾病的预防。
3. 运用本章所学理论知识,积极做好口腔健康教育的宣传。

一、口腔疾病的预防

【龋病的预防与控制】

龋病是危害人类健康最常见的口腔慢性疾病,给人类造成的危害甚大:随着牙齿硬组织的不断破坏,可逐渐造成牙冠缺损,成为残冠、残根,破坏咀嚼器官的完整性,这样不仅影响消化功能,而且还影响牙颌系统的生长发育。龋病的预防必须采取综合性的措施,才能取得较为理想的效果。龋病的预防方法包括控制菌斑、改善不合理膳食、增强宿主的抗龋能力3方面。

(一)控制菌斑

菌斑是引起龋病的重要因素,有效地是预防龋病发生的关键。控制菌斑方法有机械方法(如刷牙、使用牙线)、化学方法(如氯己定)等。

1. 刷牙 刷牙是应用最广泛的保持口腔清洁的方法,它能清除口腔食物残渣、软垢和部分牙面上的菌斑,还能按摩牙龈,从而减少口腔环境中的致病因素,增强组织的抗病能力,是机械性去除菌斑最常用的有效方法。

(1)牙刷的选择:牙刷的刷头应大小合适,以便在口腔内转动自如,刷毛硬软度要适宜,一般人采用中度硬的刷毛,儿童、老年人、牙周病患者宜选用刷毛较软的牙刷。

(2)刷牙方法:刷牙的方法有很多种,如竖刷法、水平颤动法和圆弧法等,最常用而且方便合理的方法是竖刷法。即按照牙齿的长轴方向上下刷唇(颊)面和舌(腭)面,后牙𬌗面则按前后、左右方向刷动。

(3)刷牙次数和刷牙时间:刷牙次数最好在餐后和睡前各刷牙1次,尤其晚间睡前刷牙极为重要,必须坚持。

2. 牙线 牙线可用棉、麻、丝、尼龙或涤纶制成,不宜过粗或太细。清除牙间隙龈沟等牙刷不易到达部位。

(二)合理营养,限制蔗糖的摄取

1. 加强牙颌系统生长发育期的营养,注意钙、磷、维生素及微量元素(氟)的补充。

2. 应多吃一些较粗糙和有一定硬度的食物,增加自洁,按摩牙龈,促进颌骨发育。

3. 适当控制糖和精制的碳水化合物使用,频繁地摄取蔗糖与龋病患病率增高有关。严格地限制餐间摄取含蔗糖的食品,进食含糖饮食后彻底刷牙、漱口,可以减少龋病的发生。

(三)氟化物防龋

氟是人体健康所必需的一种微量元素,适量的氟化物可以对机体的代谢产生积极影响,它可以通过降低釉质溶解度和促进釉质再矿化、对微生物产生作用以及影响牙体形态来预防龋病。主要通过局部用氟预防龋病,可以将氟化物直接作用于牙表面,以增强釉质获氟的自然过程,加快釉质获氟的速度,增加牙表面的氟浓度,提高釉质的抗龋能力。局部用氟应用的对象多为青少年,对新萌出的牙效果尤佳。局部用氟包括氟水漱口、含氟牙膏、含氟凝胶、含氟泡沫、局部涂氟等。常用的氟化物制剂有氟化钠(NaF)、氟化亚锡(SnF_2)、酸性磷酸氟(APF)和单氟磷酸钠(Na_2PO_3F)。

(四)窝沟封闭

窝沟封闭又称点隙裂沟封闭,是指不去除牙体组织,在𬌗面、颊面或舌面的点、隙、裂、沟涂布一层黏接性树脂,可以防止食物残渣和细菌在窝沟堆积,保护牙釉质不受细菌及代谢产物侵蚀,达到预防龋病发生的作用。窝沟封闭使用的高分子材料称为窝沟封闭剂。一般3~4岁是封闭乳磨牙的最佳年龄;6~7岁是封闭第一恒磨牙的适宜年龄。

【牙周疾病的预防与控制】

牙周病是感染性疾病,早期大多无明显症状,当疾病继续发展,出现肿痛时,牙支持组织可能已破坏至难以恢复的程度,使患者的咀嚼系统遭到破坏,咀嚼功能丧失。牙周病预防的主要目的是消除致病的始动因子(牙菌斑)及促进疾病发展的因素。

一级预防:一级预防旨在减少人群中牙周疾病新病例的发生。主要是对大众进行口腔健康教育和指导,最终达到清除菌斑和其他有害刺激的目的,帮助人们建立良好的口腔卫生习惯,坚持早晚刷牙并正确刷牙,同时提高宿主的抗病能力。

二级预防:二级预防旨在早期发现、早期诊断、早期治疗,减轻已发生的牙周病的严重程度,控制其发展。对局限于牙龈的病变,及时采取专业性洁治,去除菌斑和牙石,控制其进一步发展。二级预防的效果是在一级预防基础上取得的,其长期效果与患者意志力、愿望和是否长期坚持各种预防措施有关。

三级预防:三级预防属治疗范畴,旨在用各种药物和牙周手术方法最大限度地治愈牙周组织病损,防止功能障碍,恢复失牙,重建功能,并通过随访、精神疗法和口腔健康的维护,维持其疗效,预防复发。

预防牙周疾病的方法有:刷牙,使用牙线;龈上洁治术;根面平整术;药物治疗;改善食物嵌塞;去除不良习惯;预防和矫治错𬌗畸形等。

二、口腔健康教育

健康(health)不仅是没有疾病或虚弱,而是身心健康、社会幸福的完美状态。口腔健康是整体健康的组成部分,应具有良好的口腔卫生,健全的口腔功能以及没有口腔疾病。1981年,WHO制定的口腔健康标准是"牙清洁、无龋洞、无疼痛感、牙龈颜色正常、无出血现象"。

口腔健康教育是健康教育的一个分支。WHO(1970)指出:牙科健康教育的目的是使人认识到并能终生保持口腔健康。它是以教育的手段促使人们主动采取利于口腔健康的行为,如通过有效的口腔健康教育计划或教育活动调动人们的积极性,通过行为矫正、口腔健康咨询、信息传播等,以达到建立口腔健康行为的目的。口腔健康教育不能代替预防方法,它是让人们理解和接受各种预防措施所采取的教育步骤,使人们懂得并相信这些道理,从而转变态度,主动使自己的行为向健康行为转化。口腔健康教育的方法一般有4种:个别交谈;组织小型讨论会;借助大众传播渠道;组织社区活动。

1. 个别交谈 就口腔健康和预防保健问题与不同人员进行面对面的交流、讨论,如患者就医时的随诊教育,是医院或家庭进行口腔健康教育的常用方法。

2. 组织小型讨论会 采用座谈会、专题讲座、专题讨论会等形式,每次选取特定主题进行讨论,广泛吸收不同阶层人员的观点,以便推广经济可行、科学有效的预防方法。

3. 借助大众传播渠道 利用互联网、广播、电视、电影、宣传画、报刊等方式宣传口腔保健信息,干预不良行为。其特点是能较快地吸引公众注意口腔健康问题,且覆盖面广。

4. 组织社区活动 采用多种形式组织社区活动,不断提高居民对口腔健康的认识和兴趣,激发其强烈的口腔保健愿望。

 本章小结

本章重点讲解了牙体及牙髓病、牙周组织病、常见口腔黏膜病、牙拔除术及口腔疾病的预防与健康教育。牙体疾病中的重点是龋病,龋病能引起严重并发症,所以要注意宣传防龋治龋的重要性。对牙髓炎和根尖周炎,学生重点掌握的是临床表现,能够进行明确诊断。牙周组织疾病常见的是牙龈炎及牙周炎,要求学生在临床上熟悉这些疾病的临床特征,能进行明确诊断及治疗。常见口腔黏膜病重点讲解了复发性阿弗他溃疡的临床分型及治疗原则;简要讲解了单纯性疱疹、口腔念珠菌病、白斑几种不同的黏膜病。牙拔除术是口腔颌面外科最基础和常用的部分,也是口腔科医师必须掌握的基本技术。牙拔除术的准备和操作应遵循无痛、无菌、微创等外科原则。口腔疾病预防的是口腔科医师必须理解熟悉的基本知识。龋病是口腔最常见的疾病,对龋危险因素的了解与控制是防止早期龋的重要环节,应采用多种措施的有计划的综合防治。牙周疾病现已被列为影响人类健康的三大疾病之一,牙周病的始动因素是细菌的感染,所以掌握牙周疾病三级预防的概念和措施非常必要,同时做好口腔保健的宣传教育工作。

目标测试

1. 龋病是牙体硬组织发生的( )疾病

   A. 急性进行性破坏　　　　B. 急性间歇性破坏　　　　C. 慢性进行性破坏

   D. 慢性间歇性破坏　　　　E. 以上均不正确

2. 下列各项中哪项不是深龋的临床表现

   A. 冷热刺激痛　　　　　　B. 食酸甜食物敏感　　　　C. 自发痛

   D. 食物嵌塞痛　　　　　　E. 牙髓活力测试敏感

3. 牙髓感染的最主要途径是

   A. 深龋　　　　　　　　　B. 楔状缺损　　　　　　　C. 外伤冠折

   D. 深牙周袋　　　　　　　E. 牙齿发育异常

4. 下列各项中哪项不是急性牙髓炎的临床表现

   A. 自发阵发痛　　　　　　B. 夜间痛　　　　　　　　C. 冷热刺激加重疼痛

   D. 能明确患牙　　　　　　E. 疼痛不能定位

5. 下列各项中哪项不是急性根尖周炎的临床表现

   A. 持续性牙痛　　　　　　B. 能明确患牙　　　　　　C. 无叩诊痛

   D. 咬合痛　　　　　　　　E. 牙伸长感

6. 急性化脓性根尖周炎的发展过程,一般经历的 3 个阶段为
　　A. 浆液期、化脓期、引流期
　　B. 根尖脓肿、骨膜下脓肿、黏膜下脓肿
　　C. 根尖炎症、根尖肉芽肿、根尖囊肿
　　D. 急性根尖炎、慢性根尖炎、慢性根尖周脓肿
　　E. 以上均不正确

7. 下列各项中哪项不是急性牙髓炎的应急处理措施
　　A. 开髓减压　　　　　　B. 抗生素全身应用　　　　C. 针灸止痛
　　D. 洞内放置丁香油　　　E. 口服止痛药

8. 下列是与牙周病有关的全身因素,但**不**包括
　　A. 蛋白质缺乏　　　　　B. 钙、磷代谢障碍　　　　C. 糖尿病
　　D. 内分泌紊乱　　　　　E. 感冒

9. 成人牙周炎时牙龈的表现为
　　A. 牙龈红肿　　　　　　B. 龈缘菲薄紧贴牙面　　　C. 牙龈质地坚韧
　　D. 龈沟深度 2mm 以内　E. 牙龈探诊后牙龈无出血

10. 检查牙周袋时要用的工具是
　　A. 尖探针　　　　　　　B. 弯探针　　　　　　　　C. 镊子
　　D. 有刻度的钝头探针　　E. 冲洗器

11. 牙周炎的最主要特征是
　　A. 牙周袋形成　　　　　B. 龈袋形成　　　　　　　C. 牙龈出血
　　D. 牙列不齐　　　　　　E. 牙石沉积

12. 牙周炎与缘龈炎的主要区别是
　　A. 牙龈出血　　　　　　B. 牙龈肿胀　　　　　　　C. 牙周袋形成
　　D. 牙龈质地松软　　　　E. 牙龈鲜红色

13. 腺周口疮的特点是
　　Λ. 溃疡深达黏膜下层　　B. 好发于牙龈　　　　　　C. 7～10 天可愈合
　　D. 愈后不留瘢痕　　　　E. 疼痛不明显

14. 轻型口疮的症状特点是
　　A. 7～10 天可愈　　　　B. 疼痛不明显　　　　　　C. 伴体温升高
　　D. 唾液减少　　　　　　E. 愈合留瘢痕

15. 鹅口疮多见于
　　A. 婴幼儿或儿童　　　　B. 婴幼儿或老年人　　　　C. 成人
　　D. 儿童或成人　　　　　E. 成人或老年人

16. 轻型复发性阿弗他溃疡的口腔损害临床特征是
　　A. 散在圆形或椭圆形溃疡、疼痛　　　B. 散在多形性溃疡、疼痛
　　C. 分散成簇针头大小透明小疱　　　　D. 增生性菜花状溃疡
　　E. 白色小丘疹连成线条状或网状损害

17. 重型复发性阿弗他溃疡的损害特点是
　　A. 溃疡为圆形或椭圆形散在分布　　　B. 溃疡数量多,大而深
　　C. 单个溃疡,基底硬结,周围有浸润　　D. 多为单个溃疡,深而大,似弹坑

E. 除口腔溃疡外,常伴有生殖器损害

18. 复发性口腔溃疡治疗措施中,近期治疗最佳的是

A. 口腔局部消炎,止痛、促愈合   B. 手术切除

C. 注射转移因子或口服左旋咪唑   D. 补充营养

E. 针对与发病有关的全身和局部因素治疗

19. 以下何种情况**不**属于拔牙适应证

A. 恶性肿瘤放射治疗前口内的残根

B. 侧错位牙,食物嵌塞,形成深龋

C. 滞留乳牙,无松动,恒牙先天缺失

D. 下磨牙远中、𬌗面、颊面大面积龋坏达龈下2mm

E. 上前牙冠折1/3合并根折

20. 患有除了下述何种心脏病时应禁忌拔牙

A. 前壁心梗3个月   B. 充血性心力衰竭

C. 频发的室性期前收缩,未治疗   D. 完全性右束支传导阻滞

E. 不稳定的心绞痛

21. 关于拔牙后注意事项的描述错误的是

A. 拔牙当日应进软食,食物不宜过热   B. 拔牙当日不可刷牙,但可以漱口

C. 避免用患侧咀嚼   D. 勿用舌舔创口

E. 不可反复吮吸

22. 患者,男,30岁,因右下后牙遇甜食疼痛求诊。检查:右下第二磨牙近中面龋坏,探敏感,冷热测同对照牙。该牙诊断为

A. 浅龋   B. 中龋   C. 深龋

D. 牙髓炎   E. 以上诊断均不正确

23. 患者,女,22岁。因左侧后牙进食时嵌塞食物疼痛就诊。检查:左上第一磨牙咬合面龋坏,探洞底很敏感有疼痛,无叩痛,无自发痛,冷刺激入洞后疼痛,去除刺激立即消失,热测同对照牙。该牙可能诊断为

A. 浅龋   B. 中龋   C. 深龋

D. 慢性牙髓炎   E. 急性牙髓炎

24. 患者,男,25岁,牙痛剧烈,其牙痛为自发性、阵发性,进冷、热食均会引起剧烈疼痛。就诊时夜间痛不能入睡,服止痛药无效,痛时引起半侧头面部疼痛。该患者最可能患的疾病是

A. 急性牙髓炎   B. 急性中耳炎   C. 三叉神经痛

D. 急性上颌窦炎   E. 慢性牙髓炎急性发作

25. 患儿,男,7岁,第一恒磨牙窝沟着色且能卡住探针,疑有龋坏,该患儿应选用什么样的预防治疗措施

A. 窝沟封闭   B. 现场试验   C. 局部用氟

D. 口腔健康教育   E. 充填治疗

26. 患者,女,50岁。近口角处颊黏膜白色斑块近1年,不能擦去。组织学见上皮增生,内有中性粒细胞浸润和散在微脓肿,角化层有垂直于上皮的PAS阳性菌丝,结缔组织内慢性炎细胞浸润。最有可能的诊断是

A. 白斑   B. 红斑   C. 口腔结核性炎

D. 念珠菌病   E. 慢性盘状红斑狼疮

27. 患儿,女,5个月,5周来口腔黏膜出现白色凝乳状的斑点及斑块,可擦掉;患儿啼哭,哺乳困难。应怀疑为

A. 鹅口疮   B. 复发性口腔溃疡   C. 疱疹性龈口炎

D. 球菌性口炎   E. 克罗恩病

28. 女性患者,拔除右上第一磨牙后,探查牙槽窝时发现牙槽窝底部空虚,捏鼻鼓气时有气体从牙槽窝溢出,此时可能的诊断是

A. 拔牙断根   B. 牙槽骨骨折   C. 上颌窦穿孔

D. 血管损伤   E. 干槽症

29. 一名小学5年级男孩,口腔健康状况良好,牙列整齐无龋,口腔保健人员对他进行了

A. 定期口腔健康调查   B. 窝沟封闭   C. 口腔健康教育

D. 口腔卫生指导   E. 牙周洁治

（任 冬）

实 训 指 导

眼科学实训指导

实训1 结膜囊冲洗法

【实训目的】

1. 清除结膜囊内异物、脓性分泌物及酸碱化学物质。

2. 手术前清洁结膜囊。

【实训准备】

1. 物品 消毒棉球、冲洗液(生理盐水、3%硼酸溶液、2%碳酸氢钠溶液等)。

2. 器械 玻璃洗眼壶或冲洗用吊瓶、受水器。

3. 环境 充分照明。

【实训方法】

1. 患者取坐位或仰卧位,自持受水器紧贴于冲洗眼面颊部一侧或颞侧。

2. 操作者一手分开上下睑,另一手持洗眼壶或吊瓶冲洗头,距眼2～3cm,先用少量冲洗液冲洗颊部皮肤,再冲洗结膜囊,并嘱患者转动眼球,以便充分冲洗结膜囊各部。

3. 冲洗完毕,用消毒棉球擦拭干净眼睑及颊部水滴。

4. 取下受水器,倒出污水,消毒备用。

【注意事项】

1. 洗眼壶或吊瓶冲洗头距眼2～3mm,不可触及眼睑及眼球。

2. 冲洗液温度以32～37℃为宜,可将冲洗液倒在手背皮肤上,以能耐受为度。

3. 冲洗液不可直接冲向角膜,也不能流入健眼。

4. 传染性眼病患者使用过的冲洗液用具应严格消毒。

5. 眼球穿通伤、深层角膜溃疡属禁忌。

实训2 滴眼药水法

滴眼药水法是将眼药水滴入结膜囊内以防治眼病的一种方法。

【实训目的】

1. 预防、治疗眼部疾病。

2. 散瞳、缩瞳、眼部表面麻醉。

【实训准备】

1. 物品　眼药水、消毒棉球或棉签。

2. 器械　滴瓶或滴管。

3. 环境　充分照明。

【实训方法】

1. 操作者洗手,核对患者姓名、眼别和滴眼液的名称、浓度等相关事项。

2. 患者取坐位或仰卧位,头稍后仰,眼向上注视。

3. 操作者用左手拇指向下拉开下睑,右手持眼药瓶或滴管先挤掉 1~2 滴,再于距眼 2~3cm 处将药液滴入下穹隆部结膜囊内 1~2 滴,轻提上睑覆盖眼球,并嘱患者轻闭眼至少 1~2 分钟,使药液在结膜囊内均匀分布。

4. 若药液溢出可用消毒棉签拭去。

【注意事项】

1. 滴药前操作者先洗手。认真核对眼别及眼药水名称、浓度、有效期,检查有无絮状沉淀等变质现象。

2. 药液不可直接滴在角膜上,动作要轻巧,药瓶口或滴管口切勿触及眼球、眼睑或睫毛,以免划伤或污染。

3. 不要对眼球施加压力。

4. 滴用阿托品、毛果芸香豆碱等毒性药物后,应立即按压泪囊区 2~3 分钟,以免药液经泪道流入鼻腔吸收引起毒性反应。

5. 易沉淀眼药水(如可的松)应充分摇匀后再滴用。

6. 滴用多种眼药水时,用药间隔时间不应少于 5 分钟。

实训3　涂眼药膏法

涂眼药膏法是将眼药膏放入结膜囊内,以防治眼部疾病和保护眼球的 种方法。

【实训目的】

1. 治疗结膜炎等眼球前段疾病。

2. 手术后预防眼部感染。

3. 睑裂闭合不全及眼部绷带包扎前保护角膜。

【实训准备】

1. 物品　眼药膏、消毒棉球。

2. 器械　消毒圆头玻璃棒。

3. 环境　充分照明。

【实训方法】

有玻璃棒法和软管法。

1. 患者取坐位或仰卧位,头稍后仰。

2. 操作者用左手拇指与示指分开上下眼睑,嘱患者眼球向上转。

3. 右手持眼药膏软管,将药膏直接挤入下穹隆部结膜囊内;或右手持蘸有绿豆大小眼药膏的玻璃棒,自颞侧轻轻水平放入下穹隆部结膜囊内;左手放开眼睑,嘱患者轻闭眼,然后转动玻璃棒依水平方向抽出。

4. 涂眼药膏后轻轻按摩眼球,使药膏在结膜囊内均匀分布,用消毒棉球擦去溢出眼外的药膏。

5. 玻璃棒用后应及时消毒备用。

【注意事项】

1. 涂药膏前,应先检查玻璃棒圆头是否光滑完整,以免损伤角膜和结膜,有破损者禁用。

2. 涂药膏时,不要将睫毛连同玻璃棒一起卷入结膜囊内。

3. 用软管涂药时,先挤去管口一段药膏,管口不可触及睫毛、睑缘及眼球。

实训4 泪道冲洗法

泪道冲洗法是用冲洗液冲洗泪道以清洁泪道、诊治泪道疾病的一种方法。

【实训目的】

1. 泪道疾病。

2. 泪道及内眼手术前的泪道清洁。

【实训准备】

1. 物品 0.5%丁卡因溶液、生理盐水、抗生素药液、抗生素眼药水、消毒棉球及棉签。

2. 器械 注射器、泪道冲洗针头、泪点扩张器。

3. 环境 充分照明。

【实训方法】

1. 患者取坐位或仰卧位。

2. 将浸有0.5%~1%丁卡因溶液的小棉签置于患眼内眦上下泪点之间,闭眼表面麻醉2~3分钟。

3. 操作者以左手拇指拉开下睑,嘱患者向上注视,充分暴露下泪点,如泪点狭小,可先用泪点扩张器扩大泪点,右手持装有生理盐水或抗生素药液的注射器,先将冲洗针头垂直插入下泪点深1~2mm,再转为水平沿泪小管走行方向进针5~6mm,缓缓注入冲洗液(实训图1)。

4. 若冲洗液顺利进入鼻腔或咽部,则表示泪道通畅,否则为泪道狭窄或阻塞,若有脓性分泌物自泪小点溢出,则为慢性泪囊炎;滴抗生素眼药水,预防感染。

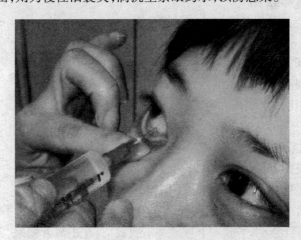

实训图1 泪道冲洗法

【注意事项】

1. 冲洗动作应准确、轻巧、进针遇阻力时,不可强行推进,以免损伤泪道。

2. 冲洗时如出现下睑肿胀,说明针头误入皮下形成假道,应立即停止冲洗,并酌情给予抗感染药物。

3. 冲洗完毕后记录冲洗情况,包括从何处进针、有无阻力、冲洗液通畅情况及有无分泌物等。

4. 急性泪囊炎和泪道分泌物多时不宜进行冲洗。

实训5 结膜下注射法

结膜下注射法是将药物注射入结膜下的疏松间隙内,以提高药物在眼内的浓度,增强并延长药物作用时间。

【实训目的】

治疗眼球前段疾病。

【实训准备】

1. 物品 0.5%丁卡因溶液、注射药物、抗生素眼药水、消毒棉球及棉签、纱布眼垫及胶布。

2. 器械 1ml注射器、4~6号注射针头、消毒盘。

3. 环境 充分照明。

【实训方法】

1. 核对患者的姓名、眼别、药物名称及剂量。

2. 患者取坐位或仰卧位。

3. 患眼滴入0.5%~1%丁卡因溶液2次,每次间隔3~5分钟。

4. 操作者以左手拇指和示指分开上下眼睑,右手持注射器,注射部位宜选在靠近穹隆部的球结膜,颞上方注射时嘱患者向下注视,下方注射时嘱患者向上方注射。

5. 针头与眼球表面呈10°~15°,避开结膜血管,挑起并快速刺入结膜下,缓缓注入药液,注射量一般为每次0.1~0.5ml(实训图2)。

6. 注射完毕后,滴抗生素眼药水;闭目休息片刻,观察无反应后以纱布眼垫包扎患眼。

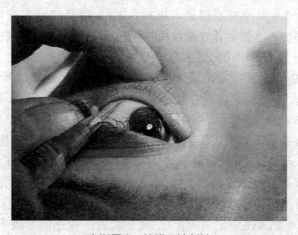

实训图2 结膜下注射法

【注意事项】

1. 注射前应仔细核对眼别、药物,并询问有无药物过敏史。

2. 注射针头斜面应朝向巩膜,刺入方向与角膜缘平行,并嘱患者切勿转动眼球,以免损伤眼球。

3. 对于眼球震颤和不合作患者,可用开睑器开睑和固定镊固定眼球后再注射。

4. 多次注射时,应更换进针位置,以免形成瘢痕。

5. 禁用刺激性强且易造成局部坏死的药物进行结膜下注射。

6. 熟悉结膜下注射的禁忌 ①结膜有严重感染或出血倾向者;②眼球穿通伤伤口未缝合者。

实训6 视力检查与色觉检查

【实训目的】

1. 学会视力测定的方法,了解视力测定的原理。

2. 了解色觉与色盲的发生原理,学会色盲检查的方法和检测人眼的辨色能力。

【实训准备】

1. 物品 远近标准视力表、遮眼板、指示棒、平面反射镜(用于距离2.5m的远视力检查)、色盲检查图、秒表。

2. 环境 自然光线良好,视力表光线照明充足。

【实训方法】

1. 远视力检查法

(1)检查距离为5m,检查距离不足的将平面反射镜置于2.5m处。被检者取坐位或站位,使对数视力表5.0行视标与被检眼等高。

(2)两眼分别检查,先右后左,先健眼后患眼。

(3)检查者用指示棒由上而下指示视标,逐个检查,直至被检者能看清的最小视标,该行视标即为被检者的远视力。

(4)被检者对某行视标看不清,如标准视力表0.6行,若看不清两个,则记录为"0.6^{-2}",若该行视标只能看清一个,则记录为"0.5^{+1}",以此类推。

(5)若被检者在5m处不能看清最大视标0.1行,嘱其向前走直至看清最大视标,此时,该被检者的视力为:0.1×被检者与视力表的距离(m)/5(m)。如:被检者在3m处能看清最大视标,则视力=0.1×3/5=0.06,记录为"0.06"。

(6)若被检者在1m处不能看清最大视标,则让其从1m处开始辨认检查者的指数,向前移近直至看清为止,并记录能看清的最远距离。如:被检者在30cm处能看清,则记录为"指数/30cm"或"FC/30cm"。

(7)若被检者在眼前不能辨认指数。则让其辨认手动,并记录其能辨认手动的最远距离。如:被检者在40cm处能看清,则记录为"手动/40cm"或"HM/40cm"。

(8)若被检者在眼前也不能辨认手动,则到暗室内用手电灯检查光感及光定位。有光感者,应记录其能看到光亮的最远距离,一般检查到5m。如在3m处能看到则记录为"光感/3m"或"LP/3m"。有光感者还应记录光定位,嘱被检者注视正前方眼不动,将手灯置于1m处,检查向上、下、左、右、正前方、左上、左下、右上、右下9个方位,有光感的方位记录为"+",

无光感的方向记录为"－"。

2. 近视力检查法　被检者取坐位,检查距离为 30cm,两眼分别检查,同样先右后左,先健眼后患眼,正常近视力为 1.0/30cm。若视力不良,可移近移远视力表,直至能看清最小视标为止,并记录最佳视力和距离,如 1.0/20cm。

3. 色觉检查

（1）被检者取坐位。

（2）嘱被检者双眼同时看色盲检查图,眼距离图谱约为 0.5m,要求被检者在 5s 内读出图中的数字、字母或图形。检查者按所附说明书判别被检者色觉属正常、色弱或色盲。

【注意事项】

1. 检查环境的自然光线良好,避免在强光或有红绿色背景的环境中检查。

2. 被检者视力>0.5,屈光不正者应戴镜矫正。

3. 色盲检查图要保持整洁,不用手摸,防止图谱弄脏或变色。

4. 色觉检查时判图时间不超过 5 秒。

（张　迪）

耳鼻咽喉科实训指导

实训 7　鼻腔滴药法

【实训目的】

1. 鼻腔、鼻窦疾病的检查、治疗和中耳炎的辅助治疗。

2. 保持鼻腔内纱条润滑,以利抽取。

【实训准备】

1. 物品　滴鼻液、清洁棉球。

2. 器械　滴管、弯盘。

3. 环境　学习场地宽畅明亮,教学设施设备齐全,教学用具准备充分。

【实训方法】

1. 嘱患者擤干净鼻涕(鼻腔内有填塞物不擤)。

2. 取仰卧垂头位,肩下垫枕头或头悬于床缘,头尽量后仰,使头部与身体成直角,头低肩高(实训图 3)。

3. 距前鼻孔 1~2cm 处滴入 3~4 滴药液,轻压鼻翼数次,让药液均匀分布于鼻黏膜表面并流向鼻腔深处。

4. 待 3~5 分钟后恢复体位。也可用喷雾器将药液喷入鼻腔。

【注意事项】

1. 药瓶口、滴管口或喷雾器头勿触及鼻孔,以防污染。

2. 体位要正确,滴药时勿吞咽,以免药液进入咽部引起不适。

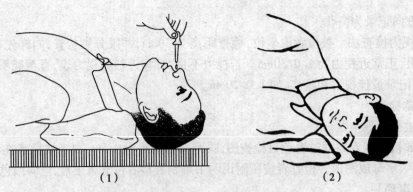

实训图3　鼻腔滴药法

（1）仰卧垂头位滴鼻法；（2）侧卧垂头位滴鼻法

实训8　鼻腔冲洗法

【实训目的】

1. 清除鼻腔内干痂、分泌物及鼻腔、鼻窦手术前准备。

2. 多种鼻腔疾病的治疗。

【实训准备】

1. 物品　生理盐水、清洁棉球。

2. 器械　灌洗桶、洗鼻橄榄头、橡皮管、受水器。

3. 环境　学习场地宽畅明亮，教学设施设备齐全，教学用具准备充分。

【实训方法】

1. 患者取坐位，稍低头。

2. 灌洗桶挂在距患者头顶高约60～100cm处，关闭输液夹。

3. 颏下部置受水器，将连有橡皮管的橄榄头塞入患侧前鼻孔，开放控制夹，冲洗液即进入鼻腔并从另一侧鼻腔或口腔流出，双侧鼻腔轮换进行（实训图4）。

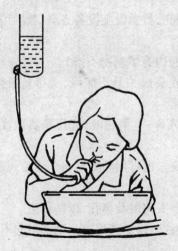

实训图4　鼻腔冲洗法

【注意事项】

1. 鼻腔有急性炎症时切勿冲洗，以免炎症扩散。

2. 灌洗桶不宜悬挂过高,以免压力过大引起并发症。

3. 冲洗液温度宜接近体温,以免引起患者不适。

实训9 下鼻甲黏膜下注射法

【实训目的】

治疗变应性及慢性鼻炎。

【实训准备】

1. 物品 棉球、1%丁卡因及注射用药(如5%鱼肝油酸钠、50%葡萄糖等)。

2. 器械 前鼻镜、5ml注射器、7号针头、弯盘。

3. 环境 学习场地宽畅明亮,教学设施设备齐全,教学用具准备充分。

【实训方法】

1. 向患者说明本疗法的操作步骤及注意事项,以取得配合。

2. 患者取坐位,1%丁卡因棉片麻醉下鼻甲黏膜5~10分钟。

3. 用鼻镜撑开前鼻孔,暴露下鼻甲,从下鼻甲前端进针,在黏膜下潜行刺入下鼻甲后端,回抽无血,边退针边推药。

4. 拔针后注射处用无菌干棉球压迫止血(实训图5)。

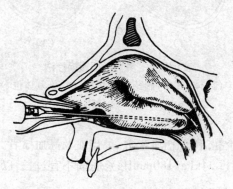

实训图5 下鼻甲黏膜下注射法

【注意事项】

1. 注射前应回抽,回抽有血时不应进行注射。

2. 注射时注意患者反应,如出现心悸、冷汗、头晕等症状时应立即停止操作,让患者平卧休息。

3. 动作应轻柔、准确,勿刺破黏膜。

4. 注意无菌操作,防止继发感染。

实训10 鼻窦负压置换疗法

【实训目的】

1. 利用负压,吸出鼻腔及鼻窦内分泌物。

2. 形成窦腔负压,使药液进入鼻窦,达到治疗慢性鼻窦炎的目的。

【实训准备】

1. 物品　1%麻黄碱、治疗用药、清洁棉球。

2. 器械　吸引器、橄榄头鼻塞、弯盘。

3. 环境　学习场地宽畅明亮,教学设施设备齐全,教学用具准备充分。

【实训方法】

1. 嘱患者擤尽鼻涕,取仰卧垂头位,垫肩。用1%麻黄碱收缩鼻黏膜,以利窦口开放。

2. 在患侧鼻腔滴入抗生素、糖皮质激素及α-糜蛋白酶的混合药液3～4ml。将连接吸引器的橄榄头塞入治疗侧前鼻孔,用手指压紧另一侧鼻孔,嘱患者连续发"开、开、开……"音,使软腭上提,鼻咽腔关闭,同时开动吸引器吸引1～2秒即停,重复6～8次。目的是使鼻腔鼻窦正负压交替,利于窦内脓液的排出和鼻腔内药液进入窦内(实训图6)。用同法进行另一侧鼻腔操作。每日或隔日1次。

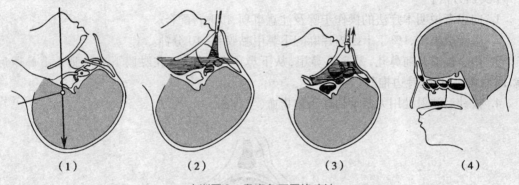

实训图6　鼻窦负压置换疗法
(1)体位;(2)滴药;(3)负压;(4)恢复体位

【注意事项】

1. 鼻腔、鼻窦有急性炎症、鼻部伤口未愈、鼻出血及高血压者,禁作此法。

2. 吸引时负压不能超过24kPa(180mmHg),时间不宜过长,以免损伤黏膜。

实训11　上颌窦穿刺冲洗术

【实训目的】

1. 明确上颌窦疾病的诊断。

2. 治疗上颌窦炎症。

【实训准备】

1. 物品　1%麻黄碱、1%丁卡因、棉签、棉球、温生理盐水及治疗用药(如庆大霉素、地塞米松、甲硝唑等)。

2. 器械　前鼻镜、上颌窦穿刺针、20或30ml注射器、弯盘。

3. 环境　学习场地宽畅明亮,教学设施设备齐全,教学用具准备充分。

【实训方法】

1. 患者取坐位,擤净鼻涕,先用1%麻黄碱棉片置入中鼻道收缩鼻甲和窦口黏膜,再用1%丁卡因(内可加少许0.1%肾上腺素)棉片放入下鼻道穿刺部位,麻醉黏膜5～10分钟。

2. 在前鼻镜窥视下,操作者手持穿刺针伸入下鼻道(针尖斜面朝向鼻中隔),将穿刺针针尖落于距下鼻甲前端1～1.5cm近下鼻甲附着处的下鼻道外侧壁并固定,撤出鼻镜。

3. 操作者一手固定患者的头部,另手用拇指、示指和中指握住针体,掌心顶住针柄,向同侧外眦方向稍用力旋转,穿刺针即进入窦腔,此时有落空感。拔出针芯,接上空针回抽,抽出空气或脓液,说明穿刺成功(实训图7)。

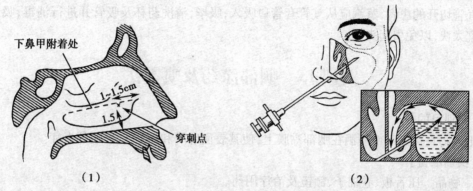

下鼻甲附着处

1～1.5cm

1.5

穿刺点

（1）

（2）

实训图7　上颌窦穿刺冲洗法
（1）穿刺部位;（2）穿刺针的位置及冲洗液流向示意图

4. 嘱患者头稍低,张口呼吸,用橡皮管连接于穿刺针和注射器之间,缓慢注入生理盐水进行冲洗,直至水清无脓为止。冲洗完毕后,向窦腔内注入抗炎药物。拔出穿刺针,用1%麻黄碱棉球置于穿刺处压迫止血。

【注意事项】

1. 高血压、血液病、心脏病、空腹、年老体弱、上呼吸道急性炎症期不宜穿刺。

2. 穿刺部位及方向应准确,穿刺不可过深,未确认在窦腔内不可进行冲洗,以免引起面颊部或眶内软组织肿胀及感染。

3. 禁止向窦腔内注入空气,以免引起气栓。

4. 穿刺过程中如患者发生晕厥、虚脱应停止操作,平卧休息,密切观察并给予相应处理。

（梁丽萍）

实训12　超声雾化吸入法

【实训目的】

通过超声雾化吸入器使雾化药液吸入咽、喉、气管及支气管腔,以便治疗咽炎、喉炎、气管炎、支气管炎等咽喉部、下呼吸道炎症。

【实训准备】

1. 物品　注射器、抗生素、糖皮质激素、复方安息香酊等各种治疗用药、插头、电源开关等物品。

2. 器械　超声雾化吸入器。

3. 环境　室内温度以患者感觉舒适为度,不宜过高或太低。喷药前应先将咽喉部分泌物吐出,以利于新喷入的药液直接与黏膜接触。

【实训方法】

1. 患者取坐位。

2. 药液雾化吸入。将药液注入超声雾化吸入器,打开雾化吸入器开关,使药液雾化。令患者口含雾化器喷出口,做深呼吸动作,使药液吸入咽、喉腔及气管,每日 1 次,每次 20 ~ 30 分钟,6 次为一个疗程。

【注意事项】

气管切开的患者,蒸汽应从气管套管口吸入;吸毕,清洗药杯及吸管并进行消毒;吸入频率不宜太快,以免引起头昏。

实训 13　咽部涂药及喷雾法

【实训目的】

把药物直接涂于或喷洒在咽部黏膜上,使其表面麻醉和(或)治疗咽部炎症。

【实训准备】

1. 物品　压舌板、卷棉子、额镜及治疗用药。

2. 器械　喷雾器。

3. 环境　操作前饮食要清淡,避免辛辣等不良刺激。

【实训方法】

1. 患者取坐位、张口、自然平静呼吸。操作者头戴额镜,左手用压舌板压低舌前 2/3 部位,看清咽部病变处,右手用卷棉子蘸药涂于患处黏膜。

2. 咽部喷雾法操作与涂药法大致相同。患者张口,左手用压舌板将舌压低,右手持喷雾器向咽部患处黏膜喷雾药液。

【注意事项】

压舌板不宜过深,喷雾器头不要触及咽后壁,以免引起咽反射;涂药时不能蘸药过多,以免损伤正常组织,特别是腐蚀性药物;涂药时,棉签上棉花要缠紧,以免脱落误吸。

实训 14　环甲膜穿刺术

【实训目的】

通过穿刺建立一个新的呼吸通道,缓解患者呼吸困难和窒息。

【实训准备】

1. 物品　无菌的 10ml 注射器,7 ~ 9 号注射针头或用作通气的 18 号粗穿刺针,1% 丁卡因溶液及所需的治疗药物。

2. 器械　消毒手套、治疗盘(碘酒、乙醇、局麻药物、棉签等),必要时准备支气管留置给药管。

3. 环境　实训室内整洁卫生,明亮、通风。

【实训方法】

1. 患者平卧或斜坡卧位,头后仰。

2. 环甲膜前的皮肤按常规消毒。

3. 左手示指和拇指固定在环甲膜处的皮肤,右手持注射器(或用作通气的 18 号粗穿刺针）垂直刺入环甲膜,有落空感时即进入喉腔,回抽注射器有空气抽出。

4. 固定注射器于垂直位置,注入 1% 丁卡因溶液 1ml,然后迅速拔出注射器。

5. 再按照穿刺目的进行其他操作。

6. 穿刺点用消毒棉球压迫片刻。

7. 若经针头导入支气管留置给药管,则在针头退出后,用纱布包裹并固定。

【注意事项】

1. 环甲膜切开仅用于紧急抢救,可就地取材,如水果刀、橡皮管、塑料管;

2. 使用橡皮管、塑料管时应贯穿缝合加强固定,防止通气管落入气管内;

3. 小动脉损伤出血不止时应结扎止血;

4. 带管时间不宜超过 48 小时,时间较长仍应改作气管切开。

实训 15　耳部滴药法

【实训目的】

1. 中耳炎及外耳道炎的局部用药。

2. 软化耵聍。

【实训准备】

1. 物品　滴管、滴耳药、3% 过氧化氢溶液及棉签等。

2. 环境　安静舒适,整洁卫生。

【实训方法】

1. 患者侧坐,头偏向健侧,受试耳朝上,向后上方牵拉耳廓。先用 3% 过氧化氢溶液清洗外耳道,再向外耳道内滴药 3～5 滴。按压耳屏数次,促使药液尽快进入中耳腔。

2. 患耳向上保持体位 5 分钟。

【注意事项】

1. 棉签擦拭外耳道时动作应轻柔,切勿损伤深部结构。

2. 滴耳液温度应接近体温,以免产生耳痛、眩晕。

3. 禁用具有刺激性或耳毒性的药液滴耳。

实训 16　耵聍取出法

【实训目的】

用耵聍钩或耳镊清除外耳道内的异物、分泌物、耵聍等。

【实训准备】

1. 物品　耳镜、耳镊、耵聍钩、耵聍软化夜（配方:碳酸氢钠 3～5 克,蒸馏水加至 100ml）、棉签等。

2. 环境　室内安静,明亮舒适。

【实训方法】

1. 患者侧坐,患耳朝向检查者。

2. 外耳道内耵聍塞满外耳道口,与周边皮肤填塞紧密,不易取出时,将耵聍软化液 3～5

滴入外耳道内,每日数次。待耵聍软化后再取出。

3. 整块耵聍,用耵聍钩或耳镊轻轻取出。耵聍碎屑用棉签清除。

【注意事项】

1. 耵聍坚硬者常与外耳道皮肤及鼓膜有粘连,严禁未经软化而暴力取出,否则会撕破鼓膜。

2. 耵聍取出后应防止污水入耳,积极治疗外耳道炎,预防复发。

实训 17　外耳道冲洗法

【实训目的】

1. 清除外耳道内黏稠脓性分泌物。

2. 清除外耳道内异物。

3. 清除外耳道内已经软化了的耵聍。

【实训准备】

1. 物品　治疗碗、弯盘、洗耳球或 20ml 注射器、温生理盐水、棉签等。

2. 环境　室内明亮,安静舒适。

【实训方法】

1. 患者侧坐,患耳朝向检查者,患耳下方放置一弯盘。

2. 检查者左手向后上方轻拉耳廓,右手持洗耳球或 20ml 注射器,吸满温生理盐水,将外耳道牵直后,洗耳球或注射器的乳头向外耳道后上壁冲洗。使外耳道内粘稠脓性分泌物、异物或软化了的耵聍借水的回流被冲洗出来(实训图 8)。

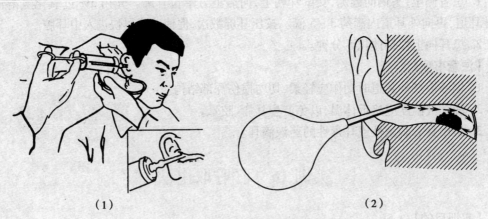

（1）　　　　　　　　　　　　　　　　　（2）

实训图 8　外耳道冲洗法
(1)耳冲洗器冲洗;(2)洗耳球冲洗

【注意事项】

1. 鼓膜穿孔者禁作外耳道冲洗,以免将异物、细菌等冲入鼓室引起化脓性中耳炎。

2. 冲洗液温度不能过高或过低,以免引起头痛、眩晕。

3. 严禁正对鼓膜方向冲洗或注入速度过快,以免损伤鼓膜。

4. 不可直接冲向耵聍或异物,以免将其冲进深处。

（杨子桐）

口腔科实训指导

实训 18　口腔检查和病历书写

【实训目的】

1. 见习口腔检查的方法及步骤,使用口腔检查器械。

2. 简单书写口腔门诊病历。

【实训内容】

1. 口腔检查前的准备。

2. 示教口腔检查方法、病历采集、病历书写、观看牙片。

3. 学生相互做口腔检查。

【实训准备】

1. 环境　口腔综合治疗台、室内宽敞明亮。

2. 器械　口镜、镊子、探针、牙周探针、牙髓活力仪、牙胶条等。

【实训方法与结果】

(一) 实训方法

1. 指导学生准备常用口腔检查器械。

2. 调节好椅位和光源,介绍口腔常用检查器械的结构和正确使用方法。

3. 示教口腔检查方法。

(1) 一般检查方法:按问、视、探、叩、触诊等顺序全面检查口腔颌面部组织,重点检查:牙体、牙周、口腔黏膜及舌,认识正常解剖形态。

(2) 牙髓活力测试:冷、热诊方法、电诊法及注意事项。

(3) 讲解各类牙片,认识正常的牙体、牙周组织及各种材料在 X 线片上的表现。

4. 讲述病历书写和牙式符号记录要求,指导学生书写病历。

(二) 实训结果

1. 掌握口腔检查的方法及步骤,正确使用口腔检查器械。

2. 能简单书写口腔门诊病历。

实训 19　口腔健康教育与促进

【实训目的】

1. 学会口腔健康教育和促进的原则。

2. 学会口腔健康教育和促进的方法。

【实训内容】

1. 编写口腔卫生科普文章和宣传材料。

2. 练习讲授口腔健康知识讲座和口腔预防保健常识课。

【实训准备】

环境　教室或实验室。

【实训方法与结果】

（一）实训方法

1. 同学每人编写一份口腔保健科普文章或宣传材料。

2. 集体观摩口腔健康教育科普录像带。

3. 以社区不同人群为对象上一堂口腔预防保健常识课或讲授一次口腔健康知识讲座（每组出一名同学主讲）。

如下题目可供参考：

（1）氟化物与龋病预防。

（2）窝沟封闭与龋病预防。

（3）正确有效的刷牙方法。

（4）保健牙刷与含氟牙膏。

（5）牙线和牙签的使用方法。

（6）保护六龄牙的重要性。

（7）饮食营养与口腔保健。

（8）老年人的口腔保健。

（二）实训结果

1. 评定学生口腔健康咨询和科普宣传能力。

2. 评定学生科普文章的写作水平。

实训 20　刷牙与控制菌斑

【实训目的】

1. 学会正确的刷牙。

2. 认识口腔卫生指导的重要性。

【实训内容】

1. 讨论和讲解个体口腔卫生指导的目的、意义及内容。

2. 练习菌斑染色的方法。

3. 练习菌斑控制的方法　水平颤动法（Bass 法）刷牙。

【实训准备】

1. 器材　口腔检查盘、口杯。

2. 宣教用牙模型及牙刷。

3. 镜子及菌斑显示剂、菌斑记录表。

【实训方法与结果】

（一）实训方法

1. 牙菌斑染色法　用菌斑显示液（碱性品红）对牙菌斑进行染色，显示观察。

方法为：用蘸有菌斑显示液的小棉球在每两个相邻牙之间挤压，使菌斑显示液扩散至牙面，涂布全口牙的颊、舌面，再以清水漱口，然后进行观察，着色区即为菌斑存在区。观察并记录菌斑的量及分布，检查的结果可以记录于菌斑控制记录卡中，每个牙分为 4 个面，记录每个牙面菌斑有或无，然后计算有菌斑牙面的百分率。

$$菌斑百分率 = (有菌斑的牙面数/受检牙面数) \times 100\%$$

2. 正确的刷牙方法　水平颤动法（Bass 法）。

牙刷毛尖端对着龈缘，刷毛与牙呈 45°角，略加压，使牙刷毛一部分进入龈沟，一部分深入邻面牙间隙，原地水平颤动数次，然后移动牙刷至邻牙，每次牙刷覆盖 2 ~ 3 个牙。在刷上、下前牙舌侧时，可将牙刷竖起，上下颤动。按一定顺序将全口所有牙的颊（唇）、舌（腭）、𬌗面及最后一颗牙的远中面都刷到，从而将菌斑清除。

使用此方法刷牙时，牙刷的选择非常重要。刷毛应为尼龙丝制作的软毛牙刷，刷毛的末端圆钝，以避免损伤牙龈组织。

（二）实训结果

1. 学生自己用 Bass 法刷牙，互相检查记录刷牙前、后的菌斑情况，完成一份 Bass 法刷牙前、后的菌斑记录表，观察刷牙前、后的菌斑百分率的变化。

2. 学会 Bass 法刷牙。

（刘柳芳）

参 考 文 献

1. 席淑新. 眼耳鼻咽喉口腔科护理学. 北京:人民卫生出版社,2006
2. 王斌全. 眼耳鼻喉口腔科学. 第 5 版. 北京:人民卫生出版社,2006
3. 葛坚. 眼科学. 北京:人民卫生出版社,2007
4. 孟祥珍. 眼科疾病基础. 北京:人民卫生出版社,2003
5. 曾常爱. 五官科护理学. 北京:人民卫生出版社,2007
6. 李敏. 五官科护理学. 北京:人民卫生出版社,2008
7. 李东风. 五官科基础. 北京:高等教育出版社,2011
8. 田勇泉. 耳鼻咽喉头颈外科学. 第 8 版. 北京:人民卫生出版社,2013
9. 王利宁,胡爱莲. 防盲手册. 北京:人民卫生出版社,2014
10. 马惠萍. 五官科护理. 北京:科学出版社,2010
11. 王士贞. 中医耳鼻咽喉科学. 第 2 版. 北京:中国中医药出版社,2007
12. 肖玉峰. 耳鼻咽喉科手术图谱. 北京:人民卫生出版社,1992
13. 吴博亚. 五官科学. 北京:人民卫生出版社,1996
14. 张龙禄. 五官科护理学. 北京:人民卫生出版社,2002
15. 王斌全. 眼耳鼻喉口腔科学. 第 5 版. 北京:人民卫生出版社,2004
16. 陈燕燕. 眼耳鼻咽喉口腔科护理学. 第 3 版. 北京:人民卫生出版社,2014
17. 吴慧云. 眼耳鼻咽喉和口腔科护理学. 北京:人民卫生出版社,2004
18. 王增源. 五官科护理学. 西安:第四军医大学出版社,2011
19. 赵堪兴,杨培增. 眼科学. 第 8 版. 北京:人民卫生出版社,2013
20. 王增源. 五官科学. 西安:第四军医大学出版社,2012

附录 五官科临床常用药物

一、眼科常用药物

药品名称	作用及适应证	用法用量
洗眼液		
0.9%氯化钠溶液	稀释酸碱化学药物、冲洗结膜囊、清洁眼表等	洗眼
2%～3%硼酸溶液	中和碱性化学药物、有收敛血管作用	洗眼
3%碳酸氢钠溶液	中和酸性化学药物	洗眼
表面麻醉药		
0.5%～1%丁卡因眼液	眼表面麻醉。用于眼科检查及小手术	滴眼,1～2滴/次,1次/5分钟,共3次
0.4%盐酸奥布卡因眼液	眼表面麻醉。用于眼科检查及小手术	滴眼,1～2滴/次,1次/5分钟,共3次。可根据年龄、体质适当增减
0.5%丙氧苯卡因眼液	眼表面麻醉。用于眼科检查及小手术	滴眼,1～2滴/次,1次/5分钟,共3次
散瞳药		
0.5%～1%阿托品眼液(眼膏)	散瞳、麻痹睫状肌。用于角膜炎、虹膜睫状体炎。儿童散瞳验光。原发性青光眼禁用,40岁以上者慎用	滴眼,1滴/次,2次/天。滴眼后压迫泪囊2～3分钟,或遵医嘱
0.5%～1%托吡卡胺眼液	散瞳,作用持续时间短,作用快。用于成人散瞳验光和假性近视治疗	滴眼,1～2滴/次,间隔5分钟滴第二滴,滴眼后压迫泪囊2～3分钟
2%后马托品眼液	散瞳,作用慢。用于散瞳验光及眼底检查	滴眼,1～2滴/次,间隔5分钟滴第二滴,滴眼后压迫泪囊2～3分钟
氨基糖苷类		
妥布霉素滴眼液(眼膏)	抗菌消炎。用于敏感细菌所致的外眼及附属器的局部感染	滴眼:轻、中度感染,1～2滴/次,1次/4小时;重度感染,2滴/次,1次/小时。涂眼:轻度及中度感染,2～3次/日,病情缓解后减量

续表

药品名称	作用及适应证	用法用量
庆大霉素眼液(眼膏)	抗菌消炎。用于葡萄球菌属及敏感革兰阴性杆菌所致的结膜炎角膜炎、泪囊炎	滴眼,1~2滴/次,3~5次/日;眼膏涂眼1次/睡前
喹诺酮类		
0.3%氧氟沙星眼液	抗菌消炎。用于细菌性外眼感染、沙眼及新生儿急性滤泡性结膜炎	滴眼,1~2滴/次,3~5次/日。或遵医嘱
0.3%左氧氟沙星眼液	抗菌消炎。用于敏感细菌引起的细菌性结膜炎、细菌性角膜炎	滴眼,1~2滴/次,3~5次/日。推荐疗程:细菌性结膜炎7天,细菌性角膜炎10~14天
0.3%环丙沙星眼液	抗菌消炎。用于敏感菌引起的外眼部感染(如结膜炎等)	滴眼,1~2滴/次,3~6次/日,疗程为6~14日
氯霉素类		
0.25%~0.5%氯霉素眼液	抗菌消炎。用于结膜炎、沙眼、角膜炎和眼睑缘炎	滴眼,1~2滴/次,3~5次/日
四环素类		
0.5%四环素眼膏	抗菌消炎。用于敏感病原菌所致结膜炎、眼睑炎、角膜炎、沙眼等	涂眼,1~2次/日,最后一次宜在睡前使用
金霉素眼膏	抗菌消炎。用于细菌性结膜炎、麦粒肿及细菌性眼睑炎。也用于治疗沙眼	涂眼,1~2次/日,最后一次宜在睡前使用
大环内酯类		
0.5%红霉素眼膏	抗菌消炎。用于沙眼、结膜炎、角膜炎,预防新生儿淋球菌及沙眼衣原体眼部感染	涂眼,2~5次/日,最后一次宜在睡前使用
多粘菌素类		
0.1%~0.25%多粘菌素B眼液	抗菌消炎。用于铜绿假单胞菌引起的眼部感染	滴眼,最初5~10分钟1次,4~5次/日,以后逐渐减少次数
磺胺类		
4%磺胺嘧啶眼液	抗菌消炎。用于外眼感染性疾病,如细菌性睑缘炎、结膜炎、角膜炎和泪囊炎等,对沙眼亦有效	滴眼。1~2滴/次,3~5次/日
利福平		
0.1%利福平眼液(眼膏)	抗菌消炎。用于沙眼、结膜炎、角膜炎等	滴眼,1~2滴/次,4~6次/日。使用前,请将滴丸放入缓冲液中,振摇,使完全溶解;涂眼1次/睡前
抗病毒药		
0.5%利巴韦林(病毒唑)眼液	抑制病毒。用于单纯疱疹病毒性角膜炎及各种病毒性眼病	滴眼,1~2滴/次,1次/小时,好转后1次/2小时

药品名称	作用及适应证	用法用量
0.1%阿昔洛韦(无环鸟苷)眼液或眼膏	抑制病毒。用于单纯疱疹病毒性角膜炎	涂眼,4~6次/日
更昔洛韦眼用凝胶	抑制病毒。用于单纯疱疹病毒性角膜炎	涂眼,一次约8mm,4次/日,疗程3周
抗真菌药		
2%咪康唑眼液(眼膏)	抗真菌感染。用于真菌感染引起的角膜炎	滴眼,4~6次/日;涂眼,1次/睡前
糖皮质激素类		
0.1%地塞米松眼液(眼膏)	抗炎、抗过敏。用于虹膜睫状体炎、虹膜炎、角膜炎、过敏性结膜炎、眼睑炎、泪囊炎等	涂眼,3~4次/日,用前摇匀
非甾体抗炎药		
0.1%双氯芬酸钠眼液	消炎、解热、镇痛。用于非感染性葡萄膜炎、角膜炎、巩膜炎、过敏性眼病,术后抗炎	滴眼,4~6次/日,1滴/次;眼科手术前3、2、1和0.5小时各滴眼一次,1滴/次。白内障术后24小时开始用药,4次/日,持续用药二周;角膜屈光术后15分钟即可用药,4次/日,持续用药三天
0.1%普拉洛芬眼液	消炎、解热、镇痛。用于外眼及眼前节炎症的对症治疗	滴眼1~2滴/次,4次/日。根据症状可以适当增减次数
氟比洛芬眼液	消炎、解热、镇痛。用于术后抗炎,巨乳头性结膜炎。抑制内眼手术中的瞳孔缩小	抑制内眼手术时的瞳孔缩小:术前2小时开始滴眼,1滴/半小时,共4次。消炎和术后消炎:3~4次/日,1滴/次,用药2~3周。激光小梁成形术后:3~4次/日,1滴/次;用药1~2周
抗变态反应药		
2%色甘酸钠眼液	抗过敏。用于过敏性结膜炎、春季卡他性结膜炎	滴眼,1~2滴/次,4次/天,重症患者可增加至6次。在好发季节提前2~3周使用
0.05%左卡巴斯汀眼液	抗过敏。用于治疗过敏性结膜炎	滴眼,3~4次/日,1滴/次
抗青光眼药		
2%毛果芸香碱眼液或眼膏	缩瞳、降眼压。用于急性闭角型青光眼,慢性闭角型青光眼,开角型青光眼,继发性青光眼等	滴眼2~3次/日,涂眼1次/睡前
0.5%噻吗洛尔眼液	减少房水分泌、降眼压。用于各型青光眼、高眼压症	滴眼,1滴/次,1~2次/日
0.5%左布诺洛尔眼液	减少房水分泌、降眼压。用于各型青光眼、高眼压症	滴眼,1滴/次,1~2次/日,滴眼后指压泪囊区3~5分钟
0.004%曲伏前列腺素眼液	促进房水排出、降眼压。用于开角型青光眼、高眼压症	滴眼,1次/晚

续表

药品名称	作用及适应证	用法用量
防白内障药		
0.1% 苄达赖氨酸	预防和治疗白内障。用于早期老年性白内障	滴眼,3 次/日,1~2 滴/次或遵医嘱
2% 谷胱甘肽眼液	延缓白内障的发展。用于早期老年性白内障	滴眼,1~2 滴/次,4~8 次/日
吡诺克辛钠眼液	延缓白内障的发展。用于各类型白内障	滴眼,3~4 次/日,1~2 滴/次
血管收缩剂		
0.025% 羧甲唑啉眼液	收缩血管、减轻结膜充血。用于缓解过敏性、非感染性结膜炎的眼部症状	滴眼,1~2 滴/次,每 8 小时 1 次
维安啉滴眼液	收缩血管、减轻结膜充血。用于视疲劳、结膜充血	滴眼,1~2 滴/次,4~6 次/日
收敛剂		
硝酸银	预防新生儿脓漏眼。临床上常用 1% 的眼药水作为新生儿预防眼炎	可用本品 0.5%~1% 溶液滴于新生儿结膜囊内
染色剂		
2% 荧光素钠眼液(试纸)	角膜染色。用于结膜、角膜上皮缺损的诊断,以及眼底血管荧光造影、虹膜血管造影及结膜微循环研究	滴眼只用一次
人工泪液		
1% 复方硫酸软骨素	湿润和润滑眼部。用于视疲劳,干眼症	滴眼。4~6 次/日,或有需要时滴眼 2~3 滴/次
羟糖甘眼液	湿润和润滑眼部。用于减轻各种原因所引起的眼部干涩、刺痛等不适症状,保护眼球免受刺激	根据需要滴眼,1~2 滴/次,4~6 次/日
0.1% 透明质酸钠眼液	湿润和润滑眼部。用于眼干燥综合征、角膜上皮损伤	滴眼,11 滴/次,5~6 次/日,可根据症状适当增减
其他		
0.1% 环孢霉素 A 眼液	用于角膜移植术后排斥反应及葡萄膜炎等免疫性疾病	滴眼,3~4 次/日

二、耳鼻咽喉科常用药物

药品名称	作用及适应证	用法用量
耳科常用药		
3%双氧水洗耳液	消毒防腐,用于清除外耳道脓液	洁耳,每日3~4
0.25%~0.5%氯霉素滴耳液	广谱抗微生物作用,用于治疗敏感细菌感染引起的外耳炎、急慢性中耳炎	滴于耳道内,一次2~3滴,一日3次
0.3%氧氟沙星滴耳液	广谱抗菌作用,尤其对需氧革兰阴性杆菌的抗菌活性高,用于治疗敏感菌引起的中耳炎、外耳道炎、鼓膜炎	滴耳。成人一次6~10滴,一日2~3次。滴耳后进行约10分钟耳浴。根据症状适当增减滴耳次数。对小儿滴数酌减
4%硼酸甘油滴耳液	抑菌、防腐。用于治疗急、慢性中耳炎	滴耳,一日2~3次
4%硼酸酒精滴耳液	有消毒,杀菌作用。用于治疗慢性化脓性中耳炎。脓液较少时	滴耳:一日3次
2%~5%酚甘油滴耳液	有消毒,杀菌作用。用于治疗慢性化脓性中耳炎。脓液较少时	滴耳:一日3次
2%水杨酸酒精滴耳液	抑菌、制霉、止痒。用于外耳道霉菌感染	滴耳。一日数次。使用一周后应暂停
5%碳酸氢钠滴耳液(苏打水)	软化耵聍(耳垢)及冲洗耳道。用于治疗外耳道耵聍栓塞	滴耳,成人,一次2~3滴,儿童酌减,一日3~5次
制霉菌素冷霜	杀真菌作用。用于治疗外耳的真菌感染	用棉签蘸本品涂敷于真菌感染部位
达克宁霜	抗真菌、止痒,用于外耳道真菌病	涂外耳道每日1~2次
鼻科常用药		
呋喃西林麻黄碱滴鼻液	收缩鼻黏膜血管,缓解鼻黏膜充血、水肿,用于缓解急、慢性鼻炎的鼻塞症状。止鼻血	滴鼻用。一次1~3滴,一日3~4次
麻黄碱地塞米松滴鼻液	减轻鼻腔黏膜水肿,通气,抗过敏。用于治疗变应性鼻炎	滴鼻,3次/日
2%色甘酸二钠滴鼻液	抑制过敏介质的释放。用于治疗变应性鼻炎	滴鼻,成人一次5~6滴;儿童一次2~3滴,3~4次/d
丙酸倍氯米松(伯克钠)鼻喷雾剂	抑制IgE合成。预防和治疗常年性及季节性的过敏性鼻炎和血管舒缩性鼻炎	成年人一次每鼻孔2揿,一日2次,也可一次每鼻孔1揿(50微克),一日3~4次,一日总量不可超过8揿(400微克)
盐酸左卡巴斯汀(立复汀)鼻喷雾剂	抗组胺,用于变应性鼻炎的治疗	常规剂量每鼻孔每次喷两面下,每日两次,用前必须摇匀
丙酸氟替卡松(辅舒良)鼻喷雾剂	增强局部抗感染活性和降低全身糖皮质激素反应。本品用于预防和治疗季节性过敏性鼻炎和常年性过敏性鼻炎	每日1次,每个鼻孔1喷。早晨用药为好,每日最大剂为每个鼻孔不超过4喷

续表

药品名称	作用及适应证	用法用量
复方薄荷樟脑滴鼻剂	滋润及保护鼻腔黏膜,刺激鼻黏膜的细胞再生,用于治疗干燥性鼻炎、萎缩性鼻炎及鼻出血等	滴鼻,1~2滴/次,3~4次/日
开瑞坦片(氯雷他定)	用于缓解变应性鼻炎有关的症状,如喷嚏、鼻痒、流涕、鼻塞以及眼部痒和烧灼感	口服,成人及12岁以上儿童:1次/日,1片(10mg)/次。儿童按体重计算
鼻窦炎口服液	通利鼻窍。用于鼻塞不通,流黄稠涕;急、慢性鼻炎,副鼻窦炎等	口服,一次10ml,一日3次,20日为一疗程
鼻渊舒口服液	通利鼻窍。用于鼻塞不通、流黄稠涕、急慢性鼻炎、副鼻窦炎	口服,一次10ml,一日2~3次,七日为一疗程
藿胆丸	芳香化浊,清热通窍。用于湿浊内蕴、胆经郁火所致的鼻塞、流清涕或浊涕、前额头痛	口服,一次3~6克(即外盖的半盖至一盖),一日2次
千柏鼻炎片	清热解毒,活血祛风,宣肺通窍。用于急、慢性鼻炎,鼻窦炎	口服,一次3~4片,一日3次
咽喉科常用药		
复方硼砂溶液(Dobell液)	杀菌、收敛、止痛等。用于急、慢性咽炎、扁桃体炎及咽部手术后口腔消毒防腐	微温含漱,一次含漱5分钟后吐出,一日3~4次
口泰漱口液	适用于牙龈炎、口腔黏膜炎、咽炎,牙科手术后的日常清洁护理	成人一次10~15ml,儿童一次5~8ml,每次含漱1~3分钟
复方碘甘油	有消毒防腐作用,用于治疗慢性咽炎、萎缩性咽炎及咽干燥症及牙龈炎、牙间乳头炎、冠周炎和牙周炎的消炎	涂抹患处,一日3次
复方草珊瑚含片	疏风清热,消肿止痛,清利咽喉用于治疗急性咽喉炎、扁桃体炎	含服,一次2片(小片),每隔2小时1次,一日6次
西瓜霜含片	清热解毒,消肿利咽。用于缓解咽痛,咽干,灼热,声音不扬或西医诊断的急慢性咽炎,有上述症状者	含服,一次1片,一日6次
华素片(西地碘片)	消炎、止痛、消肿用于慢性咽喉炎、口腔溃疡、慢性牙龈炎、牙周炎	口含,成年人,一次1片,一日3~5次
牛黄解毒片	清热解毒。用于火热内盛,咽喉肿痛,牙龈肿痛,口舌生疮,目赤肿痛	口服一次3片,一日2~3次
金嗓散结丸	清热解毒,活血化瘀,利湿化痰。用于热毒蓄结、气滞血瘀而形成的慢喉喑(声带小结、声带息肉、声带黏膜增厚)及由此而引起的声音嘶哑等症	口服,一日2次,一次60~120粒

续表

药品名称	作用及适应证	用法用量
金嗓开音丸	清热解毒,疏风利咽。用于风热邪毒引起的咽喉肿痛,声音嘶哑,急性、亚急性咽炎、喉炎等	口服,水蜜丸 60～120 丸(6～12g),一日 2 次
金嗓利咽丸	疏肝理气,化痰利咽。用于痰湿内阻、肝郁气滞所致的咽部异物感、咽部不适,声音嘶哑,声带肥厚	口服,一次 60～120 粒,一日 2 次
金嗓清音丸	养阴清肺,化痰利咽。用于阴虚肺热而致的咽喉肿痛,慢性咽炎、喉炎	口服,大蜜丸一次 1～2 丸,水蜜丸 60～120 粒(6～12g),一日 2 次
黄氏响声丸	利咽开音、清热化痰、消肿止痛。用于治疗急慢性喉炎引起的声音嘶哑	口服,20 粒/次,3 次/d

三、口腔科常用药物

药品名称	作用及适应证	用法用量
一、牙体牙髓药物		
75% 氟化钠甘油糊剂	防龋、脱敏	清洁、吹干患牙,用小棉球蘸少量糊剂涂擦牙面
2% 氟化钠溶液	局部防龋	清洁、吹干牙面,用小棉球蘸药水涂患处 2～3 分钟,再吹干反复涂药 2～3 次,每周 1 次
氨硝酸银	用于乳牙浅龋和后牙牙本质过敏的脱敏治疗	干燥牙面,局部涂擦 1 分钟,吹干后可涂擦丁香油还原,再吹干
樟脑粉合剂	镇痛、杀菌防腐,用于窝洞及及根管消毒和牙髓炎止痛	①窝洞消毒:用蘸药小棉球涂擦窝洞 1 分钟;②镇痛:把蘸药小棉球放入洞内即可;③根管消毒:把蘸药棉捻封入根管 2～3 天
75% 乙醇溶液	使蛋白质变性,用于窝洞消毒	用蘸药小棉球涂擦窝洞 1 分钟
碘酚溶液	可使蛋白质凝固、沉淀用于牙本质过敏	用蘸药小棉球涂擦牙面过敏区,并用烧热器械烫小棉球,可重复 2 次
碘化银	碘酊与硝酸银反应生成碘化银并沉积在牙本质小管内,起到脱敏作用。可用于前、后牙脱敏	干燥牙面后,用碘酊棉球涂擦牙面,吹干后再用硝酸银涂擦,可反复几次
丁香油酚	牙髓镇痛,硝酸银还原	将丁香油酚小棉球置于开孔处即可
氧化锌丁香油糊剂	安抚镇痛,抑菌防腐	将粉液调成糊状使用
氢氧化钙盖髓剂	抑制细菌生长、中和酸性产物、促进修复性牙本质形成,可用于间接盖髓或直接盖髓	将粉液调成糊,放入深龋的洞底或直接放置在新鲜暴露的牙髓表面

续表

药品名称	作用及适应证	用法用量
亚砷酸	能使组织坏死且无自限性,用于失活牙髓,但要严格掌握药量和封药时间	取粟粒大小亚砷酸置于露髓孔处,暂封,封药时间:24～48小时
金属砷	失活牙髓,但作用比亚砷酸缓和,用于乳牙的牙髓失活	取粟粒大小的金属砷放在穿髓孔处、暂封,封药时间:5～7天
干髓糊剂	杀菌力强,可使根髓保持长期无菌、干固状态用于干髓术	牙髓失活后去除冠髓,将干髓剂放在根管口处根髓的断面上,约1mm厚,垫底后充填
3%过氧化氢溶液	遇到组织能产生气泡,具有清洗杀菌除臭、止血作用,用于冲洗感染根管和牙周袋	用蘸药棉捻擦洗根管或用注射器插入根管缓慢冲洗,清除残屑
甲醛甲酚溶液	为强消毒防腐剂,用于根管消毒	把蘸药的棉捻或纸捻封入根管,封药时间为5～7天,因本药刺激性大,蘸药切勿过饱和
氧化锌丁香油糊剂	呈微碱性,可促进根尖利于修复,用于根管充填肉芽组织生长	将粉液调成糊状,用根管充填器或扩大针等送入根管内
二、牙周病药物和含漱剂		
碘甘油	有消炎收敛作用,腐蚀作用弱,用于牙髓炎、牙周炎和冠周炎	冲洗擦干局部,可用镊子尖夹住少量药液送入龈沟、牙周袋及冠周盲袋内
碘酚液	杀菌力强,对软组织有较强的腐蚀性,用于烧灼牙周袋内壁或瘘管的肉芽组织	局部隔湿擦干,把蘸药棉捻插入牙周袋或瘘管内,注意保护正常组织
牙周塞治剂	有收敛、止血、止痛、防腐和保护创面的作用,用于牙龈、牙周手术后	将粉液调成面团状,搓成条并压在局部创面上,再用湿棉球把塞治剂表面压平,1周后去除
0.12%～0.2%氯己定溶液	为广谱杀菌剂,能抑制菌斑形成且效果明显,用于预防牙龈炎和龋病,治疗口腔溃疡及真菌感染,口腔手术前后使用可预防伤口感染	含漱,每天3次,每次1分钟。治疗溃疡时,可用0.12%药液局部涂抹

(注:因本教材篇幅所限,上述药物的成分、规格型号、不良反应、禁忌、药理毒理等内容不能详述,请在使用时详细阅读药品说明书并在医师指导下使用)

目标测试参考答案

第一章

1. C   2. A   3. C   4. C   5. E   6. B   7. A   8. B   9. E   10. D

第二章

1. D   2. E   3. B   4. A   5. B   6. C   7. D   8. C   9. E   10. C

第三章

第一节

1. C   2. B   3. E   4. A   5. D   6. D   7. E   8. D   9. B   10. E

第二节

1. D   2. B   3. E   4. D   5. A   6. E   7. A   8. E   9. A   10. D

第三节

1. C   2. B   3. A   4. B   5. E   6. D   7. B   8. B   9. A   10. E

第四节

1. E   2. D   3. E   4. E   5. E   6. C   7. C   8. D   9. D   10. A

第五节

1. A   2. B   3. E   4. D   5. C

第六节

1. C   2. E   3. C   4. A   5. E   6. E   7. D   8. E   9. B   10. C

第七节

1. E   2. D   3. E   4. E   5. B   6. A   7. C

第八节

1. B   2. C   3. C   4. D   5. C

第九节

1. C   2. E   3. A   4. E   5. B

第四章

1. A   2. B   3. C   4. D   5. C   6. A   7. D   8. E   9. B   10. B

第五章

1. D   2. C   3. B   4. C   5. A   6. A

第六章

第一节

1. D   2. B   3. D   4. A   5. B   6. B   7. D   8. D   9. C   10. D

第二节

1. B   2. C   3. B   4. E   5. D   6. A   7. D   8. E   9. C   10. C

第三节

1. E   2. A   3. C   4. D   5. C   6. E   7. E   8. A   9. A

第四节

1. C   2. E   3. B   4. D   5. A   6. B   7. A   8. D   9. C

第五节

1. B   2. E   3. A   4. D   5. C   6. A   7. C

第七章

1. B   2. E   3. D   4. D   5. C   6. C

第八章

1. C   2. B   3. B   4. D

第九章

1. C   2. C   3. A   4. D   5. C   6. B   7. B   8. E   9. A   10. D
11. A   12. C   13. A   14. A   15. A   16. A   17. D   18. A   19. C   20. D
21. B   22. B   23. C   24. A   25. A   26. A   27. A   28. C   29. D

《五官科疾病防治》教学大纲

一、课程性质

《五官科疾病防治》是中等卫生职业教育农村医学专业一门重要的专业课程。本课程内容包括眼科学、耳鼻咽喉科学和口腔科学三部分。课程的主要任务是培养与我国社会主义现代化建设要求相适应，德智体美等方面全面发展，具有良好的综合职业能力，掌握眼耳鼻咽喉口腔科学的基本理论、基本知识和基本技能，能在村卫生室和边远贫困地区乡镇卫生院从事包括五官科在内的常见病防治、转院处理、保健咨询服务和宣教工作的高素质初级卫生技术人员。先修课程是公共基础课和医学基础课，后续课程是临床实习。

二、课程目标

通过本课程的学习，学生能够达到下列要求：

（一）职业素养目标

1. 具有正确的世界观、人生观、价值观和良好的道德修养，热爱卫生事业，具有良好的职业道德、科学的工作态度和为农村卫生事业服务的奉献精神。

2. 具有实事求是的科学态度、勤学善思的学习习惯、细心严谨的工作作风、团结协作的团队精神、认真负责的职业态度、健康稳定的心理素质、全面较强的适应能力。

3. 具有终身学习的理念，在学习和实践中不断地思考问题、研究问题、解决问题。

（二）专业知识和技能目标

1. 掌握五官科学常见多发病的诊断要点、治疗原则。

2. 熟悉五官科学常见多发病的发病机制。

3. 熟悉五官科学的基本理论和基本概念。

4. 了解五官科学的解剖与生理基础，了解五官科局部和全身整体之间的密切联系。

5. 熟练掌握向农村个体、家庭、社区提供五官科常见病诊疗服务和开展健康教育的能力。

6. 学会指导病人进行自我保健，收集与处理相关信息的能力。

三、课程内容和要求

单元	教学内容	教学要求	教学活动参考	参考学时	
				理论	实践
一、眼的应用解剖与生理	（一）眼球				
	1. 眼球壁	掌握			
	2. 眼内容物	掌握			
	（二）视路	了解			
	（三）眼附属器		理论讲授	2	
	1. 眼睑	掌握	看图片和模型		
	2. 结膜	掌握	动物眼球解剖		
	3. 泪器	熟悉			
	4. 眼外肌	了解			
	5. 眼眶	了解			
二、眼科常用检查	（一）视功能检查	掌握	实训操作		
	（二）眼部检查	熟悉	自查互查	2	2
	（三）眼科特殊检查	了解	教学录像		
三、眼科常见疾病	（一）眼睑病与泪器病				
	1. 睑腺炎	掌握			
	2. 睑板腺囊肿	熟悉			
	3. 睑内翻与倒睫	熟悉			
	4. 睑外翻与睑裂闭合不全	了解			
	5. 上睑下垂	熟悉			
	6. 泪囊炎	掌握			
	（二）结膜病				
	1. 细菌性结膜炎	掌握			
	2. 病毒性结膜炎	掌握	理论讲授		
	3. 沙眼	了解	案例教学		
	4. 免疫性结膜炎	熟悉	角色扮演		
	5. 翼状胬肉	熟悉	情境教学	6	2
	6. 干眼症	了解	教学录像		
	（三）角膜病与巩膜病		教学见习		
	1. 细菌性角膜炎	掌握			
	2. 单纯疱疹病毒性角膜炎	掌握			
	3. 真菌性角膜炎	熟悉			
	4. 巩膜炎	了解			
	（四）青光眼				
	1. 急性闭角型青光眼	掌握			
	2. 原发性开角型青光眼	熟悉			
	3. 先天性青光眼	了解			
	（五）白内障和玻璃体混浊	掌握			

续表

单元	教学内容	教学要求	教学活动参考	参考学时	
				理论	实践
	1. 年龄相关性白内障	熟悉			
	2. 先天性白内障	了解			
	3. 玻璃体混浊	了解			
	（六）葡萄膜病与视网膜病				
	1. 急性虹膜睫状体炎	掌握			
	2. 视网膜中央动脉阻塞	熟悉			
	3. 视网膜中央静脉阻塞	熟悉			
	4. 糖尿病性视网膜病变	了解	理论讲授		
	5. 高血压性视网膜病变	了解	案例教学		
	（七）眼视光学		角色扮演		
	1. 近视	掌握	情境教学		
	2. 远视	熟悉	教学录像		
	3. 散光	了解	教学见习		
	4. 老视	熟悉			
	5. 斜视	了解			
	6. 弱视	熟悉			
	（八）眼外伤				
	1. 机械性眼外伤	熟悉			
	2. 非机械性眼外伤	熟悉			
	（九）盲与低视力	了解			
四、耳鼻咽喉的应用解剖与生理	（一）鼻的应用解剖与生理				
	1. 鼻的应用解剖	掌握			
	2. 鼻的生理	熟悉			
	（二）咽的应用解剖与生理				
	1. 咽的应用解剖	掌握			
	2. 咽的生理	熟悉			
	（三）喉的应用解剖与生理				
	1. 喉的应用解剖	掌握	理论讲授	2	
	2. 喉的生理	熟悉	看图片和模型		
	（四）气管、支气管及食管的应用解剖与生理				
	1. 气管、支气管的应用解剖与生理	了解			
	2. 食管的应用解剖与生理	了解			
	（五）耳的应用解剖与生理				
	1. 耳的应用解剖	掌握			
	2. 耳的生理	熟悉			
五、耳鼻咽喉科常用检查法	（一）检查设备	熟悉			
	（二）鼻部检查法	掌握			

续表

单元	教学内容	教学要求	教学活动参考	参考学时 理论	参考学时 实践
	（三）咽喉部检查法	掌握	实训操作		
	（四）颈部检查法	了解	相互检查		
	（五）气管、支气管与食管检查法	了解	教学录像	2	2
	（六）耳部检查法	熟悉			
六、耳鼻咽喉科常见疾病	（一）鼻部疾病				
	1. 鼻疖	掌握			
	2. 鼻炎	熟悉			
	3. 变应性鼻炎	熟悉			
	4. 急性鼻窦炎	了解			
	5. 慢性鼻窦炎	了解			
	6. 鼻出血	掌握			
	（二）咽部常见疾病				
	1. 咽炎	熟悉			
	2. 扁桃体炎	熟悉			
	3. 咽异感症	掌握	理论讲授		
	4. 阻塞性睡眠呼吸暂停低通气综合征	了解	案例教学		
	5. 鼻咽癌	了解	角色扮演	6	2
	（三）喉部疾病		情境教学		
	1. 急性会厌炎	了解	教学录像		
	2. 急性喉炎	掌握	教学见习		
	3. 喉阻塞	熟悉			
	（四）耳部常见疾病				
	1. 外耳道炎	掌握			
	2. 鼓膜外伤	熟悉			
	3. 分泌性中耳炎	熟悉			
	4. 化脓性中耳炎	熟悉			
	5. 突发性聋	了解			
	6. 梅尼埃病	熟悉			
	（五）耳鼻咽喉、气管及食管异物				
	1. 耳鼻咽喉异物	熟悉			
	2. 气管及食管异物	了解			
七、口腔的应用解剖与生理	（一）口腔的应用解剖与生理				
	1. 口腔前庭	熟悉			
	2. 固有口腔	熟悉	理论讲授	1	
	（二）牙体及牙周组织的应用解剖与生理		看图片和模型		
	1. 牙齿	掌握			
	2. 牙周组织	了解			

续表

单元	教学内容	教学要求	教学活动参考	参考学时	
				理论	实践
八、口腔颌面部检查	（一）口腔科常规检查 （二）口腔科辅助检查	掌握 熟悉	实训操作 自查互查 教学录像	2	1
九、口腔科常见疾病	（一）牙体及牙髓病 1. 龋病 2. 牙髓炎 3. 根尖周炎 （二）牙周组织病 1. 牙龈炎 2. 牙周炎 3. 下颌第三磨牙冠周炎 （三）常见口腔黏膜病 1. 复发性口腔溃疡 2. 口腔单纯性疱疹 3. 口腔念珠菌病 4. 口腔白斑病 （四）牙拔除术 （五）口腔疾病的预防与健康教育 1. 口腔疾病的预防 2. 口腔健康教育	 掌握 掌握 熟悉 熟悉 了解 熟悉 熟悉 了解 了解 熟悉 了解 熟悉 熟悉	理论讲授 案例教学 角色扮演 情境教学 教学录像 教学见习	3	1
眼科学实训指导	实践1　结膜囊冲洗法 实践2　滴眼药水法 实践3　涂眼药膏法 实践4　泪道冲洗法 实训5　结膜下注射法 实训6　视力检查与色觉检查	掌握 掌握 熟悉 熟悉 了解 学会	实训操作 临床见习		
耳鼻咽喉科实训指导	实训7　鼻腔滴药法 实训8　鼻腔冲洗法 实训9　下鼻甲黏膜下注射 实训10　鼻窦负压置换疗法 实训11　上颌窦穿刺冲洗术 实训12　超声雾化吸入法 实训13　咽部涂药及喷雾法 实训14　环甲膜穿刺术 实训15　耳部滴药法 实训16　耵聍取出法 实训17　外耳道冲洗法	掌握 掌握 了解 熟练 学会 掌握 熟练 学会 熟练 学会 掌握	实训操作 临床见习		
口腔科实训指导	实训18　口腔检查与病历书写 实训19　口腔健康教育与促进 实训20　刷牙与控制菌斑	熟练 学会 学会	实训操作 临床见习		

四、教学时间分配

教学内容	学 时		
	理论	实践	合计
一、眼的应用解剖与生理	2	0	2
二、眼科常用检查	2	2	4
三、眼科常见疾病	6	2	8
四、耳鼻咽喉的应用解剖与生理	2	0	2
五、耳鼻咽喉科学常用检查法	2	2	4
六、耳鼻咽喉科常见疾病	6	2	8
七、口腔的应用解剖与生理	1	0	1
八、口腔颌面部检查	2	1	3
九、口腔科常见疾病	3	1	4
合计	26	10	36

五、说明

(一)教学安排

本教学大纲主要供中等卫生职业教育农村医学专业教学使用,第 5 学期开设,总学时为 36 学时,其中理论教学 26 学时,实践教学 10 学时。学分为 3 学分。

(二)教学要求

1. 本课程对理论部分教学要求分为掌握、熟悉、了解 3 个层次。掌握:指对基本知识、基本理论有较深刻的认识,并能综合、灵活地运用所学的知识解决实际问题。熟悉:指能够领会概念、原理的基本含义,解释临床现象。了解:指对基本知识、基本理论能有一定的认识,能够记忆所学的知识要点。

2. 本课程重点突出以岗位胜任力为导向的教学理念,在实践技能方面分为熟练掌握和学会 2 个层次。熟练掌握:指能独立、规范地解决基层五官科临床常见实际问题,开展健康教育,完成五官科常用检查及治疗操作。学会:指在教师的指导下能初步实施五官科非常用诊疗操作技术。

(三)教学建议

1. 本课程依据农村医学专业五官科岗位的工作任务、职业能力要求,强化理论实践一体化,突出"做中学、做中教"的职业教育特色,根据培养目标、教学内容和学生的学习特点以及职业资格考核要求,提倡项目教学、案例教学、任务教学、角色扮演、情境教学等方法,利用校内外实训基地,将学生的自主学习、合作学习和教师引导教学等教学组织形式有机结合。

2. 教学过程中,可通过测验、观察记录、技能考核和理论考试等多种形式对学生的职业素养、专业知识和技能进行综合考评。应体现评价主体的多元化,评价过程的多元化,评价方式的多元化。评价内容不仅关注学生对知识的理解和技能的掌握,更要关注知识在五官科实践中运用与解决实际问题的能力水平,重视五官科职业素质的形成。